健康状况诊断学

赵卫伟　著

陕西新华出版

陕西科学技术出版社
Shaanxi Science and Technology Press

西安

图书在版编目（CIP）数据

健康状况诊断学/赵卫伟著 . —西安：陕西科学技术出版社，2023.3

ISBN 978 - 7 - 5369 - 8632 - 9

Ⅰ.①健…　Ⅱ.①赵…　Ⅲ.①健康-评估　Ⅳ.①R471

中国国家版本馆 CIP 数据核字（2023）第 029324 号

健康状况诊断学

JIANKANG ZHUANGKUANG ZHENDUANXUE

赵卫伟　著

责任编辑	闫彦敬
封面设计	曾　珂

出 版 者	陕西科学技术出版社
	西安市曲江新区登高路 1388 号陕西新华出版传媒产业大厦 B 座
	电话(029)81205187　传真(029)81205155　邮编 710061
	http://www.snstp.com
发 行 者	陕西科学技术出版社
	电话(029)81205180　81206809
印　　刷	广东虎彩云印刷有限公司
规　　格	787mm×1092mm　16 开本
印　　张	18.75
字　　数	420 千字
版　　次	2023 年 3 月第 1 版
	2023 年 3 月第 1 次印刷
书　　号	ISBN 978 - 7 - 5369 - 8632 - 9
定　　价	89.00 元

目　　录

导　言

　　诊断学是医学中研究"发现和明确健康问题"任务的方法学研究，在疾病医学时代，诊断学被疾病诊断任务所绑架，在生理和心理领域，未达疾病程度标准的健康问题即所谓未病的"发现和明确任务"方法，缺乏诊断学的理论支撑，因而也就无法进行相应的技术发展，在没有精准诊断的基础上，即便有2000余年的"上医治未病"说法，但诊断不足造成治疗的精准性和可衡量结果的技术性要素缺失，最终无法形成诊疗技术规范而广泛应用。在身体的生理和心理系统之外，生命活动系统中还有两大子系统，一是生存活动和行为系统，二是环境因素作用系统，对于这两大系统中的健康状况进行"问题发现和明确任务"的方法学研究，是疾病临床诊断，基于世界卫生组织（WHO）开发的ICD分类的诊断无法企及的范畴，这部分健康概念超出了疾病范畴，可以称之为"非病、非身体系统类"健康问题，其问题发现和明确任务的方法学，即生活和行为诊断学、环境因素诊断学。

　　明确诊断一词是医学方法论中的健康问题发现和明确任务的术语，是健康干预分类的工作，健康诊疗医学的科学概念分类学有两大分类，分别是CFB分类和CHIA分类，前者是对生命活动系统运行状况的分类，后者是对健康干预任务、目的、主题、系统工程元素的分类。诊断术语的概念就在这个分类中。

　　在人类医学的发展历史上，作为应用科学和生命体健康干预的工程学，疾病医学在20世纪有了其科学概念的分类，这个分类就是世界卫生组织（WHO）开发的ICD分类家庭、ICF分类家庭和ICHI分类家庭，合称WHO - FIC分类家族。从"科学问题、科学事实、科学概念、科学定理、科学理论"的科学研究和发展文化的角度看，疾病医学的科学概念有了全球标准化的术语，在此基础上，疾病临床诊断学术语被全世界各国临床医学诊断广泛采纳为其技术规范而应用，因此疾病诊断也可以称之为ICD诊断，基于疾病诊断任务起步的后续治疗和干预活动等医学任务，都必然由此而被诊断技术规范而约束。

　　众所周知，健康是人民幸福和社会发展的基础，是人民对美好生活的共同追求。

随着后现代社会的数字信息化时代的到来，人类的科技进步和生命科学的巨大进步，越来越多的"未病"和"非病"已经成为阻碍大众更高健康目标的绊脚石和拦路虎，人类医学不能一直不把其问题发现和明确任务列入自己的职能范围，突破 ICD 分类的科学概念范畴局限，成为与时俱进的人类医学发展使命，CFB 分类的出现恰逢其时，在此新的科学概念的分类基础上，从零到一地创建涵盖"未病和非病"类健康问题的发现和明确任务的方法学理论，研发建立相应的方法学技术和工具，研发创建相应的应用方式和业务模式，是人类医学发展历史的必然。

创新是人类发展的推动力，理论创新是科技和产业创新发展的基础，全球各国都在致力于理论创新方面的领先发展，医学领域同样如此。在我国，十九大报告中强调要进一步实施健康中国战略，将健康提升到了前所未有的高度，为我们勾勒出了健康中国的清晰蓝图，为广大人民群众带来了更多健康福音。十九大报告指出，要完善国民健康政策，为人民群众提供全方位全周期的健康服务，在 2020 年 6 月 1 号正式实施的《基本医疗卫生与健康促进法》明确规定，国家和社会要尊重保护公民的健康权，要满足人民日益增长的美好生活的需要，特别强调指出，各级人民政府应该把人民健康放在优先发展的战略地位，将健康理念融入各项政策，坚持预防为主，完善健康促进工作的体系等。

不是说仅仅依靠医疗卫生系统就可以实现这样一个目标，世界卫生组织的专家组通过研究指出，影响健康的因素复杂交织，但是在当前来看，跟个人的生活方式有非常大的关系，同时和我们每个人工作学习生活的各种各样的环境有密切的关系，这些环节都可能影响健康，要实现全民的健康，就必然要动员全社会共同参与。我国当前面临的挑战和问题主要是人口老龄化、新型城镇化，还有疾病谱的变化，不管是在城市还是在农村，我们都感受到了重大的慢性疾病当前已经成为国民健康主要的影响因素，当然传统的传染病以及新发传染病防控的形势依然严峻。慢病防控统计数据表明，当前我国重大慢性疾病所造成的健康负担仍然非常大，还有就是环境、生活方式的影响，统计数据表明不健康的生活方式仍然非常普遍。要有效地应对复杂的影响健康因素的挑战，就不能仅仅依靠医疗卫生系统的单打独斗，必须树立大卫生大健康的理念，把健康融入所有政策，必须改变当前重治疗轻预防高成本的传统医疗模式，要建立预防为主和防治结合的激励机制和政策保障。健康中国行动（2019—2030 年）是 2019 年 6 月底前由国家卫生健康委负责制定的发展战略，以"大卫生、大健康"为理念，坚持预防为主、防治结合的原则，以基层为重点，以改革创新为动力，中西医并重，把健康融入所有政策，针对重大疾病和一些突出问题，聚焦重点人群，实施 15 个重大行动，政府、社会、个人协同推进，建立健全健康教育体系，促进从以治病为中心向以健康为中心转变，提高人民健康水平。

15 个重大行动分别为：

1. 健康知识普及行动

个人行为和生活方式对健康的影响极其重要，本行动旨在帮助每个人学习、了解、掌握有关预防疾病、紧急救援、合理用药等知识和技能。

2. 合理膳食行动

饮食风险因素导致的疾病负担占到 15.9%，已成为影响人群健康的主要危险因素。本行动旨在对不同人群，分别给出膳食指导建议，并提出政府和社会应采取的主要举措。

3. 全民健身行动

缺乏身体活动成为慢性病发生的主要原因之一。本行动主要针对不同的人群，分别给出身体活动指导建议，并提出政府和社会应采取的主要举措。

4. 控烟行动

每 3 个吸烟者中就有 1 个死于吸烟相关疾病，吸烟者的平均寿命比非吸烟者缩短10 年。本行动针对烟草危害，提出了个人和家庭、社会、政府应采取的主要举措。

5. 心理健康促进行动

近年来，我国以抑郁障碍为主的心境障碍和焦虑障碍患病率呈上升趋势。本行动给出正确认识、识别、应对常见精神障碍和心理行为问题，特别是抑郁症、焦虑症的建议，并提出社会和政府应采取的主要举措。

6. 健康环境促进行动

环境因素对健康的影响占到 17%，本行动主要针对影响健康的空气、水、土壤等自然环境问题，室内污染等家居环境风险，道路交通伤害等社会环境危险因素，分别给出健康防护和应对建议，并提出政府和社会应采取的主要举措。

7. 妇幼健康促进行动

我国出生缺陷多发，妇女"两癌"高发，严重影响妇幼的生存和生活质量，影响人口素质和家庭幸福。本行动主要针对婚前和孕前、孕期、新生儿和儿童早期各阶段分别给出妇幼健康促进建议，并提出政府和社会应采取的主要举措。

8. 中小学健康促进行动

我国各年龄阶段学生肥胖检出率持续上升，小学生、初中生、高中生视力不良。本行动给出健康行为与生活方式、疾病预防、心理健康、生长发育与青春期保健等知识与技能，并提出个人、家庭、学校、政府应采取的举措。

9. 职业健康保护行动

我国接触职业病危害因素的人群约 2 亿，本行动主要依据《中华人民共和国职业病防治法》和有关职业病预防控制指南，分别提出劳动者个人、用人单位、政府应采取的举措。

10. 老年健康促进行动

60 岁及以上老年人口达 2.49 亿，占总人口的 17.9%，近 1.8 亿老年人患有慢性病。本行动针对老年人膳食营养、体育锻炼、定期体检、慢病管理、精神健康以及用药安全等方面，给出个人和家庭行动建议，并分别提出促进老有所医、老有所养、老有所为的社会和政府主要举措。

11. 心血管疾病防治行动

全国现有高血压患者 2.7 亿、脑卒中患者 1300 万、冠心病患者 1100 万。本行动主要针对一般成年人、心脑血管疾病高危人群和患者，给出血压监测、血脂检测、自我健康管理、膳食、运动的建议，提出急性心肌梗死、脑卒中发病的自救措施，并提出社会和政府应采取的主要举措。

12. 癌症防治行动

我国每年新发癌症病例约 380 万，死亡约 229 万，发病率及死亡率呈逐年上升趋势。本行动主要针对癌症预防、早期筛查及早诊早治、规范化治疗、康复和膳食指导等方面，给出有关建议，并提出社会和政府应采取的主要举措。

13. 慢性呼吸系统疾病防治行动

我国 40 岁及以上人群慢性阻塞性肺疾病患病率为 13.6%，总患病人数近 1 亿。本行动主要针对慢阻肺、哮喘的主要预防措施和膳食、运动等方面，给出指导建议，并提出社会和政府应采取的主要举措。

14. 糖尿病防治行动

目前糖尿病患者超过 9700 万，糖尿病前期人群约 1.5 亿。本行动主要针对糖尿病前期人群和糖尿病患者，给出识别标准、膳食和运动等生活方式指导建议以及防治措施，并提出社会和政府应采取的主要举措。

15. 传染病及地方防控行动

我国现有约 2800 万慢性乙肝患者，每年约 90 万例新发结核病患者，且地方病、部分寄生虫病防治形势依然严峻。本行动针对艾滋病、病毒性肝炎、结核病、流感、寄生虫病、地方病，分别提出了个人、社会和政府应采取的主要举措。

同时在健康中国行动传递了"每个人都是自己健康第一责任人"的理念，上述的 15 个重点行动也都与每个人息息相关，与每个人的生活方式相关。在上述提及的疾病当中，未病和非病，就是具体的健康状况问题，这些问题与生俱来，它们先于疾病而发生，也伴随疾病的全病程，唯有个体和家庭自己能用科学的行动来消除它们，即每个人都遵循科学规律而进行主动健康行动。

综上所述，代表最广大人民群众的健康需求，绝不是守住疾病医学的底线能满足的，医学的职能局限从任务局限开始必须尽快被打破，而医学职能发展必须从医学任务方法入手，这是理论和技术层面的思想创新，也是医学和健康认识论的创新，立足生命活动系统看健康，建立新的健康概念体系，借此新的概念体系，重塑问题发现和明确任务的方法学理论，成为摆在人类医学理论创新面前的历史任务，CFB 诊断学承此重任而使命在肩，深感历史责任重大，推动医学任务方法学颠覆式创新发展，让人类健康事业进入崭新局面，是 CFB 诊断学的光荣使命。

主动健康是实现"个体是自我健康第一责任人"的方法与途径之一，成为自我第一责任人的核心要素，及时、精准、动态、自助自主地发现和明确自身各类健康问题，是落实到医学行动方面的具体任务，显然 ICD 诊断学的理论和技术无法满足这种大众化、日常性、动态化、自助自主等方面的任务要求，这就成为 CFB 诊断学的创新突破的任务。

基于病症而探求病因，然后研究病理，再返回到体征和生理异常、心理异常的表现的研究，这是疾病诊疗医学的基本思路。这种思路对于疾病之外的健康问题（未病与非病）的诊断任务无法涵盖，恰恰是这样的"未病与非病"的问题，成为全球慢性病高发、高致死率致残率以及患者生存质量差的重要原因。另外，对于疾病本身的健康问题构成，能否在ICD概念的总体发现和明确任务之外，找到动态和精准的方法学创新，是突破疾病诊断定性特征和固有逻辑的重大创新方向！正因如此，本书中所研究的诊断学方法，其问题对象一方面是除疾病之外的异常健康状况，如饮食营养生活系统的目的调适问题、摄入和需求的矛盾运行问题、生活系统调控问题等。另一方面则是疾病诊断后健康问题的动态精准再诊断方法学，如胃癌术后的胃残障状态，患者所面临的"胃残障后失代偿期饮食营养生活失调问题""问题发现和明确任务的态度、信念、技能、环境支持问题""居家康复（干预活动）期间的干预系统（工程）要素筹备和完备问题"以及"胃残障后失代偿中的功能再损伤动态变化情况"等。基于上述两方面的诊断方法应用，都大大超出了ICD诊断的应用范畴和应用原则，从医学方法论的角度看，是医学理论在诊断学方面具有历史性突破的颠覆式创新。

CFB诊断学涉及生命活动系统中各种健康状况的问题发现和明确任务的方法学研究，其问题范畴的系统格局大大超出了身体系统。CFB诊断学采纳生命活动系统认识理论，把生命体置于社会、生态、自然环境系统中，立足生存活动和生存行为系统、密切关联的环境因素相互作用系统、身体的结构和功能系统，形成健康状况的系统关联和系统运行矛盾分析，体现出在生命的复杂巨系统中，应用系统科学规律而研究问题发现明确任务的方法学，并借此开启后续医学任务步骤的系统工程的方法学，其医学任务的方法学的思路分析如下：

（1）异常健康状况的流行学调查。

（2）流调中发现的问题与当前医学事实之间的关联性研究。

（3）扩展"未病和非病"的健康问题概念范畴，导入生命活动系统健康观。

（4）在身体系统、生存活动系统、环境因素作用系统的"生命系统"的健康状况概念下，分类与定义所要发现、明确和解决的问题。

（5）对于具有长期性和复杂性特征的健康问题的干预活动，除过疾病治疗活动之外，非临床（诊断）主题即CFB（诊断）主题的健康干预活动的开展研究。

（6）CFB诊断中，异常状况的信息采集与诊断形成。

（7）非药物治疗学的发展，尤其是数字疗法学、医学知识和任务技能素养行为的宣教疗法学、医学任务和事务处理行为的咨询疗法学、生活系统调适调控疗法学、心育锻炼疗法学等CFB诊断靶点标明的问题解决方法学研究。

（8）与CFB动态诊断相伴而行的动态治疗和干预在医患双方联合行动中有序管理的方法学研究。

（9）大众成为医学任务主体后，支持这种医学任务在日常生活中良好实施的医学职能发展研究。

（10）动态化的联合诊断和干预治疗业务的产业互联网应用设计。

（11）CFB诊疗和干预活动业务的产业互联网业务模式。

（12）CFB诊疗和干预活动业务的价值链生态建设和发展。

综上分析可知，CFB诊断学是《健康诊疗医学》的方法学中"第一步骤任务是发现和明确问题"的方法学理论和技术的学科，其后的"第二步骤任务是解决问题"的方法学理论和技术的学科就是CFB治疗学，基于这两大基本方法学的学科基础，CFB健康诊疗学则是健康诊疗医学的行动学理论和技术的第三门学科，健康诊疗医学的第四门方法学则是干预系统工程学即健康干预活动学。

健康诊疗医学的四大任务方法学理论和四门学科：

（1）诊断学：发现和明确问题任务的方法学理论知识体系学科门类。

（2）治疗学：解决问题任务的方法学理论知识体系学科门类。

（3）诊疗学：诊疗行动管理的方法学理论知识体系学科门类。

（4）干预活动学：系统工程统筹规划和实施经营的方法学理论知识体系学科门类。

第一章 诊断学的历史使命

第一节 健康诊断学的价值与意义

一、什么是诊断

诊断是指从医学角度对人们的精神和体质状态做出的判断。对正常人的健康状态、劳动能力和某一特定的生理过程的判断；司法部门判定血缘关系和伤害性质也属诊断。用来认识疾病的诊断最广泛，是治疗、预后、预防的前提。

根据症状来识别病人所患何病，包括两个方面：一是诊，二是断。鲁迅《集外集拾遗·中山先生逝世后一周年》："不能诊断，如何用药?"巴金《探索集·赵丹同志》："他刚在北京的医院里检查过，我听护士说癌症的诊断给排除了，还暗中盼他早日恢复健康。"

从严格意义上来讲，上述内容对诊断的描述都是疾病诊断思想。

当然"诊断"一词也被广泛应用在众多的领域，如：网站诊断（网站诊断是针对网站是否利于搜索引擎搜索、是否利于浏览和给浏览者美好的交互体验以及是否利于网络营销的一种综合判断行为）、电力设备诊断（通过对电气设备的试验和各种特性的测量，识别、评估设备在运行过程中的状态，及早发现故障）。

拆分来看，"观察监测检测评定"是"诊"，"结论判断"是"断"。电脑或汽车等故障的诊是指检查，断是给出故障的结论。

综上分析可知，"诊断"一词源于医学，诊是指通过检查而发现健康问题，这种检查包括医务人员的专业问诊、中医的望闻问切，现代医学的叩诊、听诊、体格检查、专科检查、心电图检查、超声检查、X线透视和造影检查、化验检查、病理切片检查、心理量表测评、知识水平测试、行为的标准化信息采集和评定、生活状况检查等等，断是依据诊断标准和相关评判方法而形成问题的明确判断结论。

CFB诊断学是有别于疾病临床ICD诊断的一种健康问题的诊断学，由于诊断的概念不是疾病，而是健康问题，这种健康问题的概念分类源于CFB分类，一种生命活动系统运行状况的健康分类，因此又称为CFB诊断学。

CFB诊断中诊的技术，除过继承了临床诊断（ICD疾病诊断）和中医诊断的传统技术之外，还发展出对于生活系统运行状况中各种问题的检查技术，比如饮食营养生活系统的目标调查技术，知识学习、素养行为的问诊、观测和调查技术，发现和解决摄入功能残障失代偿问题中主观因素的任务行为评定技术，全病程治疗系统工程的建设状况测评技术等。

诊断学是对诊断过程当中的各个细节、方法、操作进行系统研究的一门学科，临床诊断学和中医诊断学是广泛应用在临床医学领域的诊断学，而营养评定、心理评估、健康危险因素评估等，则是一种非临床诊断的准诊断学。CFB健康问题诊断学则是一种建立在生命活动系统运行状况分类基础上的诊断学新理论和新技术，它是非疾病诊断，其健康问题的诊断范畴涵盖了生理诊断、心理诊断、生活诊断、行为诊断、环境因素诊断等方面，其诊断原则涉及：①动态时效性原则；②自然分类的问题精准和概化原则；③问题发生和变化原因的系统性（功能和环境/客观原因，生活和行为/主观原因）归因原则；④问题诊断适宜主体自用性原则等。其诊断的理论特征具有：①矩阵化明确描述特征；②问题发生变化的机理揭示特征；③问题变化中主观因素非适宜的现象暴露特征。

无论疾病ICD诊断（即临床诊断）还是健康问题CFB诊断（即健康状况异常诊断），诊断学的内容逐步稳定为由症状学、检查学、诊断技术、诊断操作步骤以及诊断标准这五大基础部分组成。

二、诊断学著作与流派

（一）现存最早的诊断学专著——《察病指南》

我国现存最早的诊断学专著是《察病指南》，宋代施发撰于淳祐年间（1241年），内容以脉诊为主。全书共3卷。作者认为诊病当精审细察，四诊合参，当时人往往只取切诊，于是采撷《素问》《灵枢》及诸家医书和脉学著作参互考订，择其明白易晓、切于实用者分门别类，撰成此书。其中，卷上论脉的三部九候诊法及其与脏腑的配属关系、五脏六腑的四季常脉和病脉，以及下指轻重、疏密分布等基本常识；卷中分辨七表八里九道脉分类法，具体论述了浮、沉、迟、数等24种脉象的脉形、主病等；卷下主要论述各种病证的生死脉法、妇女妊娠胎产脉法及小儿脉法，包括伤寒、温病、热病、水病等内科病证21类，妇科、儿科病证11则。书中所论以脉学为主，兼及听声、察色、考味等诊法。作者对古代诊法专著中述理隐晦者，多参以己意加以发明阐释，还绘有33幅"脉象图"，在《脉经》脉图亡佚的情况下，成为现存最早的脉图。

(二)西方诊断学

在人类历史的早期，医学是以哲学形式出现的。人类在对自身身体理解的基础上，提出了各种各样的医学理论。古代西方国家的医学起源于古希腊，它的奠基人是希波克拉底，古代西方国家的医学的"四体液学说"认为人体是由血液、黏液、黄胆液、黑胆液组成的，而且各个部分是相互联系的，身体中充满了各种液体，这些液体的平衡是机体赖以生存的基本条件，它们的平衡与否反映在气色、气质和性情上；同时，古代西方国家的医学还强调心与身、人体与自然的相互联系，并非常重视保持健康，认为健康主要取决于生活方式、心理和情绪状态、环境、饮食、锻炼、心态平和以及意志力等因素的影响；古代西方国家的医学体系要求医生应当特别重视研究每个病人个体健康的特殊性和独特性，所以它关注的是病人而不是疾病，强调的是病人和医生之间的主动合作。

到17世纪时，"四体液学说"遭到了猛烈抨击，因为它被认为是没有任何物质基础的空洞理论。从此以后，西方国家的学者就摒弃了古代西方国家的医学，在近代时期发展出了一门建立在科学和实验的基础上的全新医学体系，这门学科就是近代和现代西方医学，也就是当今在全世界各国各民族发展的现代医学，在中国人众习惯称之为西医。

科学的进步使近代西方人认识到，大自然有着自己的运动规律，不能按人们的意愿或者猜想来解释，而需要用人类能够认识和掌握的科学理论来表述，机械理论、生物体结构和功能理论以及科学语言的应用，先后登上了医学认识论和方法论的主流阵地。从机械论到生物结构和功能理论的医学认识论和方法论，相比经验医学的认识论和方法论有了更为科学的进步，此举大大推动了医学的发展，出现了抗生素药品、肠外营养、消毒灭菌技术、外科手术、输血技术、免疫接种等方面的一系列创新，有效地控制了感染性疾病的流行、高发、高致死率对人类寿命的危险，大大提升了人类寿命，由此步入辉煌的医药时代。

20世纪后期，随着感染性疾病退出人类疾病谱的TOP10名单，其流行高发地位被慢性非感染性疾病、炎症免疫失衡、焦虑和抑郁、癌症等疾病所取代，人们开始意识到只着眼于身体系统的躯体结构和功能改变而诊治疾病，不能涵盖精神心理和社会生活中的健康状态改善，因此开始对生物医学进行批判，提出了"社会—心理—生物"医学模式的医学新思想，然而这些思想并未在医学诊断方面促成相应的认识理论和方法学理论创新，仍未能从立足躯体系统明确健康问题为病的束缚中解脱，这种现象直到健康诊疗医学的诞生而才出现根本性的改变，这种根本性的改变以CFB诊断学特有的生活系统健康状况诊断、主动健康行为诊断、环境因素作用状况诊断、心理系统运行状况问题诊断、生理系统（结构和功能）异常状况问题诊断等为特征，开辟出疾病诊断之外一条崭新的医学行动方法学道路。

CFB诊断中既有生理和心理功能的"未病"诊断，也有生活—行为—环境因素的"非病"诊断，其诊断结果中又包含着动态变化的"生活—行为—环境因素—生理—心理"原因，这给问题的解决带来"问题表现和主客观原因"的全方位多维度干预靶点，并且强调对这些靶点中的主观能动性的干预是基础，这种能动性的干预在数字时代的背景下，最佳方式是数字疗法加其他疗法的组合方案，由此可知，传统的药物疗法的统治地位将逐渐被数字疗法所取代，即医学的后医药时代到数字疗法新时代的转变。

三、诊断学在医学中的特殊地位

在医学的组织架构中，生物学、生理学、生物心理学、解剖结构学、异常生理—病理学等，都是对人体生命功能正常或异常状态层面的研究，是认识层面的研究。在充分的认知之后，明确问题和解决问题的研究，就涉及了诊断学、治疗学、诊疗学、干预活动学的领域，这些领域即医学行动的方法学层，其理论内涵是方法学理论，其哲学理论即方法论。

在医学的学科知识结构中，解剖学、组织学与胚胎学、生理学、医学微生物学、人体寄生虫学、病理学、药理学、医学心理学等课程属于在认识层面的内容，是研究用什么方法对生命体征发现了怎样的科学事实类学问。从诊断学就开始，各种治疗学紧随其后，然后就是诊疗行动学等学科，都是在研究解决问题的医学实践方法手段和技术，如：各类诊断学（如影像学）、药物治疗学、手术治疗学、生物治疗学、宣教和咨询干预学、数字治疗学、放疗学、理疗学（中医针灸推拿及其他声、光、电、磁疗法等）、内科学、外科学、妇产科学、儿科学、干预活动学等。这些就属于方法层面的内容，即：用什么样的方法去发现已经异常（疾病）的身体状态并且使用什么样的方法来进行治疗，把问题最终解决。

不难发现，认识问题才能提出问题，认识论研究的是人和生物体的健康状况，对生命体的生命活动规律的揭示和阐明是其学问发展的目标。比如解剖学研究生物体的微观和宏观两种维度的结构规律，并阐明这种结构形成中生长发育层和进化层两种维度的规律，人体解剖学和动物解剖学都是基础医学的内容，分子生物学和组织胚胎学是微观层的生物结构和形态学，解剖学是宏观层生物结构和形态学，习惯上合称生物解剖学，以人为对象则称之为人体解剖学。有了人体结构和形态学的规律认识，就能提出生长发育中和生活中的结构形态异常问题，基于这样的问题认识，发现结构形态类问题的检查和对问题的标准化描述，即结构和形态诊断学就有了认识论基础。同理，生理学和生理异常改变学（病理学）则是生理功能（疾病 ICD 分类和健康问题 CFB 分类）诊断学的认识论基础；医学心理学和心理异常改变学（病态心理学/异常心理活动机理学）则是心理功能（疾病 ICD 分类和健康问题 CFB 分类）诊断学的认识论基础；医学生活学和生活系统异常改变学则是生活系统状况（健康问题 CFB 分类）诊断学的认识论基础；健康干预行为学和健康行为异常改变学则是行为系统状况（健康问题 CFB 分类）诊断学的认识论基础；健康干预环境工程学和环境系统障碍学则是环境系统状况（健康问题 CFB 分类）诊断学的认识论基础。

诊断学是疗法学有的放矢的"靶向"制导基础，不诊而治是盲治，瞄准一次的诊断之后，持续不断的治疗，违背了明确问题的动态时效性原则。缺乏对各领域的生活系统的运行状况问题分类，违背了发现问题的范畴原则。只能把生活—行为—环境—心理问题寓于生理疾病之内进行诊断，而不能单独进行具体问题具体分析诊断，违背了问题精准化诊断原则。对问题发现和明确的医学任务主体，限定在特定专业人士中，而始终无法让问题的对象主体来承担发现和明确自身健康问题的医学任务，违背了方法论"主观能动性－主体效能原则"。

诊断学的科学范式检验，首先是认识论和方法论层面的逻辑检验，上述认识论和方法论的逻辑检验分析，暴露出疾病医学诊断—临床诊断在发现和明确健康问题中的科学范式与认识论和方法论原理的背离，这种背离和矛盾即科学范式缺陷。CFB 诊断学正是借此缺陷的医学诊断学的创新发展。

临床诊断学是人类对威胁生命健康的疾病的发现和明确学科，在这种明确中主观症状的痛苦解除是首当其冲的，其次是进一步的病理和病因明确，危重紧急的要点把握是其诊断范式的特征，借此诊断指导药物治疗和一系列的应急措施应用，在临床危重紧急的场景下是合情合理的。然而对于生活方式和行为病因的慢性病而言，在非危重紧急的时候，能否对患者的生命活动系统，从生理—生活—行为—环境—心理等方面进行健康问题的精准诊断，则是从实际出发进行医学诊断创新发展的课题。

设想一下，对慢性病患者的诊断仍然拘泥于一种临床诊断，和采纳从生理—生活—行为—环境—心理等方面进行健康问题的精准诊断，对治疗方案带来的影响是什么？对诊疗行动学带来的改变是什么？对干预活动学带来的改变又是什么？对主动健康医学的发展又意味着什么？

诊断是医学任务的第一步，其承担了发现和明确问题的任务中方法手段和技术的应用工作，也承担了对问题症状和表现、各类系统性原因的动态靶向描述工作，从调动主体效能出发，还应涉及对主体认识问题机理和重视问题的信念激发的工作。这些工作对问题解决的效果至关重要。

四、CFB 诊断学的科学范式

（一）健康问题的诊断范畴和问题范围

作为一项发现和明确问题的医学任务，在多大的系统领域内发现问题，以及这些问题的概念范围规定，是关于问题发现和明确任务的诊断范畴的科学范式。ICD 分类的诊断范畴，是身体系统，而 CFB 分类的概念范围，是生命活动系统。

1. 生命活动系统—身体结构和功能子系统部分

涵盖身体各层级的微观和宏观结构，以及基于这种结构的单元内物质运动作用和集成作用等所形成的功能，包括细胞功能、组织功能、器官功能、分系统功能等。此部分的分类编码是 CFB－F 分类。

心理功能的本质是生命体的信息处理和控制功能，包括信息的采集、传输、加工处理、记忆保存、自组织和智能化应用及素质建构、系统性耗散结构运行机制养成、生存活动和环境相互作用的行为调适等，包括基本功能（认知、情感、意志）、心灵素质（含知识和能力素质、思维功能的智慧发展）和人格特质、心境、心理秩序、心理活动统一性状态等，其 CFB 分类编码是 Fp。

2. 生存活动部分

生存活动分类领域系统运行部分，包括基本生活（如饮食营养生活系统、运动和睡眠生活系统）、一般社会生活（人际、家庭和工作生活）、特别领域社会生活等方面，在CFB分类中编码为 L 部分。

生存适应行为部分，包括生命体智慧素质发展的素养行为，如维护和干预健康问题的知识学习和能力练习类素质养成行为；生命活动中处理良好生存目的下的活动事务行为；处理具体问题（包括遵循发现和明确问题的处理步骤）的任务行为等。在 CFB 分类中编码为 B 部分。

3. 环境因素作用部分

包括对生命活动系统运行产生负向作用或正向预期作用不足方面的环境因素，也包括在改善健康的干预活动方面，所存在的负向作用或正向预期作用不足方面的环境因素，在 CFB 分类中编码为 E 部分。

上述分类方向的各级类目，为 CFB 诊断提供了基于分类和编码原则的精准范围，由此形成 CFB 诊断的范畴和范围方面的科学范式。

（二）诊断原则

作为一项发现和明确问题的医学任务，在问题发现和明确的时效性和时限性方面、问题精准和概化方面、问题归因的系统领域方面、问题发现和明确的任务主体及任务协作模式方面，需要关于诊断任务原则的科学范式。ICD 分类的诊断原则，具有如下特征：①定性判定一旦断定不再变化；②限定专业人士（临床执业医师）最终决断；③为临床治疗（药物和手术等）提供依据；④达到规定的严重程度才可诊断；⑤不考虑所诊断过程和结果形成后，主客观对所诊断问题的处理情况。这些特征体现了 ICD 诊断原则的科学范式。与 ICD 诊断所不同的 CFB 诊断原则其科学范式简述如下：

1. 动态时效性原则

每一次诊断，都有起始（t1）和终止时间（t2）的时效性设定。

2. 精准性原则

每一个诊断都是基于一个 CFB 术语的问题诊断。

3. 系统性归因原则

在每一个问题的诊断中，都要对问题的发生和改变进行"行为、生活、心理"的主观因素动态明确，也要对环境的客观因素动态明确。

4. 主体效能原则

要适合问题主体的自助诊断参与要求，在发现、明确原因和机理、暴露问题的主观应对错误等方面，都要对主体参与的效果和作用进行考虑。

（三）CFB 诊断理论

ICD 诊断的理论依据是病理学，症状和表现学、检查学等构成了其理论内涵，其疾病诊断结论中，包含了病因、症状和临床表现（含并发症知识）、发病机理和病理机制、病程和结局等方面的系统内容。CFB 诊断的理论依据是生命活动运行异常机理学，相应也有其症状和表现学、检查学等理论内涵，由于 CFB 诊断着眼于具体问题的具体分析，因此其对问题的描述以生命系统的矩阵结构为内涵。

1. 矩阵化的问题描述理论结构

每一个健康问题，都是一个简短的负向判断语句，即问题术语，用 P 来表述，CFB 分类编码列在术语之后。问题的表现以 S 表述，包括自我感受部分（症状）和客观表现部分（检查结果）；问题的发生和变化原因用 E 来表述，按照与问题的因果关系又可分为前置因素 Ep、诱发/因果导致因素 Ei、媒介介导因素 Em。

2. 诊断机理揭示理论

CFB 诊断学理论认为，明确问题的任务报告，不能仅停留在对问题的陈述层面，更深刻的明确应包含简明机理的阐述，这样的明确报告有利于指导被诊断者对问题的理解，这是调动主体正确应对问题的心理认知基础。基于这一理论认识，CFB 诊断报告中，应从事实证据出发，对问题发生和变化的原因进行机理揭示，从而能够在理论认识层面，促进诊断者和参与者的科学认知发展，起到巩固认知世界观信念的作用。

3. 错误现象暴露理论

CFB 诊断学理论认为，明确问题的任务报告中，强调对问题的隐匿性，包括导致问题难以被主体主动发现和明确方面，以及难以改变的情况下问题背后的主观错误因素进行充分地暴露，这是将问题明确到主体的认识和感受中并且达到应有重视程度的任务要求。对问题发现和明确不足、主观应对态度和信念错误现象层予以充分地暴露，从而能够在感受和情感层面，配合理性的问题认识，让诊断者和被诊断者在问题发现和明确的任务阶段，形成能够激发正确志向志趣信念的规律层尊崇信念，从而起到激发人格志向信念的作用。

4. 诊断方式、手段和技术

鼓励被诊断者及早参与，并最终能够自主完成问题的及早发现和应有水平的明确，是 CFB 诊断的技术范式的特征。除过与疾病诊断相同的医学检查之外，CFB 诊断涉及更加细致的健康问题发现和明确所需的动态实时的信息检测要求，也涉及主体在问题发现和明确中对相关事务责任义务的承担参与，以及支持主体参与的服务方与主体方联合行动的技术要求，应用数字信息化技术和手段，让动态即时性和阶段汇总分析评定工作，在便捷的居家生活中完成诊断任务，是 CFB 诊断在方式手段和技术方面的科学范式特征。

在心理功能诊断方面，从日常生活中的事务处理、任务承担和义务履行、素养发展等方面，建立标准化的信息采集和评定标本和观察记录评定方法，形成更接近事实的标本技术和标本定量测评技术。

在生活的矛盾运动和系统调控方面，在行为的检查方面，以及在个体健康状况及干预活动的环境因素检查方面，同样面临标准化的信息采集和评定标本和观察记录评定方法，都需要形成更接近事实的标本技术和标本定量测评技术。

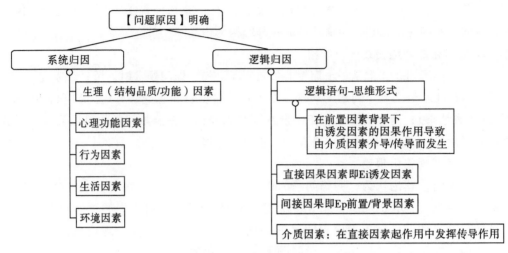

图 1-1　问题原因明确

五、医学的方法学思维

(一) 概念和思维

医学诊断的本质，是医学方法应用者对其服务对象健康问题的发现和明确任务。

疾病，是人类过去数千年来对"身体健康情况中达到一定严重程度的问题"的一种概念分类，也可称之为命题分类，经过长时间的应用、发展与科普教育，医疗行业及其从业人员借此概念形成对健康问题发现和明确的一套应用科学的任务方法的科学范式。由于在医疗业务的现实中，基于诊断而治疗的两大医学任务已经根深蒂固地成为全社会对医疗的概念认识，以至于治疗一词已经被其名称表象掩盖了其"解决健康问题和评价解决效果的医学任务"的本质与真相。

诊断和治疗本来分别是发现和明确健康问题然后解决问题的两种最基本的医学任务，但由于长期以来人类社会已经把疾病和有价值发现和明确的健康问题等同，并且形成认识和思维固化，而这种认识和思维的固化自然而然地转移到了治疗上，于是解决问题的真相也变成了治病的表象，以治病为目的和以解决人的健康问题为最终目的常常出现冲突，这就是人们常说的医学的治病不治人现象。

把诊断任务的"标的——有待发现和明确的健康问题"等同于疾病，并且让疾病的病情变化无法被动态而连续的诊断描述，这种诊断结果和表述方式是一种特定的思维，这种思维的优点体现在危重紧急性质的问题发现和明确中，有利于快速地找到解决对策，然而对于长期存在而且密切关联生存活动系统和干预活动系统的复杂问题(如恶性肿瘤、慢性病、复杂认知问题)时，这种一次性的静态诊断结果，使得动态描述问题的系统性变化无法实现，诊断缺陷暴露无遗。

临床医学中有复诊的概念，评价疗效和发现新问题是复诊的目的，可见复诊概念并非动态诊断的意义。综上分析可知，疾病诊断是一种静态的问题明确结论，虽然其内涵中可以包罗万象，但从其任务目的和作用出发，来评价其任务效率和动态"制导"

的作用，显然是有巨大缺陷的，这种缺陷，就是理论缺陷。

把医学诊断等同于疾病诊断，和把医学治疗等同于疾病治疗，然后是把医学的诊疗学和干预活动学等同于疾病诊疗学和疾病治疗活动学，已经成为疾病医学专业人士和普通大众的自动思维、惯性思维、定式化固有思维，这种带有集体性的习得性养成的自动思维，已经成为当前医学界的惯性思维或习惯思维，这种思维方式就是直观的现象思维，即从显而易见的现象中归纳出结论的思维。

从医学诊断和治疗任务的方法学概念出发，回归问题发现和明确、问题解决的任务方法学概念真相，是 CFB 诊断学和治疗学的设计优势。

能够从现实生活的不同领域或场景中观察和认识与"医学诊断学的概念本质"相关的规律，并能由此及彼，就是 CFB 诊断学在概念上的特征，比如引入导弹制导原理和医学诊断进行偶联，就是由此及彼。这样的思维能够促发大众对诊断任务原则的觉悟，从而能够发现疾病临床诊断在原则上的缺陷。

（二）"制导"方式

明确了诊断概念的真相，再来看"发现和明确问题任务"的目的和原则，很显然是要为解决问题提供依据和具体的靶点。以设计为例，所谓有的放矢，诊断好比瞄准，治疗好比射击，那么对于静止目标和移动目标而言，就有了静态诊疗和动态诊疗之分，静态的靶向瞄准和动态的靶向制导，就是两种不同的诊断模式。

1. CFB 诊断

1）诊断标的

问题性质：具体的问题，存在于 F、B、L、E。

问题描述/靶点制导：P(E＋S)矩阵，E、S 罗列的各个靶点。

2）诊断标的移动变化

t 时段，t1—t2 区间。

3）问题的明确作用

发生机理、变化（正向改变、负向改变、无改变）机理、因果机理的明确。

隐匿性暴露，主体认识与重视、处理态度和信念、遵循规律解决问题的行动表现，以及客观因素的负向作用等方面的现象暴露。

2. ICD 诊断

1）诊断标的

问题性质：××疾病，存在于身体系统（结构和功能）。

问题描述/靶点制导：疾病名称、症状和临床表现（个性化病因的描述不足）。

2）诊断标的移动变化

t 只有诊断起点，没有时段性的动态变化设计。

3）诊断对问题的明确作用

病理机理，病情动态变化的描述局限在身体系统，不涉及主观的生活—行为—环境因素，在报告中有目的地显示这些机理信息以达到主体方明确要求缺失。

隐匿性暴露，没有对主体认识与重视、处理态度和信念、遵循规律解决问题的行动表现，以及客观因素的负向作用等方面的现象暴露设计。

(三)诊断检测

发现和明确问题的过程，采集信息、定性定量评定、核实验证和甄别判定等，构成了诊断检查环节。

1. ICD 诊断和 CFB 诊断在检查环节的相同部分

(1)历史信息回顾调查(问诊，搜集，调查)。

(2)专科一般/常规检查、负荷试验、观察和监测记录等。

(3)实验室检验、病理检查等。

(4)影像学(超声，透视，CT，核磁)检查。

(5)其他医学检查等。

2. ICD 诊断和 CFB 诊断在检查环节的不同之处

(1)如何应用上述技术，即：①由谁；②基于何种诊断目的(提出问题的思想)；③在何种场合；④使用/依赖何种诊断技术；⑤支持和联系的协作模式；⑥工作任务分工特征；⑦动态化连续性的行动内容和指挥管理特征。

(2)行为、心理、生活、环境因素的检查，包括：①在知识学习和能力发展方面的行为表现；②在事务处理中的行为表现；③在任务承担和执行中的表现；④在问题发现和明确的任务中的表现(基于任务单执行的标准化信息反馈)；⑤在问题解决的任务中的表现(基于任务单执行的标准化信息反馈)；⑥在问题的生活因素解决任务中的表现(基于任务单执行的标准化信息反馈)；⑦在问题的心理因素解决任务中的表现(基于任务单执行的标准化信息反馈)；⑧在问题的环境因素解决任务中的表现(基于任务单执行的标准化信息反馈)；⑨在问题的行为因素解决任务中的表现(基于任务单执行的标准化信息反馈)。

(四)健康诊断的制导特征

(1)由谁：常常是客户端(患者及家人/亲属)，偶尔一阶段性的工作是由医务人员提供指导支持和任务参与。

(2)基于何种诊断目的：诊—健康问题，即以个体的"功能—行为—生活—环境因素"等系统性健康的干预目的和预期结果指标为出发点，在医学逻辑思维下对这4类目的"提出基于4部分/16种加分类成分的健康问题列表"(CFB 健康分类)，进而进行诊断操作行动，为系统性的干预"疗法组合"提供"精准制导"。

(3)在何种场合：个体日常的生活场所和生活情境为主，医疗场所为辅。

(4)技术依赖特征：客户端日常生活中可自助应用的技术工具和家用检测器具(依赖客户端，尤其是主体健康知识技能素养和健康干预活动行为素养，日常性的观察和监测记录技术最为重要)；间或需要但不依赖"医疗高科技检测设备和实验室设施"。

(5)支持和联系协作：主要是客户端行动，医务人员提供支持和联系的咨询服务。

(6)工作任务分工：日常性的信息搜集和观察/监测记录由客户端完成(主要工作)，阶段性的医学大型设备检查和实验室检验由医务人员负责。

（7）动态化连续性的行动内容和指挥管理特征：主要的诊断工作主要发生在医疗活动的"生活场景中"，统一指挥由"FB/MDT"组长负责（组长的角色是客户端角色发展的胜任目标）。长期—连续性的生活场景内健康信息的动态化诊断采集行动是核心内容，统一行动中以客户端任务为主导是其最大特征，因此对客户端参与行为—任务参与度要求极高。

而今的社会，"不要只盯住病，要系统性地审视人的整体健康"这句话已经被很多人所接受，但真的接受还是假的接受，在医学诊断学思想回归其"本质价值"上的"思想意识—言论表述—工作实践"等基本行为（Bb 分类），就是一个很好的检验！

医学思想的创新，从疾病诊断走向"健康诊断＋"的模式，即健康诊断＋疾病诊断的新时代，这是遵循行动学第一性原理的发展趋势，这种趋势的脚步已经越来越贴近我们的生活。

第二节 诊断对象的变迁

是诊断"病"还是诊断"健康问题"？在人们的思维定式（自动化思维）中，诊断是临床医学和中医等传统医学的专属操作，是由于"疾病和病症"这一特殊的健康状况出现所造成的，医生通过诊断的方式来发现和明确疾病和病症（中医的辨证概念）。

现如今，随着医学界对健康状态认识的不断加深，发现在疾病与健康完好状态之间存在大量的"中间区域"，而这些"中间区域"成了当前健康问题的重要来源，如来自生活方式和生活系统运行内容、行为、环境以及心理系统和生理系统的健康状况异常改变等等。

一、治"病"与治"人"

关于治"病"还是治"人"这个话题在医学界早已有了具体的定论，几乎所有的医学专家在理念上都站在了治"人"这一侧，（注意：是理念上），在本节中我们不再讨论这两个观点的对错性，而是作为一个讨论和阐述的切入点来在本文中引出。我们将围绕一个问题来进行进一步的阐述：为什么大部分医生在理念上认同治"人"，但是在实际行动中却依旧走在治"病"的路上？

当一个人出现不适症状时，比如疼痛、咳嗽、发热等，这时，疾病医学会以"病"的概念来描述这种状况，会用"病"的诊断思维去检查和评定以明确成一种病的诊断，最后借此诊断给予治疗，这种行为是治病还是治人？假若说这是治病，那么什么是治人？

在《史记》中早就记载，"至今天下言脉者，由扁鹊也。"扁鹊在医学上的贡献首先是科学诊断，他把切脉、望色、听声、问病这四种诊断方式发展得相当完整。扁鹊所诊治的是什么？是病还是人？

《黄帝内经》的基本精神及主要内容包括：整体观念、阴阳五行、藏象经络、病因病机、诊法治则、预防养生和运气学说等等。中医的"整体观念"强调人体本身与自然界是一个整体，同时人体结构和各个部分都是彼此联系的。"阴阳五行"是用来说明事物之间对立统一关系的理论。"藏象经络"是以研究人体五脏六腑、十二经脉、奇经八脉等生理功能、病理变化及相互关系为主要内容的。那么中医的这种整体观能否概括人的生命活动系统内涵？

先秦时代中医在诊疗思维上是很活跃的，在各个方面、各个层次都有探索，但是，在诊疗活动中仍然以病因、病种为概念。在上文中，多次提到了"病"以及相关的名词："病因""病理""病症"等，这些词的概念和定义都没有逃脱病的范围，所表述的病也没有走出身体系统的范畴。很显然，病其实只是一种异常的身体健康状态，一种以身体结构和功能异常的症状和表现为特征的健康状况，其系统认识的范畴是身体系统，在身体系统内着重阐述生理的异常情况，而对个体在心理活动的特别素质和性质塑造中的行为异常或者非适宜、非最佳情况，基本没有涉及或者根本上无法进行深入的研究，也无法对各领域的生活按照系统的认识进行深入的认识和研究，在所依存的环境如原生家庭生活环境方面存在的负向作用方面，同样缺乏系统性的概念分类的研究，如此一来即便有普遍联系的哲学思维和天人合一的认识基础，但在方法学和方法论上数千年来止步不前，比如不能对身体系统以外的生存活动、行为、环境因素类健康状况的问题进行发现和明确的诊断，无法形成这一方面的诊断理论、应用技术和业务内涵。

血糖是诊断糖尿病的唯一标准，空腹血糖在 7mmol/L 以上，或者任何时候测的两次血糖在 11.1mmol/L 以上，或者空腹血糖在 7mmol/L，餐后 2h 血糖在 11.1mmol/L 以上，都可以诊断糖尿病。对于糖尿病来说，在目前的医学水平上一旦确诊完全治愈糖尿病是很困难的，因此对于糖尿病的预防显得尤为重要。在 2019 年，中国大庆糖尿病预防研究结束了为期 30 年的研究，这项研究被认为几乎改变了世界糖尿病学者对糖尿病预防的观点，得出了早期干预效果比晚期吃药的效果更好，研究证明仅用生活方式干预就能够预防心肌梗死、脑梗，预防神经病变等并发症，该项目将"关口前移"真正做到了糖尿病的干预当中。

我们再回顾糖尿病临床诊断标准的例子，患者的血糖数值是逐步发生变化并发展成"病态"的，当前在临床治疗中，只关注了已经"病态"的指标——血糖或是糖化血红蛋白等，而并没有关注到"人的健康状态"早已在数年甚至数十年前已经发生了改变。

著名医学杂志《柳叶刀》曾经有一个凶险的预言："我们可能打赢控制血糖的战斗，却可能输掉了对糖尿病的战争。"

在当前的医学诊断中，诊断目的是冲着"疾病"发现和确诊而去的，检查的手段也是通过与"病"相关联的指标来进行，久而久之诊断一词失去了其"明确问题"概念的本义，最终成为疾病诊断目的下医学任务的固化使用，在心理学上这种现象就是自动思维，正是这种狭隘的自动思维最终让医学的任务从医学行动的第一步开始，一步步地偏离了医学的宗旨，产生了舍本逐末的正念迷失，治病不治人的现象就是这种迷失的表现。

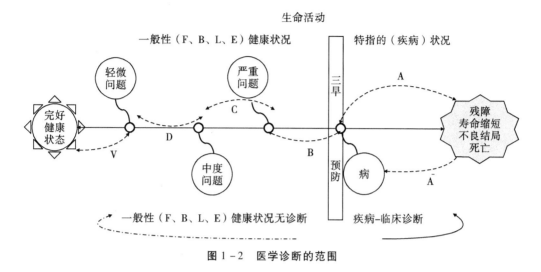

图 1-2 医学诊断的范围

经过与"病"数百年甚至上千年的博弈，"医学诊断就是疾病临床诊断"的自动思维已经成为普遍现象。诚然，在数百年甚至上千年的人类医学发展史中，我们使用这样的自动思维取得了辉煌成果，直到"慢性非传染性疾病与恶性肿瘤"成了疾病谱的主要病种，我们才被逼迫反思我们在健康问题发现和明确这一医学任务环节，对诊断这个任务词语进行概念的自动思维固化错误。

《柳叶刀》曾发表文章指出，在 1990 年，全世界人口主要死亡原因 Top10 是新生儿疾病、呼吸道感染、肠道感染等 6 种急性感染病和 4 种传染病；而 2019 年，心脑血管病、中风、慢阻肺等慢性病造成的死亡原因已经大幅上升，在中国，人口致死和生命损失疾病谱前 5 名也全部为慢性病。2015～2019 年，国家卫生健康委组织中国疾病预防控制中心、国家癌症中心、国家心血管病中心开展了新一轮的中国居民慢性病与营养监测，覆盖全国 31 个省(区、市)近 6 亿人口，现场调查人数超过 60 万，根据监测结果编写形成《中国居民营养与慢性病状况报告(2020 年)》。《报告》显示，我国居民体格发育与营养不足问题持续改善，城乡差异逐步缩小，居民健康意识逐步增强，重大慢性病过早死亡率逐年下降，但慢病防控工作仍面临巨大的挑战。人口老龄化、城镇化、工业化进程加快和行为危险因素流行对慢病发病的影响，导致我国国慢性病患者基数仍将不断扩大。世界卫生组织(WHO)发布的一份报告显示，全球非传染性疾病死亡人数占比从 2000 年的 60.8% 增加到 2019 年的 73.6%。全球人口平均预期寿命的最大威胁已经从急性病和传染性疾病转移到慢性病和退行性疾病，这也是世界各国公共卫生体系所面临的巨大挑战。追根溯源，这些与慢性病有关的健康风险，也往往与人们日常生活中不健康的生活方式息息相关，但慢性病管理、生活方式干预等仍是当前公共卫生体系亟待补足的短板。

通过分析上述资料可以看出，用病的概念来认识问题、描述问题和解决问题，多多少少地会偏离生命活动系统运行状况这个系统的真相，比如生活方式这个大而化之的词语，掩盖了各生活领域比如饮食营养生活子领域的系统真相，使人们看不到系统目的、运行矛盾、系统控制机制和状况等系统元素的种种真相。

二、诊断背后的医学诊断观

在痛苦中煎熬的人，马上止住痛苦是第一性需求，此时的"对症治疗"首当其冲，这就是人们常挂在嘴上的"急则治其标"原则！

哪种疗法管用，试一试就知道，对症治疗，要求的就是立竿见影。疗法千千万，没有最好，只有适宜才好，在对症治疗的目的下，适不适合，一试就知道。

然而，有人在对症治疗的目的下，明明已经发现此疗法只能暂时地对症，不能最终解决问题，但由于种种原因，仍钟情此疗法。合理的解释就是"彻底解决问题的目的已经被自己或他人用情结（比如钟情于眼前可见效果）偷偷地换掉"，不知不觉间已经变成了"不对本不对因，只解决眼前问题的治疗"，排除他人的营销误导或其他干扰因素，就很容易得出结论，这只不过是一种"习惯性的疗法尊崇或者疗法崇拜"罢了，临床医学对药物疗法的习惯性尊崇就是这种情况。

佛学中有八万四千法门的说法，形容方法非常的多，之所以要有这么多的方法，就是考虑到人在方法选择中的个性化需要。某人适合某法，并不能据此就认为其他人也适合此法，本来是解决问题的，不管用了就改变初心，把解决问题目标调成完成解决问题固有流程的差事，反正也不能及时衡量行动的有效性，"走流程为了治而治"现象出现，执迷于此者大有人在。

每一法如一道门，走入一门能到达自己目的地者，就是找到了正确方法。有人走入一门最终走到了自己的目的地，并不能保证你也能通过此门达到目的，否则万千法门皆为虚设，寥寥数个即可让天下足矣！何苦还要科研创新？这是一种逻辑，叫苏格拉底诘问。不知是否对症，不试就不知道，所以试试没错，错在"执迷不悟"！

疗法也是一类方法，没有最好，千万别迷信，不管再多"现象层例证"其有效神奇，也不要迷信，因为"现象层例证"其无效甚至延误治疗时机的情况没有被同时提及，这很容易造成"神奇"的假象，这是错误思维最容易落入的陷阱，原因在于它不符合"完全统计而得出结论"的统计学一般性原理！迷恋疗法而忽视医学的诊断治疗学原理，是医学科学普及性教育的不足，也是基础教育中对思维科学及行动学第一性原理素养教育的不足，缺乏科学精神的个人会影响家庭，缺乏科学精神的民众会影响国家，缺乏科学精神的人类会影响人类进化！

缓则治其本，即在不紧迫时要选择"对因/治本"的治疗，这既是治疗原则也是疗法选择的方针。对因治疗和对症治疗不同，它要求以"原因诊断"为依据，而揭示原因的诊断必须科学严谨，符合人类三大科学领域（自然科学、社会科学、思维科学）的一般原理，即便是无法印证的假设，也需要循证医学研究结论即基于完全统计学加客观对照的调研结论，而非选择性统计学的缺乏对照的结论（逻辑陷阱式营销术的常设法门）。

经验医学中，解释病因的机理往往是一种具有内在概念体系和逻辑思维的假说体系，这种体系偏重于整体性宏观逻辑，比如气血、阴阳、虚实、寒热、五行自然的天人对应等，一旦细分深究到微观世界，在器官、组织、细胞、亚细胞（膜－器/质－核）、分子等层面，很难用科学实验和临床实践来证实，因此对病因或具体健康问题加原因的精准化科学描述是永远无法企及的。经验医学的干预体系，所用方法学原理依然是假说，但因为有千数年或数千年的经验积累，因此诊治起某些病症来有其一定的效果，抛开情结去看，尤其是用"完全"统计学的眼光和思维去看，结果并不好看，这一点无论西方经验医学还是东方经验医学，差异并不太大。用历史眼光看，人类医学的发展历程中经验医学功不可没，但停留在一种情结中，否认现代医学的巨大进步，就是科学精神有问题了，是"知识素养不足"的表现。

现代医学的疾病医学模式（DM）走出了经验医学无法企及的发展高度，将人类健康寿命大幅度地延长，并有效地遏制了曾经不可一世的感染性疾病和外科性疾病，然而，在医学诊断方面的"疾病诊断思维"的局限性，让动态化精准诊断的行动困顿不前，这是现代医学发展的瓶颈所在。

动态化精准性的疾病原因诊断或者健康问题的原因诊断，需要用好三大科学领域的科学原理和方法技术，以科学精神进行探索实践和深入研究，这是人类医学走出困境的"科学出路"，这一出路既要继承经验医学的整体观，更要继承现代疾病医学的微观世界科学观，同时还要在第一性行动学原理"没有最好只有更好"思维的科学指引下，用整体性、系统性健康分类创新来扩展视野，走出医学诊断的如下创新之路：

（1）以具体化健康问题为诊断术语。

（2）弥补日常性和动态化信息采集不足的缺陷。

（3）采取"系统性关联＋矩阵化结构＋时间轴分布"的精准性健康问题诊断描述图形揭示方法。

（4）为万千更适宜疗法组合应用精准制导。

迈康医学研究院（MK－MRI）作为上述4项内容特征的医学诊断体系的创立机构，将其命名为《生命活动系统运行状况诊断学》，简称为CFB诊断学，这种健康问题诊断学将一改疾病诊断被视为"医生专利"的旧格局，打开人人皆可习得养成的医学诊断学大门，进而利用好当代人类高度发展的信息科学、生命科学、基础医学、思维科学和社会科学技术成果，开辟出主动健康行动的医学发展崭新道路，让人类走向健康诊疗的新时代！

三、生活和行为诊断

生活方式和行为问题，是慢性病和各类大病的主要病因。然而，由于缺乏对这一领域问题发现和明确类医学行动任务的方法学理论研究，进而也就无从形成方法学技术手段的研发和应用，这是当前医学陷入生活方式和行为病因泥潭的方法论层原因。

追溯临床医学和预防医学对生活和行为的认识论可知，现代医学对生命体生存活动学和生存行为学的理论研究缺乏，这种缺乏与生命活动系统层的认识论缺乏密切相关，在生命活动系统论和系统学诞生后，这种缺陷被暴露无遗，尤其是《生存活动学和生存行为学》的创立，从生命机理学上为生活和行为问题解决的行动方法学奠定了认识论的基础。

人类医学针对疾病的行动学方法，其认识论基础是生理学、心理学和病理学，没有生活学、生存行为学、环境因素作用学，这与生命活动系统观和认识论相矛盾。

在生存活动学原理和生存活动学概念分类的认识论基础上，生活系统的问题解决任务中，诊断任务大体上包括系统目的问题、系统运行问题、系统调控问题以及传统上的经验认识，所谓生活方式问题，如习惯、习性、固有模式等方面问题，这些都是系统表现层面的问题。

在生存行为学原理和生存行为学概念分类的认识论基础上，行为系统的问题解决任务中，诊断任务大体上包括素养行为问题、活动事务处理中的行为问题、任务承担和完成中的行为问题以及传统上的经验认识，所谓行为方式问题，如习惯、习性、固有模式等方面问题，这些都是行为表现层面的问题。

以饮食营养生活领域为例，我们来剖析一下生存活动和生存行为这两方面问题解决的医学任务。

针对一名消化道肿瘤（胃癌）患者，观察其从发病开始的围手术和围放化疗的围住院期其生存活动和生存行为的状况，以及医学对此的干预任务表现：

表 1 - 1　生存活动与生存行为比较

身体系统（身体结构、生理功能、心理功能）	生存活动以饮食营养生活系统为例	生存行为以健康干预活动行为为例
病理改变	针对身体系统损伤的自组织系统协同：	知识学习和能力具备的主动健康素质养成行为
围手术/放化疗期，身体结构损伤和生理心理功能损伤	生活目的的协同 摄入需求平衡协同 系统控制和方式协同	活动筹划/筹备/实施/投入和参与/事务处理行为 具体的任务行为

当身体系统的灾难性改变降临后，心理处于严重应激状态，围住院期的临床治疗损伤，让身体（身心）系统处于危机状态。与此同时，生活系统的各个领域，尤其是饮食营养这样的基本生活中的子系统，面临着与身体系统动态改变的协同任务，同时还要承担营养治疗、风险预防、功能维护支持等辅助治疗的任务，这些任务综合起来就是生命目的的协同调适要求。基于上述协同调适的目的要求，摄入和需求的动态平衡维持要求相继产生，对生活系统运行的既有方式及环境因素进行协调，使得目的和行动任务良好运行的生活控制要求自然形成。观察实际情况与预期要求的匹配情况，就会发现生活问题，把这种问题及其形成和改变的原因在不同时间段内予以标准化的明确，这样的任务就是动态生活问题诊断。

同样，当身体系统发生重大的改变后，医学干预的系统工程开始运转，主体在干预活动中能否发挥正确的作用，取决于其知识素质、能力素质、环境条件影响等因素，观察主体的主动健康主体效能行为，首先看素养行为，其次看活动筹划筹备以及活动开展和运行方式、参与投入表现等方面的行为，第三看任务行为。观察上述行为的实际情况与预期要求的达标情况，就会发现行为问题，把这种问题及其形成和改变的原因在不同时间段内予以标准化的明确，这样的任务就是动态行为问题诊断。

假如一名消化道肿瘤（胃癌）患者在围手术和放化疗的围住院期间，素养行为不足或障碍，从而缺乏"食物耐受功能/能力改变、肠道环境卫生微生态失衡、肠道内炎症免疫失衡、肠黏膜通透性异常"等身体摄入系统功能问题（分类在 Fa1）的系统性问题明确知识（问题、原因、表现的矩阵化知识而非断章取义的碎片化知识，分类成分是 Bk），此时，他对这些问题的处理就会因为知识缺乏而出现态度和信念的非适宜问题，进而出现错误的事务和任务行为，这些错误的态度、信念、行为反映在饮食习惯、摄食行动、摄入平衡调控等方面（即饮食生活问题，分类在 Ln）就形成"生活系统"的非适宜"问题"。从围住院期开始，到无瘤生存期，再到荷瘤生存期，素养行为、活动事务和行动任务问题；认识、态度、信念问题；营养失衡、失调、失控、习惯不佳的生活问题等，是长期存在并动态变化的，临床和预防医学对此类问题的动态精准诊断缺失，导致这些问题的动态精准干预尤的放矢，从系统工程的角度看，是一种严重的系统缺陷。

生活和行为问题发生在日常生活中，发现和明确这些问题的诊断任务，显然应由个体自助或自主承担，医学对此任务标准化执行的简化工具提供、任务知识和技能教学、任务过程的帮助和支持服务等，都应予以充分的考虑，这种医学的内容即主动健康医学任务的行为干预，简称主动健康行为医学，包括诊断学、疗法学、诊疗学等。

四、环境因素诊断

健康诊疗医学认为，生命活动系统的良好运行，有赖于健康维护系统工程的建设完备与良好运行，也有赖于主动健康行为养成状况。而这三者都与环境因素的作用密切相关，发现和明确影响这三方面良好运行的问题，就是环境因素的诊断任务。

（一）影响生命活动系统健康运行的五大环境因素问题诊断

不良卫生环境、不健康食品和饮品、有毒有害的装修材料和家居环境、压力过大的社会环境、不利于饮食系统稳态维持的饮食环境、不利于身心健康发育的原生家庭生活环境等，是环境危险因素的诊断方向。

P1：不利于身心健康的环境危险因素。

P2：不利于生活健康的环境危险因素。

P3：不利于主动健康行为养成的环境危险因素。

（二）影响健康维护干预系统要素完备和良好运行的五大环境因素问题诊断

P1：干预活动系统工程建设的疾病医学科学文化背景。

P2：干预活动系统工程建设的技术条件限制。

P3：干预活动系统工程建设的生产资料和市场环境限制。

P4：干预活动系统工程建设的劳动生产力限制。

（三）不利于主动健康行为养成的环境危险因素

P1：主动健康行动的"医学方法和工具提供"障碍。

P2：主动健康行动的"任务支持和任务帮助服务"不足。

P3：主动健康行动的"素养教育和技能发展咨询"不足。

P4：主动健康行动的"环境氛围"不足。

第三节　健康与健康状况

健康状况是对健康的一种描述方法，一直以来人们都习惯用疾病来表述人体所出现的健康问题。针对未病、非病等健康状况如何来界定与描述是从被动防御到主动出击的重要一环。

一、关于健康和健康观

提起健康这个词，传统的观念认为，无病则健康，即是对身体状态的一种满足。按照现代社会对健康的定义，健康是指一个人在身体、精神和社会等方面都处于良好的状态。一方面是指身体器官无病变、生理功能正常，另一方面是对环境的适应力，能够在环境的变化下，保持正常的状态。因此现代人的健康应该包含身体功能的健康、心理健康、生活健康、环境健康等。

健康是一种自然状态，拥有时不觉得珍贵，甚至熟视无睹，失去时才后悔莫及。世界卫生组织（WHO）早在1948年对健康就提出定义："健康不仅是没有病和补虚弱，而且是身体、心理、社会功能三方面的完满状态。"

1990年，WHO再次对健康进行定义："在躯体健康、心理健康、社会适应良好和道德健康四方面皆健全。道德健康的内容是指不能损坏他人的利益来满足自己的需求，能按照社会认可的行为道德来约束自己及支配自己的思维和行动，具有辨别真伪、善恶、荣辱的是非观念和能力。"并提出了个人的健康和寿命15%决定于遗传，10%决定于社会因素，8%决定于医疗条件，7%决定于气候影响，60%决定于自己的观点。

现代医疗格局定位在有病才治疗，同样在医疗机构，有病才有办法治，对疾病的预防和疾病前的保健仍然停留在初级单一阶段，只是在某个方面多注意，就能减少患病的概率。殊不知健康的干预也是一套系统领域，需要去了解、学习，不断地再适应。如果只是片面地理解健康，那在患病前将不会有过多的察觉和干预，蔓延到大病可能后悔莫及，为时已晚。

医学是生命活动健康的"工程学"，用疾病概念定义健康，这样的医学工程学思想是不合适的。那么用 CFB 健康分类的概念看人的健康，会看到什么呢？

一个人，本质上是个生活在特定环境中的生命物质，这种物质和所处环境密切关联，相互作用，这个环境是多层级的……所以，人作为一个有生命特质的实体（即生命体），其生命活动是一种完整的系统，基于这种完整系统来分类描述其中的健康情况，就是生命活动的系统性整体健康。

人类生命活动是一种宇宙间物质发展最高阶段的系统性活动，这种系统性中，身体物质元素及其结构单位的精密系统化，造就了系统性的人体功能，这是一个身体内系统。基于内系统功能和素质基础，生存活动的内容分领域展开，本身就是一种生活和行动的行为系统，这是一个发生在身体外的生存活动系统。这两种系统的运行，又和外在的人类社会物质文明以及生态自然这种环境因素相互作用，这种环境因素也是一种系统。

时代在进步，智商在提高，情商在提高，健商也在提高。

十年前免费体检没人愿意去，十年后人们花钱主动去体检，两三年不查心里慌张。

十年前体检中心屈指可数，十年后体检中心遍地开花。

十年前年轻人从不体检，晨练的都是老年人，十年后年轻人把体检当时尚，晨练的不乏帅哥美女。

十年前人们炫耀的是将军肚，十年后人们比拼的是腱子肉、马甲线、血压、血糖、体脂率。

从被动体检到主动体检用了十几年。

疾病也一样，人们现在总要等到确诊疾病了才重视，其实在病与未病之间有一段"灰色区间"。很多人都发现了亚健康，但如何对"亚健康"做出规范的分类诊断？还没有。也就是说人们能描述亚健康的症状和表现，如头疼、胸闷、脱发、乏力……，但缺乏条理，没有形成诊断。特别是当这些健康问题被越来越多的人所关注，关注的人多了，自然就会有人往规范化的角度去琢磨，如何给这些症状和表现有系统有规则的分类，规范其表述和逻辑架构呢？

二、健康状况

健康情况（health condition）是 2014 年公布的物理医学与康复名词。其定义为：对疾病，包括急性或慢性、障碍、损伤或创伤的一个概括性术语。还包括如妊娠、老年、应激、先天性畸形或遗传变异等其他状况。

在上述的描述中，谈及健康时必然也将会提到疾病，因此，在当前的医学自动思维中"没有疾病＝健康"的认知仍然十分普遍。

如何对健康状况进行精确的描述和诊断，就需要对健康状况进行重新解读。

健康状况是对健康层级的一种描述，其为中性词（即不带有正向或负向的意思，与疾病、健康问题不同）。而疾病可以称之为是一种特殊的健康状况，或者说是一种特殊的异常健康状况。有特殊的异常健康状况也就有一般的异常健康状况。

病是以症候群为起点，基于病理改变而描述健康状况异常的一种概念和逻辑思维，因此是一种医学思想。然而，身体系统的功能，损伤和其他异常情况的改变随时都在发生，因此人体的功能问题是长期性的客观存在。疾病概念和健康概念之间，还有一个中间地带，这个地带里，既有生活方式和行为类健康问题，也有身体功能和结构类健康问题，理论上所有这些问题都是时时刻刻发生在每个人身上的普遍性健康问题，但能够被诊断为疾病的比例却很小，发病率是该病在人群中的比率，一般都不会太高，但与疾病对应的健康问题发生率几乎是100%。现代医学的疾病概念和思维模式，将健康完好状态与疾病之间的中间地带里的健康问题称为危险因素，医学诊断在这个领域一般仅仅发现和评定问题，但却不能发起以指导干预行动的诊断描述作用为目的，由此可见，医学诊断被习惯性地设定为以疾病诊断为目的，而非以健康诊断为目的，以指导药物和手术治疗为目的，而非用于指导主体行动方向、支持主体主动行动效能和行为。

从功能、行为、生活方式、环境因素的健康状况分类出发，对个体或者人群的健康状况进行简洁明了的诊断表述，此举有利于日常性的身体保健、生活方式改善和环境因素的改观，是预防为主医学思想的更好实现方法。相比于疾病诊断，问题诊断既可以由个体和其保健医生在日常生活中共同完成，即日常诊断的协作完成，也可以由医务人员根据日常诊断信息采集积累，进行阶段性的诊断服务，即阶段性功能行为诊断，这些诊断对于慢性疾病的生活方式病因干预和功能改变治疗，意义重大，这是医疗服务业务全方位发展的新领域，是供给侧改革的新方向。

思考：

1. 反思世卫组织所定义的健康是否正确？说明理由。

2. 健康状况是中性词吗？该如何认识？

延伸阅读：《功能行为健康分类 MK – CFB》

第四节　健康状况诊断的必要性和历史价值

健康中国战略中提到"关口前移"的理念，对于疾病的"关口前移"的内容是什么？是守底线的疾病防控吗？健康状况诊断就是对引起疾病的异常状况进行早诊断，在健康问题防控的战略上，从被动守底线到主动性出击，这是在从思想理念上创新与革新的历史一步。

一、健康状况诊断的范围

用不同的概念看人类生命活动，看到的视野则不同。用 CFB 健康分类的概念看人的健康，会看到什么呢？

如图 1 – 3 所示：

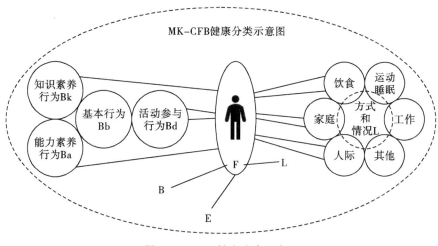

图 1-3 CFB 健康分类示意图

1）第一层，环境层，E 部分

个体的人以至人类，都生活在自然环境中，自然环境是最大界定环境，其后从大到小依次排列的环境因素还包括生态环境、社会环境、市场环境、态度氛围、支持和联系、物品技术和资源条件等环境因素。

2）第二层，生活和行为层，L 和 B 部分

饮食、运动、睡眠和其他一般个人生活、家庭、工作、人际、其他社会生活等分领域生活方式和生活情况是生活层。

知识素养、能力素养、身体基本动作构成的基本行为、活动参与行为等，构成了人的活动行为，即行为层。

3）第三层，身体层，F 部分/功能部分

身体的元素构成、各层级单位的内在结构、整体的系统组成，形成了人体的物质和精神功能。所谓物质功能就是生命物质（生物体）的生理功能，所谓精神功能就

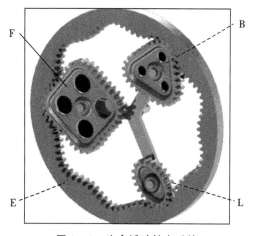

图 1-4 生命活动健康系统

是以灵智为特征的功能，大家习惯上称之为"心理功能"。

F、B、L、E 是一个健康系统，叫生命活动健康系统。

一个人，本质上是个生活在特定环境中的"有灵智"的生命物质，这种物质和所处环境密切关联，相互作用，这个环境是多层级的。

作为生命物质的最高灵智种群中的一员，人的物质结构非常精密，在所有生命体中，人脑的结构和功能最为突出，这让其"灵智、灵感和智慧功能"在自然界的所有的已知物种中独领风骚！

然而恰恰也是这一优势功能，让人更容易受伤即"感伤或伤感"。衰老和老死的宿命让生命物质无法长存而永生，佛教称之为"生命苦的本质"，有情比无情更为受伤，灵智越高级受伤也就越多越容易，所谓天若有情天亦老，这就是"自然规律的天命安排"，这也是灵智优势变劣势的地方，有生命不及非生命物质的劣势之处啊！

人类在自然和生态环境系统中脱颖而出，历经数万年时间才逐步创造出了今天高度发达的人类社会，这种创造永不停歇，还在不断深入地发展着更为精美的物质文明和精神文明，通过这些文明，人类的生存活动会更为适宜更为有利，这就是自然界物质运动发展到精神文明这种高度下的人类社会，这是宇宙神奇造化的杰作。人类群体和个体的生活中，细节行动表现和分领域活动内容和特有方式，分别就是行为情况和生活情况。

这就是 CFB 分类中，系统性的"健康成分"，这是对人类个体的健康全视野概念分类，这样的分类能让人系统性而非"片面性"地认识健康，进而才能更为科学地对待健康，包括让医学的诊断学创新突破、让医学的疗法系统性应用而创新突破、让医疗活动的思想价值观创新突破等等，注意，这些突破关系着每个人，也关系着人类的命运。

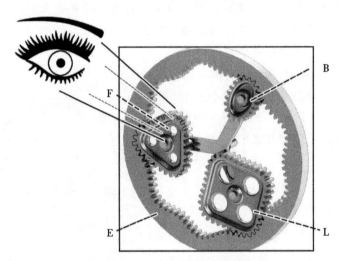

图 1-5 你看到了什么样的健康问题

你眼里的健康有哪些？你的健康视野和健康干预系统性（格局）是什么样子？

二、健康状况诊断的价值

诊断作为医疗程序中不可或缺的要素，自人类文明诞生以来，对于医学诊断的需求从未间断，历久弥新。根据记载，早在古埃及时期便有医学诊断的实践；在古希腊，被誉为"医学之父"的 Hippocrates，也有通过对病患的分泌排泄物的观察进行诊断的著名事迹；而在中国，更有自古流传至今的《黄帝内经》等著作证明望、闻、问、切的中医诊断理论的深妙智慧。直至今日，仍不断有更先进的诊断理论和技术在孵化。

迈康医学研究院提出，目前的医学诊断最核心的问题是诊断思想与医学诊断第一性原理不符。最根本的矛盾在于对健康的认识。虽然在生物—心理—社会医学模式下提出一个人在身体、精神和社会等方面都处于良好的状态即是健康,这种思想提出已近 50 年,但在应用中还是疾病临床诊断思维。在疾病发生前、康复后的健康状况缺乏诊断思想体系。

CFB(健康状况分类)健康诊断,它是一种新颖性的人类医学诊断新思想、新理论、新技术!是完全不同于当前正在普遍使用的 ICD(疾病统计分类)疾病诊断学!

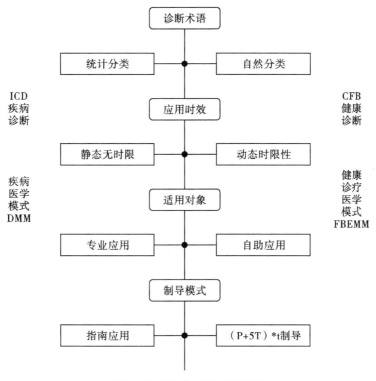

图 1-6 ICD 与 CFB 诊断对比

(一)以生命体生命活动系统性健康概念体系为医学诊断思想体系基础

无论未病之时的功能异常,还是非病的营养摄入失衡,以及已病后的应对行为失当,再有治病中的环境因素限制等等,每一类中每一个健康状况问题的发生、演变之中,都有包涵问题应对在内的"生命活动系统性"元素!

生理和心理功能状况、知识和能力素养以及行为状况、生活方式和生活状况、环境因素与生命活动的相互作用情况 4 大部分(即 CFB 分类的 F、B、L、E 部分)16 种以上的成分,构成了人的"生命活动系统"。这是迈康医学研究院原始创新研究的系统性健康概念体系。

将疾病诊断这样的临床诊断命题集合,化解为 4 种健康情况(功能、意志行为、生活、环境因素)的自然命题分类,医学的认识论和方法论豁然开朗,也指引了医学诊断学的前进和发展的道路和方向。

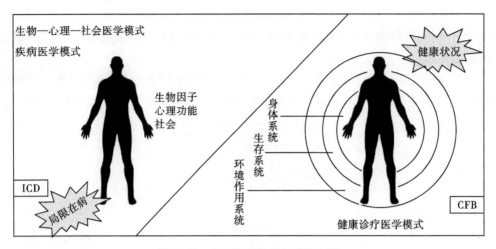

图 1-7　疾病诊断与健康状况诊断

（二）导弹式精准制导模式的诊断创新

t * (P + 5T)：

诊断命题 P 有分类和分类指导进行技术应用的规范依据。

在系统性的 CFB 诊断中，基于功能问题的诊断命题描述和问题发生存在演变的时效性"身心功能机理、生活和行为机理、环境因素相互作用机理"被系统性的诊断描述为 3 个 E 靶点，具体的表现和自觉症状被描述为 2 个 S 靶点，此为 5T。

t：诊断时效性参数建立，指引疗法应用方案的"t"（时效性）参数建立自然而然，一个诊疗循环周期的行动管理自然而然，让一诊一疗在限定周期内循环往复，一诊常疗的医学模式被革新也就自然而然地发生。

（三）大众人人可及，支持大众学习和日常性的自助应用

基于健康状况自然分类（CFB 分类）进行健康诊断，掌握功能、生活/行为、环境分类概念即可，无须考虑错综复杂的关联因素，依据概念即可明知问题是什么，比如"消化道卫生环境恶化"，通过术语内在的概念，即可具体而明确地判断出消化道内发生的环境卫生问题已经到了恶化等级。

在技术简化原则和实用性价值之间的权变，初学者只要抓住主要矛盾简单命题，CFB 诊断的操作应用就变得灵活，人人可以应用。进阶者在专业人士的协助下更加灵活地操控诊断"认识、发现、检查评定、描述、揭示、暴露"技术，更能使精准性诊断技术发挥出最佳作用。自然分类的技术优势，让持续精进和精益求精成为可能。

"基于活动信息如实记录系统"和居家和社区"规范化医学干预活动"业务供给，支持学习和日常性自助应用。

（四）CFB 诊断 + ICD 诊断 = 未来理想诊断模式

未病时，CFB 诊断应用于三级预防中，给预防医学接地气的"方法和手段"，把健康状况问题扼杀在"轻微阶段"，有效阻断疾病的发生！

已病后，即 ICD 诊断后，CFB 动态精准诊断仍可作为宣教、咨询、（营养/运动/作

息）生活健康疗法的方针指引而精准制导！把临床治疗解决不了的功能行为问题，化作日常动态化的精准诊疗来解决！

三、新思想的指导作用

（一）《CFB 功能行为健康诊断学》学科体系的诞生

正是基于医学诊断学的第一性原理，创立"精准制导式"《健康状况诊断学》，来与临床诊断学形成组合应用，从而让医学诊断跨入"精准制导式诊断 + 临床诊断"的新台阶，从而推动医学诊断的发展。

（二）重塑医学诊断市场格局

用颠覆式创新的新诊断思想，指导医学诊断理论和技术创新，带来医学诊断业务和产品创新，医学诊断的全产业链发展进入进化升级的新格局！推动医学模式进化，推动全球医学革命。

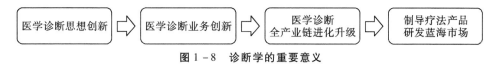

图 1 - 8　诊断学的重要意义

纵观历史经验表明，思想理论创新对实践创新具有重大先导作用。每一次重大的思想创新，都推动人类发展实现新的历史跨越。

第五节　健康状况诊断学的创新和发展

成为自我健康的第一责任人是健康中国行动的口号，一个人的健康最终还是需要依靠自身的力量，不仅是自我康复的力量，同时也需要依靠个人健康素养的全面提升，前文所提到的灰色区域绝大部分都存在于日常生活中，因此这个"关口"需要健康个体来进行把控，会发现日常生活中的异常状况，会初步地分析，在适当的时候选择适宜的健康医疗服务这样的健康素养是支撑整个健康中国行动的关键。

一、医学诊断学的创新与发展

很多人并不知道，医学诊断的价值大于治疗价值，为什么？

在医学行动学里，诊断、疗法、诊疗循环三位一体，诊断是"定位瞄准部"，疗法是"打击部"、诊疗循环是实施流程部。打击部好比炸药子弹炮弹炸弹，自身的技术含量并不高，而从子弹炮弹和导弹的价格比较中，我们就能看到瞄准部的技术发展带来的价值变化，远远大于"弹药类型"的技术变化。

医学诊断之所以能在医学行动学里价值排名第一，其原因就在于其作用性质和技术含量，作用性质是"时间轴上的动态性、所含信息分类性、精准性"，而技术含量并非只体现在诊断结果中，恰恰却是体现在诊断过程中。把一个复杂的健康问题"描述、揭示、暴露"出来，需要方方面面的信息和证据，即信息分类、基于标准的定性定量、科学的检查技术。比如恶性肿瘤的诊断中，病史生活史调查、症状、体征学问诊检查、影像学检查、病理学检查、实验室检查、各种基础性的医学手段检查等等，分别搜集不同角度的个体健康信息（基于健康信息的分类），通过对搜集来的这些信息的综合分析，医生就能对肿瘤的位置、形态、概念、性质、发生三因、对机体结构和功能的损伤情况、对个体生活方式和行为的再适应要求、对治疗方法的选择和组合策略指导等等，获得疗法应用的指导依据。可见，在恶性肿瘤的这一诊断过程中，为疗法制导的内容并非仅仅只是"某某癌/肿瘤"，其诊断过程的每一道工序和所起的作用，都具有制导价值！

综上分析可知，医学诊断的制导价值，在于医学诊断程序（流程和管理）和结果的"描述、揭示和暴露"技术标准，此两者相辅相成，没有"描述、揭示和暴露"的具体要求，就没有医学程序的建立和发展的基础。反之，没有医学诊断程序中各步骤的规范化（流程、方法技术和手段）行动，"描述、揭示和暴露"的信息种类数量、时效性和信息精准度质量等，则是无根之木。

所以，医学诊断学的发展，在于医学诊断程序的发展和"描述、揭示和暴露"技术标准的医学诊断结果的发展。在时间轴上要有动态化的准确性基础，在特定信息类别上要有精准性特征，在信息类别上要有符合"生命活动系统性原理"的健康信息要素的系统性构成，如此才能更好地"描述、揭示和暴露"异常健康情况，借此的医学程序改进优化和发展，就构成了医学诊断学的前进和发展的道路和方向。

健康状况诊断学正是秉承上述的医学原理在临床诊断学基础上创新发展出来的新型医学诊断学，在"描述、揭示和暴露"异常健康情况的概念上，强调了一种新的系统性整体健康的视野和视线，强调了时间轴、核心健康命题、症状和表现信息、症状、表现、主要健康命题的"三因信息（前置背景因，直接因果/诱发因、媒介/介质/传导因）"、这些信息之间的系统性结果逻辑（矩阵化构图和内在机制机理），如此的"描述、揭示和暴露"，极像"动态多维度精准性"的导弹制导模式，因此，从"描述、揭示和暴露"的诊断结果看，健康诊断学具有了此"动态多维度精准性"的技术特征，其多维度信息的结构逻辑，本身就是一种新型医学诊断学的新颖性创新，这种新颖性创新的背景/前置背景，一是新颖性创新的迈康 CFB 健康分类，二是新颖性创新的迈康生命活动系统论原理，三是系统性全局性整体健康干预的医学干预观。

基于新颖性创新的"描述、揭示和暴露诊断结果技术特征"指引，健康诊断学的医学程序创新设计中主要针对被临床医学忽视的"生活方式、生活状况、行动素养和行为表现、环境因素"等健康分类进行特异性创新，从而建立起新颖而实用的一整套医学诊断学知识体系，并借此创建相应的理论、技术、应用体系。

基于健康状况诊断学（MK-HDT）之上的生活方式和行为干预方法及技术，被称为行为干预学（MK-HIT），同样是一整套具有新颖性的知识体系，将这两套医学行动学技术融汇起来进行诊疗循环的应用，就是又一套新颖性知识体系，即迈康健康诊疗学（MK - HDTT），此前曾用名：营养行为诊疗学（MK - NBDTT）和功能行为诊疗学（MK - FBDTT）。

医学诊断学是医学行动学方法论中的第一步骤，"没有最好，只有更好"是行动学和方法论的第一性原理。什么是好？什么是真正的好？"一起从实际出发，实事求是"，这又是评价"好差优劣"的第一性原理。

当前，现代医学对生活方式和行为问题的应对不力，反思到医学诊断学、医学行动学的方法论上来，需要有遵从第一性原理思考的科学精神，是否秉持科学精神来分辨医学思想和方法论的"好差优劣"，这是人文素养决定的。

迈康健康诊断学（MK - HDT）的创新思想中，包含这样的新颖性创新观点：①让人人都有参与医学诊断过程中所有程序步骤中的机会和方法设计；②让人人都有参与医学诊断结果、描述揭示暴露问题的行动目标和方法设计；③让自助医学诊断的行动支持成为一项基本的医学服务类别，在支持自助诊断过程中，更好地利用个体的主动健康行动智慧和力量，产生毕生健康干预活动（涵盖所有健康主题）的主体效能。

二、医学诊断的自助性

人人电脑应用的时代已在身后，这在 40 多年前是很难想象的！人人健康诊疗时代正在到来，你能堪忍自己成为吃瓜群众吗？

与其慨叹错失了上一次历史机遇，何不先知先觉这一次的更大先机？你能创造历史！你能成为传奇！前提是你要率先突破思想的禁锢，你能走出历史性的步伐！

把疾病交由临床医师诊断而治疗的医学模式和健康思维，以致人们忘记了个人健康状况的客观存在、动态变化特征，以及描述它在何时、处于何种状态的医学行动价值本质！对静态疾病诊断模式的习惯和传承，使得医学思想和医学方法被高度禁锢，以致让医学界和大众出现了集体的群盲现象，看不到"个人健康状况"的客观存在种类和系统性关联、动态变化特征，以及描述它在何时、处于何种状态的医学诊断方法、医学诊断第一性原理的价值本质！

这就好比 500 年前，全世界的科学家和最聪明的人们，都认为地球是宇宙的中心，看不到宇宙客观存在的自然本质一样，大家的思想和思维高度固化，出现了人类地心论的群盲现象！

人人健康诊疗的大健康时代，"跳出疾病外，追求更健康"将成为时尚，人类不会傻到没病时就没有健康需求的地步！

谁会在没到肥胖症（疾病诊断）时，死等肥胖症的到来而再求治于医生的诊疗？谁又会拘泥于预防医学的说教而错失切实可行的"自助诊疗"新思想、新方法、新技术？

控制体重和体型的健康需求，如果找到了"能量摄入过多"和"体重异常变化"的动态化（t 时间段）健康状况自助诊疗的高效能技术，谁还会拘泥于疾病诊疗束缚呢？

当你在一个时期内存在"能量摄入过多"和"体重异常改变"这两种健康状态时，你会等着医生的肥胖症诊断来拯救你吗？你会满足于预防医学的"管住嘴、迈开腿、科学饮食、能量平衡"漫天科普和范化宣教吗？神圣的医学诊疗方法和手段为我所用，胜过一切的"权威＋固化思维＋思想垄断"企图！行动学第一性原理的觉悟和健康智慧的觉悟，自然而然地会让大众突破疾病医生诊断的思想屏障和行动惯性屏障！

"能量摄入过多"和"体重异常改变"这两种健康状况（P）＊特定时间段内（t）的状态诊断，是医学诊断方法在诊断"命题术语"、应用方式、操作方法和技术方面的突破！

人人自助诊断并非高不可及，虽然也有一套医学方法的技术标准、操作规范和应用方针和指南，但只要想学想实践应用，工具、技术、专业人士支持服务一应俱全，就像今天我们用智能手机一样，再复杂也能人人可及随时随地可用！

有了非疾病的健康状况（＊t＝健康状态）自助诊断，疗法自助应用自然而然，医药时代的疗法固化思维，同样阻断不住人类智慧的觉悟！"能量摄入过多"和"体重异常改变"这样的生活方式和行为类问题，首选的疗法当然不会是药物和手术疗法！在其"生命活动系统论"的医学诊断思想指导下，健康状况"发生、演变"的动态精准诊断描述里，会有"主体行为、环境因素、身心系统"的作用机理和具体原因诊断，由此作为方针而指导疗法选择，比如"能量摄入过多"的存在原因（非发生原因）是个体思想认识＋诊疗态度的基本行为（Bb）和诊疗行为（Bd）类型，疗法首先是宣教疗法，所用产品分别是能量摄入过多的诊断认识和能量摄入过多的诊疗行为（诊断、疗法、诊疗循环和行动管理知信行）！

以上的简介可见"非病、未病"时人人健康诊疗对大众人群的实用性价值，颠覆式医学诊断技术突破会让医学思想的突破在一瞬间发生，疾病医学思想和疾病医生诊断的医学模式，在人人健康诊疗的大健康时代会龟缩到一隅，健康状况诊疗同样会对疾病临床诊疗进行改造，即现有的传统静态疾病临床诊断（ICD诊断）＋［t＊（P＋5T）］模式的动态精准系统性制导式"健康状况"诊断组合应用将成为医学模式的主流！由此以来，困扰人类医学的"生活方式和行为病因"将迎刃而解！

人人健康诊疗的大健康时代，未病、已病、病与非病的医学思想和医学行动绝不会再被"疾病医学模式"所限制！以功能行为环境、生命活动系统和健康状况诊疗分别为医学认识论和方法论主流的新医学模式横空出世，因此，人类是用功能行为环境医学模式还是健康状况诊疗医学模式来表述这种新医学模式，还是交给历史来回答吧！你我他都是历史的见证者，历史将在千千万万个你我他的健康行动中决定！

三、健康状况诊断学的"范畴"

在三甲医院的《健康诊疗医学示范病房》中，由"健康诊疗医生"和"临床医生"共同组成的两大学科诊疗团队，他们如何进行诊疗分工？这需要从两大学科各自的诊察内容入手进行认识。

以下是《健康诊疗医学示范病房》中，"健康诊疗医生"所要承担的"诊察内容"。

表 1 – 2　健康诊疗的诊察内容（生理功能）

诊察科目	诊察主题
摄入系统、炎症免疫、代谢	1. 非特指症状、表现
机体内环境、水电平衡、各层级营养成分、构成	2. 特指的摄入、代谢、体重体成分、炎症免疫失衡症状和体征
病理和治疗相关功能改变	3. 自行应对处理措施（医学角度的自助诊疗行为表现诊察）

与临床医学关注于病的不同，健康诊疗医学关注的是功能问题，而且关注的是动态变化中的功能问题。比如，对于一个化疗期患者，其摄入系统的功能包括：

P1：食物营养素消化吸收能力改变。

P2：肠道负营养化。

P3：肠道黏膜通透性增加。

P4：肠道微生态异常。

P5：肠黏膜屏障功能损伤。

P6：肠道内炎症免疫失衡。

上述问题的时效性（t，time）参数，即发生和存在的起止时间。

上述问题发生和改变的生命系统原因调查：

（1）精神心理因素：认知因素、感受情感因素、意志因素、态度因素、信念因素、心态因素、心境因素。

（2）行为因素：知识素养行为、能力发展行为、咨询行为、问题发现、明确、解决中的行为、对问题的干预活动行为等。

（3）生活系统因素：饮食和家庭生活中，对问题解决的生活适宜性的调适表现。

（4）环境因素：长期性问题解决中的系统性因素。

表 1 – 3　健康诊疗的诊察内容（心理功能）

诊察科目	诊察主题
认知（思维、逻辑、假设、概念、知识、方法应用）	1. 精力投放失调和失控
感受、情感、情绪	2. 注意、关怀、态度、信念、兴趣、情怀非适宜
关注、注意、意志	3. 认知错误或障碍 4. 任务感失调
态度、信念、精神心灵素质、心境（情绪波动）、心态	5. 主体效能的心理机制障碍和失调

健康诊疗医学对心理功能状况的诊察，目的是改善患者在治疗活动中的心理活动状态，纠正心理偏差，支持正向积极的主体效能行为的心理运转。比如，对病床上的化疗期患者，在处理围化疗期住院治疗活动和院后居家干预活动"五有"开展的事务中，常见的心理偏差进行诊察，负向消极的主体主观能动性行为"心理机制"进行诊察，从

而形成心理问题诊断,进而基于这种动态变化的诊断指引,采取心育锻炼、教育和宣教自养成、自助诊断参与等疗法来进行治疗。

表 1-4　健康诊疗的诊察内容(生活状况)

诊察科目	诊察主题
基本生活:饮食营养、运动/体育锻炼/劳动、睡眠/休息放松休闲	以饮食营养生活为例: 1. 营养平衡(能量层、七大营养素层、功能物质层)
社会生活:家庭生活、社会活动参与、人际关系和人际交流	2. 饮食营养生活方式(习惯、习性、饮食模式) 3. 系统调控(信息基础、控制标准、控制和失控表现)

　　健康诊疗医学的生活学诊察,关注基本生活和社会生活这两大类生活,在问题诊察方向上,遵循 CFB 分类指导,对生活系统状态、平衡问题、方式问题分别进行"问题发现、明确、描述、揭示、暴露"五大任务的诊断工作。

　　以饮食营养生活诊察为例,在营养生活系统状态问题中,关注在生理系统遭遇"灾难性改变+残障损伤"中,营养生活系统对生理系统的这种改变而进行的协同配合调适表现,发现、明确、描述、揭示、暴露"可能存在的系统失调问题",以及这一问题的动态变化情况。

　　饮食营养生活的第二类,主要是摄入和需求的平衡问题,能量、营养素、代谢和肠道功能损伤治疗所需的功能性物质等失衡问题,发现、明确、描述、揭示、暴露这些问题是诊察业务的工作内容。

　　饮食营养生活的第三类,主要是饮食营养生活习惯、习性、模式问题,这些问题与前两类问题的解决密切相关。同样,发现、明确、描述、揭示、暴露这些问题也是诊察业务的工作内容。

表 1-5　健康诊疗的诊察内容(行为方面)

诊察科目	诊察主题
科学/医学素质养成行为	1. 知识学习问题 2. 技能发展问题
发现、明确、解决问题行为	3. 问题诊断问题 4. 问题解决问题
生命活动系统难题系统干预问题	5. 一诊一疗诊疗循环表现 6. 居家治疗活动"五有"表现
主体效能、主观能动性问题	7. 活动目标、诊疗内容、品效策略的深刻理解和贯彻表现

　　健康诊疗医学的行为学诊察,肩负"把患者带领到正确治疗活动中"的使命!"发现、明确、描述、揭示、暴露"常见的行为问题,是完成这项使命的基础。

　　常见行为问题如:

　　(1)知识学习问题(认识、理解、应用问题+学习表现问题)。

（2）技能发展问题（含工具使用、技能训练、能力提升中的努力表现等）。

（3）问题诊断表现，发现明确描述揭示暴露问题的"方法论"遵循行动表现。

（4）问题解决表现，方针/计划/任务质控/效果评估表现。

（5）一诊一疗诊疗循环表现。

（6）居家治疗活动（五有）表现：有全局和分期规划，有每次活动的方案；有专业团队组织实施；有操作系统和活动信息记录系统关键技术；有患者及其家人自助行动的全方位支持；有全病程治疗活动的医联体和价值链支撑体系。

（7）活动"目标、诊疗内容、品效策略"的深刻理解和全心全意贯彻表现。

认知世界观信念、精神心灵素质及认知意识、自尊尊崇信念、精神心灵素质及情感意识、志向志趣人格倾向信念、精神心灵素质及意志意识。这些心灵素质三心二意、一意、零意问题和无心（信念缺失）无意问题的"发现、明确、描述、揭示、暴露"都是健康诊疗医学行为医学的诊察业务的工作内容。

表1－6 健康诊疗的诊察内容（环境状况）

诊察科目	诊察主题
物品、产品、工具、平台因素	1. 对当前干预活动事务和任务的影响作用
态度氛围环境、市场体制环境	2. 对居家干预活动"五有"目标达成、开展的影响
特指的居家干预活动系统	

利用患者自身康复力量，是希腊先贤希波克拉底在2500多年前的忠告！而客观环境因素在患者自身康复力量的发挥中影响巨大！医学应用系统是解决患者及其家人能否利用好医学资源而发挥出主观能动性的最大影响因素，活动信息记录系统是干预活动品效控制的基础，医学素质养成平台和支持机制则是又一关键因素，产业互联网业务平台则是居家干预活动开展的基本要求，这四大平台的要素具备是院后"五有"特征高品质干预活动开展的基础……"发现、明确、描述、揭示、暴露"常见的环境因素问题对解决这些问题必不可少。

四、健康状况诊断学的特征

基于一般健康问题的认识模型，依据CFB分类的术语标准，对个体或集体的健康状况进行全方位的系统性诊断，是健康状况诊断学的创建目的。

与临床诊断学的不同之处在于，CFB诊断学的诊断条目并非疾病，而是简单的健康状况命题，并且对这一命题的生命活动系统性信息，也只关注所在时间段内的关联机制和表现。

基于上述简单化的诊断目的和诊断原理，健康状况诊断学的诊断行动更加简单易行，其诊断价值在于解决具体问题而非整体生命活动的最终结果。

上述的诊断价值认识是基于一种假设，即疾病诊断和治疗中的循证医学逻辑，常常把一种疾病及其临床治疗手段的效果，等同于个体所有健康问题和应对措施，由此来观察对比其治疗手段的最终效果，并由此得出实验结论。上述做法虽然采用了类似双盲对照试验这样的科学实践方法，但由于逻辑上的漏洞往往让其结果经不起时间的考验。

以最短时间内快速的诊断和疗法组合周期循环，迅速解决一个健康问题，而非将问题的解决价值与全生命周期的最终结果相关联，导致问题复杂化，是 CFB 诊断学的价值所在。正是基于这种价值，健康状况诊断学在理论上能将疾病医学的生活方式和行为病因轻松化解，而不纠结于解决生活方式和行为问题的手段方法在循证医学方面的证据。

健康状况诊断学在解决一般健康问题时，能够提供远大于临床诊断学的诊断范围，它的简单命题涵盖功能(身心功能及其结构基础)、行为(特指的生活领域表现 L 和非特指的生存适应行为 B)、环境因素影响 E。因此可以说是全方位的健康诊断。

1)健康状况诊断学的四大特征

(1)精准性——简单命题的具体化特征。

(2)时效性——只描述规定时间段内的动态化健康信息。

(3)系统性——从生命活动的系统性出发，进行全方位的干预制导特征。

(4)自用性——适用于被诊断者本人或家人(含监护人)以及更广泛的健康干预服务团队成员的操作应用。

2)上述四大特征完好地弥补了疾病诊断(缩写：ICD)的如下短板

(1)精准性不足——用复合型复杂命题的疾病概念描述健康问题的具体化、灵敏度不足短板。

(2)时效性——所描述的健康状况信息缺乏清晰的时效性显示。

(3)系统性——从病理学的"身心功能系统"出发，缺乏针对生命活动系统性的生活和行为类方法的干预制导，拘泥于针对药物等临床手段的治疗指征作用。

(4)自用性——不适宜被诊断者本人或家人(含监护人)以及更广泛的健康干预服务团队成员的操作应用。

第二章　健康问题的症状表现学

第一节　概述

健康问题症状表现是 CFB 诊断学的重要组成部分，在 CFB 诊断学的研究目的中起着将异常健康状况直观化的作用。

一、定义

症状是个体对自己身体结构和功能异常状况的主观消极的生理体验，它是反映身体系统健康问题的一种健康信息。在生存活动系统和环境因素系统中，系统异常状况的主观反映主要是以认识为基础的，比如一个人吃得过多而导致腹胀，腹胀被认为是身体消化系统的症状，而对饮食系统的食物过多摄入这个问题的主观认识，是产生后续心理活动再体验的内容。因此，CFB 诊断学认为，生活、行为、环境因素方面的健康问题，不适宜使用症状来直接表述主观生理体验，只适合用表现来表述主观心理活动信息，而对心理活动之后的再体验，一般使用躯体症状来表述。

二、症状和表现的内容、形式和相关机制

（一）身体结构和功能类问题的症状和表现

身体感官对外界因素的直接刺激在神经末梢上产生的化学递质达到反应阈值，就会形成外源性感觉，这种感觉中所包含的机体损害信息被本能判定为消极体验，比如痛觉，疼痛症状产生。身体感官对身体结构和功能运行异常改变的信息感觉，即内源性感觉，同样，这种感觉中所包含的机体损害信息被本能判定为消极体验，即内源性

不适感症状，比如心悸，气短、心慌等。精神心理系统在上述症状的基础上，通过认识、情感、意志的功能运行形成危及生命的负向信息，就会产生后续的恐惧、不安、担忧等症状，这种症状的生理基础是脑组织。

（二）生存活动系统问题的表现内容和形式

生存活动系统是通过身体运动与外界进行组织协作而实施生存目的下系统运行任务的，其系统的控制通常是通过本能反应、习性、习惯来实现的，动物和人类社会以及生态自然环境，会通过其特有的信息作用机制，间接地对个体生存活动产生影响作用，其中的媒介就是个体的生存适应行为以及行为背后的精神心理活动（信息处理系统），因此，环境因素和行为也可看作是生存活动系统的第三层控制。

1. 生活问题的症状和表现

生存活动系统运行中的问题，通常需要通过生理影响、生活运行情况、健康维护（卫生/健康干预）行为和心理活动（信息处理）结果等方面的信息来表现，比如"能量摄入过多"问题的表现，在生理方面的快速表现是消化道不适感（消化不良、憋胀感、腹胀等），长期表现是体重增加，人体脂肪成分的比例增加。而在生活运行方面的表现则是对实际摄入量超过正常适宜量的事实反映，以及系统目的状况（摄入过多的动机和饮食营养生存活动目的之间的关系）、和"本能（食欲）、习性、习惯、环境因素作用"等因素在系统稳态控制方面的表现。

P：能量摄入过多（饮食营养生活领域问题）。

S：症状和表现：

生理方面的表现：快速表现如消化不良（症状＋大便中有未消化的食物）、憋胀感、腹胀等消化道不适；长期表现如体重增加、人体脂肪成分含量增加、血脂异常、脂肪肝等。

实际摄入量超过正常适宜量的事实反映（摄入测算值和正常需要量参考值）。

超过正常摄入量时，突破平衡控制因素而继续摄入的原因检查。

食欲异常检查，习性、习惯、饮食模式检查、外在因素作用检查。

2. 行为问题的症状和表现

知识学习和技能发展是个体毕生发展中"能力素质"的养成行为，在特定能力的建立养成中的学习、练习和有目的实践不足，会导致能力不足，此时能力不足就是素养行为问题的症状和表现。

P：自身健康问题（如超重）解决中的素养行为障碍。

S：症状和表现：

学习、练习、在生活实践中有意识地培养"健康问题解决"知识和技能的行动缺乏。

动态、连续地发现和明确"生活—行为—环境—功能"方面问题、原因、表现的能力不足、信心不足、信念不足（心理领域的症状）。

无法在日常生活中通过"问题、原因、表现"的动态化明确，进行有的放矢的问题解决，形成超重问题的有效解决。

（三）环境因素问题的表现内容和形式

存在于个体生命活动的外在关联因素中，对个体健康目的的负向作用问题，在不同的目的方向，都有着广泛的影响。

1. 饮食环境因素对饮食营养平衡的影响

P：（导致暴饮暴食，打破摄入需求平衡的）饮食环境非适宜。

S：表现：

由喜欢的食物提供、食物香味刺激、饮食兴致氛围（聚餐模式）等因素而引发的失控性摄食行为，表现为无法在日常进食量范围内通过食欲控制、习惯习性控制、有意识控制而停止超量进食，尤其是在饱胀出现后，仍然能够在环境因素（被新提供的食品刺激、群体性进食兴致激发、特定行为驱使）的作用下而继续进食，最终导致暴饮暴食的发生。

影响表现和作用机制：环境因素通过对个体的心理活动和行为的影响，产生饮食生活摄入需求的失衡，进而影响身体的摄入系统功能和代谢功能。

2. 家庭生活环境因素在个体心理功能发育中的影响

P：负向消极假设习惯和思维习性化（家庭生活中家长的负向假设习惯对儿童假设功能的发育影响）。

S：症状和表现：

负向消极假设的思维习惯，负向消极假设在思维运行中的习得性特性自动化思维机制塑造。即个体在面对多项的行动选择中，对于尝试、探索、选择新的方法、途径方式而行动时，首先会假设消极和负向的情况和结果，并且倾向于渲染这种消极作用的自身体验，而对正向积极假设的情况和结果产生有意识（或潜意识）的屏蔽或排除。

上述负向消极假设的习惯建立，与个体原生家庭生活中家长的负向消极假设体验长期渲染密切相关。

三、具有医学意义的关联表现与伴随症状

在疾病诊断学中，症状是指病人主观感受到的不适感或痛苦感以及某些客观病态改变。症状表现有很多种形式，当健康问题发生时（包括疾病、未病问题、非病问题），主观感觉到的不适感或者异常感，往往还会伴随着一些关联改变，比如一个人的知识素养行为问题，表现为对自己身体健康风险在"问题发现和明确任务方面"的知识学习缺乏，在理性认识上认为应该学习，但在学习过程中感受不佳，由于始终感觉不到乐趣因此也就无法坚持，此时，矛盾的心理活动状况就是伴随症状。

健康问题症状学与疾病症状学都是对症状的研究，只是研究的症状对象不同而已。健康问题症状学研究的对象中，生活领域、行为领域、环境因素领域的症状是特有的，是在疾病症状学中没有的。而在生理和心理的身体功能方面的症状分类则是大致相同的，所不同的是程度的差异。在症状学的横向研究领域，健康问题症状学与疾病症状学能够产生在整体健康范畴内的互补作用，从而形成更加完整的症状学。

JIANKANG ZHUANGKUANG ZHENDUANXUE

第二节 症状的概念

在 CFB 分类中，完整的症状概念包括 7 个部分。

一、症状的领域

生命体的生命活动系统运行领域。

二、症状的性质

生命体对自身健康状况的主观反映。

三、症状的定义

个体对其生命活动系统运行状况的各种负向消极体验的主观反映。

四、症状的编码

ICD 症状编码。

CFB 症状编码。

五、症状的范围

(一)包括

1. 生理问题的症状

即主体对自己身体结构和生理功能的负向/消极体验，即生理症状。

2. 心理症状

即主体对自己生命活动系统在整体上的负向/消极体验以及在心理活动中特有的系统失稳的不适感，即心理症状(非积极意义的生命活动总体或局部的异常改变，如生命活动系统的整体失稳或特别方向的运行失衡类负向/消极体验)。

3. 行为领域问题中的心理和躯体症状

即主体在知识学习、能力练习、活动事务(应对和参与)处理、任务处理等方面的行动问题，引发的心理和生理负向/消极体验，如信心不足、能力不足、信念不足、焦虑、烦躁等，以及由心理症状而继发的躯体症状等。

4. 生活问题中的心理和躯体症状

即在生活方式问题(不良习惯、习性、固有模式)、生活各领域(如营养、运动、睡眠等基本生活，家庭、人际、学习和工作生活等一般生活，经济、政治、文化领域生活等)的系统(目的、运行、控制)问题中，导致的生理症状(如暴饮暴食导致的腹痛)

和心理症状（如对饮食失调的焦虑）。

5. 环境因素问题中的症状

如非适宜的家庭饮食模式环境下，个体的摄入功能异常和肠道微生态紊乱，出现的便秘、消化道不适等。

（二）不包括

客观表现或现象。

广义的症状，是症状＋体征。体征：身体异常改变，失稳、失衡、结构、功能等方面的数量和质量的客观情况，如心脏杂音、肺部啰音。身体生理指标数量质量改变，消瘦、肥胖、尿多、尿少。

六、症状的局限性

即症状的不适感类型和表现特征。

生理症状：疼痛、难受、不舒服、窒息、心悸、心慌、紧张等，是身体功能和结构遭受刺激时的感觉和感受，或异常改变发生后的直观感觉和感受。

心理症状：不安、悲伤、恐惧、忧郁、压抑、郁闷、烦躁、烦恼等，是精神心灵系统对自身安危、处境，所面临的一般生活压力、社会生活压力、人际压力等方面的不良体验，以及在心理活动运行中出现的内在矛盾性的不适感。

七、症状限定值

即症状的定量评定，症状强度评分。

0：几乎感觉不到，无症状。

1：症状轻微。

2：轻度不适感。

3：中度不适感，导致痛苦。

4：严重不适感，无法忍受。

第三节 功能症状和表现

一、食欲异常

包括食欲过盛（过强）、亢进、贪食和食欲下降、低下、不思饮食、厌食等。

（一）食欲异常的生理机制

1. 中枢神经系统在摄食调节中的作用

中枢神经系统的不同水平对摄食的调节作用是不同的。脑干被认为是摄食活动的基本反射中枢；下丘脑对摄食行为基本反射中枢有强化、抑制和整合起主要的作用；边缘系统和新皮层是摄食活动更高级的调节中枢，它不仅直接作用于皮层下结构，而且对维持体内外环境的平衡起更重要的作用。

1）脑干的作用

实验表明，猫去大脑后仍有简单的摄食反应，并有反射式的咀嚼、吞咽及对某种食物的拒绝。J.R. 布罗贝克认为在高等动物中，位于脑干的神经核团及其有关的联系（如三叉、面、吞咽、迷走、舌下神经等）是调节摄食反射最直接的神经结构。中脑和摄食也有一定的关系，损伤被盖前部可引起肥胖。用电刺激山羊脑干的迷走背核部引起过食。

2）下丘脑在摄食调节中的作用

A.N. 赫瑟林顿和 S.W. 兰森给大鼠的下丘脑行手术后引起肥胖，赫瑟林顿还建立了破坏两侧内侧下丘脑（包括腹内侧核）而产生肥胖的模型。

布罗贝克等人的研究认为，下丘脑损伤导致肥胖是由于过食而不是由于本身代谢的紊乱产生的。1951 年，B.K. 阿南德和布罗贝克则报道，动物两侧外侧下丘脑损伤产生了完全的"厌食"，并由于饥饿而死亡。

事实上是下丘脑的外侧区与饥饿感有关，刺激它可使动物贪得无厌地吃食，而下丘脑腹内核的兴奋则引起拒食。这两个脑区的损伤与其兴奋所产生的结果是完全相反的。因此下丘脑的外侧区被认为与饥饿有关，称为"摄食中枢"，而下丘脑的内侧区则与饱感有关，称为"饱中枢"。

虽然电刺激下丘脑不同部位会产生不同的效果，但是，这并不能证明这些效应的解剖学基础是下丘脑本身的组织，而不是来自其他部位途经下丘脑的神经纤维的活动。S.P. 格罗斯曼将可有选择地作用于突触后膜的神经递质注射至下丘脑，结果发现，如注射去甲肾上腺素及有关化合物，可兴奋摄食、抑制饮水；若注射乙酰胆碱及其有关化合物则兴奋饮水、抑制摄食。后来发现，肾上腺能化合物对摄食具有双重功能，它取决于注射部位的受体因素或注射的时间。但这种结果能否说明下丘脑存在摄食或饮水的特异神经元还不能作定论。格罗斯曼认为最有效的注射部位在下丘脑的穹窿周围区，特别是在周围区的嘴部、背部及内侧部位。D.A. 布思 1967 年报道在前下丘脑的背部和底丘脑集中有"阳性"点，并指出来自髓纹的投射可能是有效的。S.F. 莱博维茨注意到最有效的注射部位集中在下丘脑内侧，尤其是在室旁核和视上核。这些观察与去甲肾上腺素对内侧下丘脑的细胞成分起抑制性介质的作用、对摄食发挥抑制性影响是相符合的，但还难以排除非特异性药物效应的可能性，这些效应可能包含着途经的神经纤维，而不包含着突触后膜。有些研究甚至用接近于生理剂量的去甲肾上腺素，注入下丘脑外侧区，成功地引起了摄食或使摄食容易化。

1972 年，T.L. 雅克什和 R.D. 迈耶报告了丘脑的去甲肾上腺能成分在摄食调节中所起的重要作用。他们用推换导管法发现，将被剥夺食物的猴的下丘脑灌流液注入饱食动物的下丘脑可引起进食，而饱食猴的下丘脑灌流液对被剥夺食物的猴则起抑制进食的作用。饥饿猴的下丘脑灌流液中去甲肾上腺素物质含量增加，而外源性注射去甲肾上腺素至下丘脑也引起进食。但这一结果在大鼠身上未能得到重复。

记录下丘脑单个神经元的电活动，把细胞所产生的电位与神经纤维所传播的电位区别开来，证明了下丘脑存在与摄食有关的细胞。

摄食中枢和饱中枢，既相互独立存在又有一定的功能联系，而且二者的作用并不等同。阿南德和布罗贝克证明，不论下丘脑的内侧区或腹内侧区是否曾被破坏，当外侧受损伤时，将发生厌食效应。先破坏下丘脑的内侧区以造成动物贪食，然后再将外侧区损伤，则立即使贪食变为厌食。这说明摄食中枢的作用是持续的，其活动可被摄食后饱中枢的活动所抑制。但是，这两个中枢的作用并不只是简单地调节对食物的欲望。例如，腹内侧核损伤的大鼠摄食增加，体重也增加，但当体重增加到某种程度以后，摄食量便减少。食欲机制使其保持新获得的较高水平的体重。如果强迫大鼠进食，使其更肥胖，则其自发的摄食下降。直至体重减轻。如果使之饥饿，则其自发的摄食便增加，使体重重新获得它原来较高的水平。因此，有一种理论认为，这些观察结果证明下丘脑中枢调整的是体重水平，而不是摄食本身。阿南德认为下丘脑对脑干的作用是调节脑干摄食的基本反射中枢的活动。饱中枢对脑干有抑制作用，而摄食中枢对脑干有内容化作用。

3）边缘系统和新皮层对摄食的调节作用

杏仁核和边缘系统的皮层区域与下丘脑有密切的联系。损伤杏仁核的不同区域，有的使摄食增加，有的抑制摄食。兴奋杏仁核的某些区域，可以诱发摄食的机械动作，破坏杏仁核可能使动物丧失或至少部分丧失它对所吃食物的类型和质量的识别力。此外，刺激不同的边缘结构可引起动物的咀嚼、舐、嗅、反复张口、伸舌头以及流涎等反应。有人把这些现象称为"吃食的自动活动"。刺激眶下、海马、扣带回等区域时，可以增加也可以减少进食活动。似乎当动物饥饿时，这些皮层区特别起着寻找食物的内驱力的作用。人们设想为了决定被吃食物的质量，这些中枢可能与杏仁核、下丘脑联合起作用。例如，某一种食物引起的不愉快的经验，后来常破坏人们对这种食物的食欲。

新皮层对摄食行为的影响也是重要的，有人曾发现猴的颞叶损伤产生过食，人类的额叶即使是小的损伤也产生过食和杂食甚至吃不能吃的东西，并伴随有运动量的增加，因此它并不导致肥胖。损伤猫、猴两侧额叶的外侧面包括尾状核，只稍减动物的摄食量；损伤外侧顶区、外侧枕区和后外侧颞区，动物的摄食活动则没有任何变化；损伤颞前区皮层，可使动物的摄食量增加。新皮层可能与摄食的习惯、偏见、对食物的选择等有关，也可能整合机体的能量代谢和复杂的摄食行为模式。

2. 营养性调节

动物长期饥饿后吃食不限量，则其进食量比原来的大得多。反之，如果强迫其进食，几个星期后再让其自愿进食，则进食量就少。可见这种调节与体内储存营养的正常数量的保持有关。它可使体重长期保持相对恒定，属于长期性调节。控制摄食中枢活动的营养因素有：①血糖浓度的降低与饥饿的发展有联系。当血糖水平下降很低时，引起动物增加进食，使血糖浓度逐渐达到正常水平。阿南德证明，猴和猫在高血糖时下丘脑饱中枢的电活动增加，摄食中枢电活动降低，低血糖时则相反。化学的研究也表明，腹内侧核(饱中枢)聚积葡萄糖，而下丘脑其他部分则不聚积葡萄糖。因此推测葡萄糖的作用是增加饱的感觉。J. 迈耶和 N.B. 马歇尔曾将一种葡萄糖注入小白鼠体内，结果发现它聚积于内侧下丘脑，产生内侧下丘脑的损伤，引起过食与肥胖。可能内侧区细胞对葡萄糖比较敏感。②血中氨基酸浓度的增加也减少摄食，而血中氨基酸浓度的减少，则使摄食增加。但是一般说来，这种效应不如葡萄糖恒定机制那么强。③摄食程度与身体的脂肪组织量成正比。研究发现，血中游离氨基酸长期的平均浓度直接与身体内脂肪组织的量成正比。因此，游离氨基酸或其他类似的脂肪代谢物，可能对摄食起负反馈的调节作用。④布罗贝克的实验表明，动物暴露在冷的环境时，倾向于过量吃食，如果暴露在热的环境下则吃得少。这是由于下丘脑内的温度调节系统和摄食调节系统之间相互作用造成的。

3. 消化性调节

与食物对消化道的直接作用以及每天吸收及消耗的能量有关，属于短期性调节。在一天中的不同时间里，饥和饱的感觉在很大程度上依赖于习惯。例如人有一天进餐3次的习惯，不论在组织中是否有足够的营养储存，到了吃饭的时间他都可能呈现饥饿状态。除习惯外，与消化道有关的短时生理刺激也可以改变人对食物的欲望。

当胃肠道特别是胃和十二指肠膨胀时，其信号可暂时抑制摄食中枢，降低对食物的欲望。这种效应依赖于迷走神经传递的感觉信号，腹部扩张的躯体感觉信号也起作用。已经发现，体液，主要是在脂肪进入十二指肠的反应中释放的肠促胰酶肽，对饱食也有强的抑制效应。

给带食管瘘的病人喂大量食物，即使这种食物立刻流到体外，只要通过口腔的食物达到一定数量，也能降低饥饿的程度。因此，像咀嚼、流涎、吞咽、尝味等头部的活动对摄食中枢也能产生抑制作用。但是，这种机制所引起的抑制作用微弱而不持久，一般只能持续20~40min。此后由胃肠填充物引起的抑制才继续发挥作用。

关于胃肠激素可能参与控制动物摄食活动的研究已有几十年的历史。利用放射免疫技术测定的结果表明：胃肠道中的一种激素——CCK在中枢神经系统中的含量远超过在胃肠器官中的含量。对人体和动物的实验研究表明：无论外源性的CCK还是内源性的CCK，对摄食活动均起某种抑制作用，但是它作用的确切性质、强度和部位均有待进一步地探讨。

(二)食欲异常的心理、生活、环境因素相关机制

除过生理机制外，人的心理活动、生活和行为因素以及环境因素在食欲异常中也发挥着重要作用。

1. 心理因素

情绪驱动食欲异常，如通过进食来减缓焦虑。

情绪紧张过度疲劳：在当今快节奏和竞争的社会中，人们容易引起失眠、焦虑等紧张情绪，导致胃内分泌酸干扰功能失调，引起食欲缺乏。

自助餐效应，人在定额消费后的丰富食物环境中，食欲大增、进食量明显增加。

2. 生活和行为因素

如对甜食、冷饮、刺激性食物的喜好。

不良饮食习惯、不良嗜好导致的食欲调节功能损伤，如暴饮暴食、过量饮酒等。晚餐过饱，使胃肠负担加重，胃液分泌紊乱，易出现食欲下降。饱食后短时间内剧烈运动会导致胃蠕动增快，继而出现胃痉挛，出现胃部疼痛不适、恶心呕吐、食欲缺乏。

食欲调节的知识和能力不足，态度和信念缺乏。

3. 环境因素

诱发食欲的刺激因素，或遏制食欲的环境因素。

4. 药物使用和治疗影响

长期的化学药物使用，影响消化功能，影响食欲。化疗药的中枢作用导致食欲异常。

二、口臭

（一）口臭的定义

口臭指从口腔或其他充满空气的空腔如鼻、鼻窦、咽等，所散发出来的令人感到不愉快的气体。

（二）口臭的发生原因与机制

1. 口腔源性口臭

据统计，80%～90%的口臭是来源于口腔。口腔中有未治疗的龋齿、残根、残冠、不良修复体、不正常解剖结构、牙龈炎、牙周炎及口腔黏膜病等都可以引起口臭。其中龋齿和牙周疾病又是最常见的相关疾病。深龋窝洞内、不良修复体悬突下常残存食物残渣和菌斑，细菌经过发酵分解，产生臭味。牙髓坏死或化脓性牙髓炎，未经治疗也可发出臭味；牙周病患者常伴有大量的牙石、菌斑，牙周袋内细菌发酵产生硫化氢、吲哚和氨类，因而产生臭味。另外，牙周脓肿和牙周袋溢脓，多为金黄色葡萄球菌合并牙周致病菌感染，也会发出臭味。唾液的质和量也起到重要作用。唾液量的减少、蛋白质等有机成分的增多降低了唾液的冲刷作用和缓冲作用，使细菌大量繁殖，分解唾液、龈沟液及食物残渣中的有机成分，产生大量的挥发性硫化物、吲哚等物质，引起口臭。

2. 非口腔源性口臭

口腔邻近组织疾病如化脓性扁桃体炎、慢性上颌窦炎、萎缩性鼻炎等，可产生脓性分泌物而发出臭味；临床上常见的内科疾病如急慢性胃炎、消化性溃疡出现酸臭味；幽门梗阻、晚期胃癌常出现臭鸭蛋性口臭；糖尿病酮症酸中毒患者可呼出丙酮味气体，尿毒症患者呼出烂苹果气味。另外白血病、维生素缺乏、重金属中毒等疾病均可引起口臭。

3. 生理性口臭

饥饿，食用了某些药物或洋葱、大蒜等刺激性食物，抽烟，睡眠时唾液分泌量减少所致的细菌大量分解食物残渣等，都可能引起短暂的口臭。而健康人的口臭可能由于不良的口腔习惯和口腔卫生造成舌背的菌斑增多、增厚所引起。由于舌背的表面积大，有许多乳头、沟裂和凹陷，有利于细菌、口腔黏膜脱落上皮、食物残渣等的滞留，充当"细菌储藏室"，有利于口臭的产生。有研究表明，口臭程度、挥发性硫化物的量与舌苔厚度及面积均存在正相关关系，其中与舌苔厚度的关系更为密切，清除舌苔后挥发性硫化物减少。这可能因为舌苔越厚，越易形成厌氧环境，越利于厌氧菌的生长，从而也越利于挥发性硫化物的产生，导致口臭。

除此之外，还有假性口臭，即患者本人自我感觉有口腔异味，但检查结果为阴性。可通过解释说明和心理咨询得到改善。

三、排便异常

(一)排便异常的定义

便秘、腹泻、大便异常和排便节律异常等都是排便异常。

(二)发生原因和机制

摄入(消化、吸收、满足机体能量和物质需求)、排泄(蠕动和排便)、免疫(微生态、消化道黏膜屏障、肠道内免疫系统)是摄入系统的最基本功能，排便是排泄功能的主要表现，有节律地排便、粪便状况、排便过程顺畅和感觉正常等，是排便和排泄功能的一般表现，当这些表现任何一环发生异常改变，则可获知排便和排泄功能异常。

由于排便和排泄功能是摄入系统功能的一部分，因此其异常情况与摄入、蠕动、免疫功能的运行状况密不可分。另外，饮食营养生活系统的运行，决定了食物选择(含食物卫生、种类、机体耐受情况)、摄入量、摄入方式等重要的影响因素，这些因素和摄入系统的功能运行相互作用，构成了排便异常的复杂机制。

1. 食物因素与消化道蠕动功能对排便节律的影响

膳食纤维摄入不足是导致排便节律影响的重要因素，膳食纤维能够刺激肠道蠕动，是肠道动力激发的相关因素，其中不可溶性的膳食纤维是大便的主要成分，而可溶性膳食纤维又是肠道直肠段细菌产生短链脂肪酸的重要原料，膳食纤维的缺乏将导致直肠短链脂肪酸产生减少，从而无法形成所需的酸性环境对直肠黏膜的隔离作用，形成黏膜对粪便水吸收的过度，最终形成大便干结无法排出。

膳食纤维摄入不足，还会导致肠道微生态利用膳食纤维合成短链脂肪酸量的下降，而短链脂肪酸和谷氨酰胺是肠黏膜腔内营养的主要来源，对于肠道黏膜功能(吸收、分泌、完整结构和屏障三大功能)的维护极为重要，其中的屏障功能是阻挡细菌及其内毒素等致炎因子进入人体内环境的关键功能，屏障功能下降导致黏膜通透性增加，内毒素和致炎因子进入内环境的数量增加，从而引发机体的炎症反应或者使得机体处于炎症激惹状态。

2. 粪便状况异常的相关因素

正常的大便是金黄色松软状态，略有酸性的臭味，每天1次或者2天3次。膳食纤维（蔬菜、水果、初加工粮食）摄入不足，或者油脂、蛋白质、精致淀粉和糖（精加工食物）类高能量食物的过量摄入，超过了人体的消化和吸收能力，导致结肠内食物残渣中的膳食纤维不足，而能量物质过高（富影响），长此以往就会诱导菌群紊乱，一部分细菌转向以分解蛋白质为食物，而这一转变需要释放溶菌酶，由此引发肠道免疫系统的免疫反应，形成肠道微生态紊乱下的免疫异常恶性循环。食物残渣的成分异常和菌群异常（粪便成分中有 1/3 是细菌），导致大便的形状改变、色泽异常和气味异常，也会导致排气异常（放屁的频次和气味恶臭）。

3. 肠道蠕动功能的异常

食物性的机械刺激不足、药物和毒素作用可导致蠕动功能损伤或下降。一些胃肠道的结构和功能损伤也会影响消化道蠕动功能，机体的整体性激素内分泌和神经肌肉兴奋性的异常也会导致胃蠕动和肠蠕动的减弱。消化道蠕动能力减弱会导致内容物的运转减缓，从而影响排便节律。

4. 便秘

粪便干结、排出困难（有时会伴疼痛）、数天一次等是便秘的常见症状和表现。

食物因素、肠道微生态紊乱、粪便异常、肠道蠕动功能下降是导致便秘的主要因素，除此之外，不良的排便习惯（非定时排便、非有便就排、长时间马桶玩手机）也会导致便秘。

5. 腹泻

粪便不成形、水样便、一日内多次、伴有排便不适感（肛门疼痛、腹痛）等，是腹泻的常见症状和表现。

不卫生的食物摄入、急性胃肠道炎、慢性肠炎、食物不耐受反应（急性反应、过敏）以及过量饮食引发肠道功能紊乱等，都能引发腹泻。

四、疼痛

（一）疼痛的定义

"疼"是指余痛，"痛"是指病人身体内部的伤害性感觉。现代医学认为疼痛（pain）是一种复杂的生理心理活动，是最常见的症状之一。它包括伤害性刺激作用于机体所引起的痛感觉，以及机体对伤害性刺激的痛反应（躯体运动性反应和/或内脏植物性反应，常伴随有强烈的情绪色彩）。

痛觉可作为机体受到伤害的一种警告，引起机体一系列防御性保护反应。但另一方面，疼痛作为报警也有其局限性（如癌症等出现疼痛时，已为时太晚）。而某些长期的剧烈疼痛，对机体已成为一种难以忍受的折磨。因此，镇痛是医务工作者面临的重要任务。

（二）发生原因

刀割、棒击等机械性刺激，电流、高温和强酸、强碱等物理化学因素均可成为伤害性刺激。组织细胞发炎或损伤时释入细胞外液中的钾离子、5-羟色胺、乙酰胆碱、缓激肽、组胺等生物活性物质亦可引起疼痛或痛觉过敏。受损局部前列腺素的存在极大地加强这些化学物质的致痛作用，而能抑制前列腺素合成的药物，如阿司匹林则具有止痛作用。全身皮肤和有关组织中分化程度最低的游离神经末梢，作为伤害性感受器，将各种能量形式的伤害性刺激转换成一定编码形式的神经冲动，沿着慢传导的直径较细的有髓鞘和最细的无髓鞘传入神经纤维，经背根神经节传到脊髓后角或三叉神经脊束核中的有关神经元，再经由对侧的腹外侧索传至较高级的疼痛中枢——丘脑、其他脑区以及大脑皮质，引起疼痛的感觉和反应。与此同时，快传导的直径较粗的传入神经纤维所传导的触、压等非痛信息已先期到达中枢神经系统的有关脑区，并与细纤维传导的痛信息发生相互作用。

急性疼痛和慢性疼痛两类疼痛在病因学、发生机制、病理生理学、症状学、诊断、治疗上的研究认为，急性疼痛是某种功能问题的一种痛觉异常症状，而慢性疼痛本身就是一种功能问题(未病)或疾病。

疼痛形成的神经传导基本过程可分为4个阶梯：

(1)伤害感受器的痛觉传感（transduction）。

(2)一级传入纤维、脊髓背角、脊髓－丘脑束等上行束的痛觉传递（transmission）。

(3)皮层和边缘系统的痛觉整合（interpretation）。

(4)下行控制和神经介质的痛觉调控（modulation）。

（三）急性疼痛的发生机制

急性疼痛为伤害感受性疼痛。伤害感受性疼痛的发生机制是疼痛形成的神经传导基本过程。机体受到物理、化学或炎症刺激后产生急性疼痛的痛觉信号，并通过神经传导及大脑的分析而感知。

1. 痛觉传感

皮肤、躯体(肌肉、肌腱、关节、骨膜和骨骼)、小血管和毛细血管旁结缔组织和内脏神经末梢是痛觉的外周伤害感受器。

体表刺激通过皮肤的温度、机械感受器传递疼痛。内脏伤害感受器感受空腔脏器的收缩、膨胀或局部缺血刺激，运动系统的疼痛通过躯体伤害感受器感知。

2. 痛觉上行传递

1)痛觉传入神经纤维

传导痛觉信号的一级传入神经轴突是有髓鞘的 Aδ 纤维和无髓鞘的 C 纤维，其神经胞体位于脊髓背根神经节。

2)疼痛信号在脊髓中的传递

脊髓是疼痛信号处理的初级中枢。伤害性刺激的信号由一级传入纤维传入脊髓背角，经过初步整合后，一方面作用于腹角运动细胞，引起局部的防御性反射，另一方面则继续向上传递。

3)疼痛信号由脊髓传递入脑

身体不同部位疼痛信号在脊髓传导的上行通路分为：躯干和四肢的痛觉通路、头面部的痛觉通路和内脏痛觉通路。

躯干和四肢的痛觉通路包括：①新脊－丘束，该束传递的信息可经丘脑的特异性感觉核群投射到大脑灰质中央后回(3.1.2 区)的上 2/3 处，具有精确的定位分析能力。②旧脊 – 丘束或脊 – 网 – 丘束，在上行途中多数纤维中止在脑干的内侧网状结构等处，再经中间神经元的多级转换传递达到丘脑的髓板内侧核群等结构，与疼痛伴随的强烈情绪反应和内脏活动密切相关。

头面部的痛觉通路：头面部痛觉第一级神经元胞体位于三叉神经半月神经节，其轴突终止于三叉神经感觉主核和三叉神经脊束核。由此换元发出纤维越过对侧，组成三叉丘系，投射到丘脑腹后内侧核(VPM)。自 VPM 发出的纤维，经内囊枕部投射至大脑皮质中央后回(3.1.2 区)的下 1/3 处。

内脏痛觉通路：内脏痛的传入途径比较分散，即一个脏器的传入纤维可经几个节段的脊髓进入中枢，而一条脊神经又可含几个脏器的传入纤维，因此内脏痛往往是弥散的，定位不够准确。

4）参与疼痛信号传导的受体

在传导通路中有许多受体参与疼痛信号的传导。其中阿片受体(μ – 阿片受体、δ – 阿片受体和 κ – 阿片受体)是疼痛信号传递及镇痛过程中最重要的受体。过去认为这 3 种阿片受体主要分布于脊髓背角和脑等中枢神经系统，最近研究发现，3 种阿片受体分布于整个神经系统，包括外周神经系统及中间神经元。

3. 皮层和边缘系统的痛觉整合

脊髓丘脑束进入丘脑后形成二级神经元，发出纤维：①至白质的躯体感觉部位；②与网状结构和丘脑核相连，因此在感到疼痛时呼吸和循环会受到影响；③延伸至边缘系统和扣带回，导致疼痛的情绪变化；④与垂体相连，引起内分泌改变；⑤与上行网状激活系统相连，影响注意力和警觉力。丘脑既是各种躯体感觉信息进入大脑皮质之前最重要的传递中枢，也是重要的整合中枢。

在边缘系统的某些结构可能和疼痛的情绪成分有关。大脑皮质是多种感觉信号进入意识领域形成感觉的重要部位。大脑皮质在痛觉的整合过程中的主要作用是对痛觉进行分辨。

4. 下行痛觉调控

在神经系统中不仅存在痛觉信号传递系统，而且存在痛觉信号调控系统。痛觉信号调控系统即内源性痛觉调制系统，该系统不仅能感受和分辨疼痛信号，而且还可能产生较强的自身镇痛作用。

1）脊髓水平的调控

在脊髓背角胶质区存在大量参与背角痛觉信号调节的内源性阿片肽(脑啡肽和强啡肽)、中间神经元及各类阿片受体。

2）脑水平的调控

内源性痛觉调制的重要结构位于脑部的下行镇痛系统。中脑导水管周围灰质(PAG)是内源性痛觉调制下行镇痛系统中起核心作用的重要结构。

3）下行痛觉易化系统

通过降低痛阈值（敏化）提高机体对伤害性刺激的反应能力，也使患者表现出对疼痛高度敏感。

4）下行痛觉调控系统的调节因子

阿片肽是下行痛觉调控系统中最重要的激活及调节因子。人体自身镇痛潜能在较大程度上受内源性阿片肽释放及其参与的下行痛觉调控的影响。

痛觉调控系统还参与止痛药的镇痛作用机制过程。外源性阿片也是通过激活脑、脊髓背角、神经节的阿片受体发挥镇痛作用。三环类抗抑郁药则是通过选择性抑制神经末梢对神经递质去甲肾上腺素和 5 - 羟色胺的再摄取发挥辅助镇痛作用。

（四）疼痛的症状和表现分类

1. 疼痛的性质

1）钝痛

酸痛、胀痛、闷痛。

2）锐痛

撕裂痛、切割痛、刺痛、灼痛、绞痛、撞痛。

3）疼痛形式的描述分类

钻顶样痛、爆裂样痛、跳动样痛、撕裂样痛、牵拉样痛、压扎样痛、切割样痛。

疼痛作为感觉活动，可用测痛计进行测量。身体可认知的最低疼痛体验称为痛阈，其数值因年龄、性别、职业及测定部位而异。

疼痛作为主观感受，没有任何一种神经生理学或神经化学的变化可以视为判断疼痛特别是慢性痛的有无或强弱的特异指征。疼痛的诊断在很大程度上依靠患者的主诉。

2. 分类

1）依病理学特征

疼痛可以分为伤害感受性疼痛和神经病理性疼痛（或两类的混合性疼痛）。

伤害感受性疼痛是完整的伤害感受器感受到有害刺激引起的反应，疼痛的感知与组织损伤有关。正常情况下，疼痛冲动由神经末梢产生，神经纤维负责传递冲动。当神经纤维受损或神经系统因创伤或疾病发生异常改变时也会产生自发冲动，引起的痛感会投射到神经起源部位，称为神经病理性疼痛。

2）依疼痛持续时间和性质

疼痛可分为急性疼痛和慢性疼痛，慢性疼痛又分为慢性非癌痛和慢性癌痛。

（1）急性疼痛常见如软组织及关节急性损伤疼痛，手术后疼痛，产科疼痛，急性带状疱疹疼痛，痛风等。

急性疼痛指短期存在(少于 2 个月)、通常发生于伤害性刺激之后的疼痛。急性疼痛复发也常诊断为疼痛的再次发作。突发性疼痛是一种特殊类型的急性疼痛，通常是指由于疼痛强度突然增加导致接受慢性阿片类药物治疗的患者在原有镇痛水平上出现短暂的疼痛。如果在初始阶段疼痛未得到完全控制，急性疼痛有可能会发展为慢性疼痛，这可能是由于疼痛传导路径发生病理改变，从而成为疼痛产生的病因。

（2）慢性疼痛常见如软组织及关节劳损性或退变疼痛，椎间盘源性疼痛，神经源性疼痛。

慢性疼痛导致患者抑郁和焦虑，造成身心极大伤害，并严重影响其生活质量，可能在没有任何确切病因或组织损伤的情况下持续存在。慢性疼痛的时间界限说法不一，多数将无明显组织损伤，但持续 3 个月的疼痛定义为慢性疼痛。

慢性非癌痛与慢性癌痛有显著的不同。对于癌痛患者，疼痛的缓解依赖于肿瘤细胞的杀灭或阻断疼痛传导路径。多数患者的预期生存时间有限，通常较少考虑药物的依赖性或可能引起的长期毒性。慢性非癌痛患者镇痛的同时不仅要求尽可能地降低药物的短期和长期毒性，而且要尽量保留患者的生活质量。

3）根据痛源所在部位可将疼痛分为头痛、胸痛、腹痛和腰背痛等

但有的内脏疾病刺激由内脏感受器接受，由交感神经纤维传入，经交感总干、交通支进入脊神经后根及脊髓后角感觉细胞，相应该节段的皮肤出现疼痛，亦即疼痛部位不在痛源处而在距离真实痛源相当远的体表区域，这种疼痛称为牵涉痛，如心绞痛的疼痛常放散到左肩、臂和腕。根据疼痛出现的系统，可将疼痛分为皮肤痛、神经痛等，其中中枢神经结构损害引起的疼痛称为中枢性疼痛。根据出现的时程和程度，疼痛亦可分为急性痛、慢性痛和轻、中、重痛等。根据引起疼痛的原因可区分出炎症痛、癌痛等。有的截肢患者，甚至先天缺肢畸形的患者仍可感到自己不复存在的或根本未曾有过的肢体的疼痛，这称为幻肢痛。极度抑郁的人以及某些精神分裂症或癫痫症患者的疼痛可能是其幻觉症状之一。

4）其他特殊的疼痛类型

其他特殊的疼痛类型还包括反射性疼痛、心因性疼痛、躯体痛、内脏痛、特发性疼痛；顽固性疼痛（三叉神经痛，疱疹后遗神经痛，椎间盘突出症，顽固性头痛）；特殊疼痛类（血栓性脉管炎，顽固性心绞痛，特发性胸腹痛，早期视网膜血管栓塞，突发性耳聋，血管痉挛性疼痛）等。

3. 疼痛程度的分类

（1）微痛：似痛非痛，常与其他感觉复合出现。如痒、酸麻、沉重、不适感等。

（2）轻痛，疼痛局限，痛反应出现。

（3）甚痛，疼痛较著，疼反应强烈。

（4）剧痛疼痛难忍，痛反应强烈。

世界卫生组织（WHO）将疼痛划分成以下 5 种程度：

0 度：不痛。

Ⅰ度：轻度痛，可不用药的间歇痛。

Ⅱ度：中度痛，影响休息的持续痛，需用止痛药。

Ⅲ度：重度痛，非用药不能缓解的持续痛。

Ⅳ度：严重痛，持续的痛伴血压、脉搏等的变化。

五、水肿

（一）水肿定义

水肿是指血管外的组织间隙中有过多的体液积聚，是常见的生理功能异常症状之

一。人体约有5%的体液存留在组织间隙，穿梭于机体各种细胞核、毛细血管之间。水肿表现为手指按压皮下组织少的部位（如小腿前侧）时，有明显的凹陷。水肿是一个常见的病理过程，其积聚的体液来自血浆，其钠与水的比例与血浆大致相同。习惯上，将过多的体液在体腔中积聚称为积水（hydrops）或积液，如胸腔积水、腹腔积水、心包积水等。

（二）水肿分类

根据水肿波及的范围分为全身性水肿和局部水肿；根据水肿发生的部位命名，如脑水肿、喉头水肿、肺水肿、下肢水肿等；根据水肿发生原因分为心性水肿、肾性水肿、肝性水肿、炎性水肿、营养不良性水肿、淋巴性水肿、特发性水肿（原因不明）等。

1. 全身性水肿

按照其病因可分为以下类别：

心源性水肿：心脏功能异常引起的水肿。

肾源性水肿：肾脏功能异常引起的水肿。

肝源性水肿：肝硬化、肝坏死、肝癌、急性肝炎等肝功能异常引起的水肿。

营养不良性水肿：①原发性营养不良、长期饥饿；②继发性营养不良性水肿见于多种病理情况，如继发性摄食不足（神经性厌食、严重疾病时的食欲缺乏、胃肠疾患等）、消化吸收障碍（消化液不足、肠道蠕动亢进、吸收面积减少等）、排泄或丢失过多（大面积烧伤和渗出、急性或慢性失血、蛋白尿等）以及蛋白质合成功能受损、严重弥漫性肝疾患等。

结缔组织病所致的水肿：常见于红斑狼疮、硬皮病及皮肌炎等。

变态反应性水肿：如血清病等。

内分泌性水肿：抗利尿激素分泌异常综合征（syndrom of inappropriate secretion Of ADH SI－ADH），肾上腺皮质功能亢进（库欣综合征、醛固酮分泌增多症），甲状腺功能减退（垂体前叶功能减退症、释放激素分泌不足），甲状腺功能亢进等。

特发性水肿：该型水肿为一种原因未明或原因尚未确定的（原因可能一种以上）综合征，多见于妇女，往往与月经的周期性有关。

其他：贫血性水肿、妊娠中毒性水肿。

2. 局限性水肿

静脉梗阻性水肿：常见于血栓性静脉炎、下肢静脉曲张等。

淋巴梗阻性水肿：常见于丝虫病的象皮腿、流行性腮腺炎所致胸前水肿等。

炎症性水肿：常见于丹毒、疖肿、蜂窝组织炎等所致的局部水肿。

变态反应性水肿：荨麻疹，血清病以及食物、药物、刺激性外用药物等的过敏反应等。

血管神经性水肿：可能属于变态反应或神经源性，可因为昆虫、机械刺激、温热环境或感情激动而诱发。部分病例与遗传有关。

（三）发生机制

生理情况下，人体的组织间液处于不断的交换与更新之中，组织间液量是相对恒定的。组织间液量恒定的维持，有赖于血管内外液体交换平衡和体内外液体交换平衡。如果这两种平衡被破坏，就有可能导致组织间隙或体腔中过多体液积聚。

1. 血管内外液体交换失平衡致组织间液增多

1）毛细血管流体静压增高

毛细血管流体静压增高的主要原因是静脉压增高，引起静脉压增高的因素有：

心功能不全：右心功能不全使上、下腔静脉回流受阻，体循环静脉压增高，是心性水肿的重要原因；左心功能不全使肺静脉回流受阻而压力增高是引起肺水肿的重要原因。

血栓形成或栓塞、肿瘤压迫可使局部静脉压增高，形成局部水肿。

血容量增加也可引起毛细血管流体静压增高。毛细血管流体静压增高将导致有效流体静压增高，平均实际滤过压增大，使组织间液生成增多。

2）血浆胶体渗透压降低

血浆胶体渗透压降低是由于血浆蛋白减少所致。其中白蛋白是决定血浆胶体渗透压高低的最重要的因素。引起白蛋白减少的原因：

合成减少：见于营养不良致合成原料缺乏或严重肝功能障碍致合成白蛋白的能力低下。

丢失过多：见于肾病综合征，由于肾小球基底膜严重破坏，使大量白蛋白从尿中丢失。

分解增加：恶性肿瘤、慢性感染等使白蛋白分解代谢增强。

血液稀释是胶体渗透压降低的因素之一。见于体内钠、水潴留或输入过多的非胶体溶液使血浆白蛋白浓度降低。血浆胶体渗透压降低使有效胶体渗透压降低，平均实际滤过压增大而致组织间液生成增多。

3）微血管壁通透性增高

常见于炎症、缺氧、酸中毒等。由于血浆蛋白浓度远远高于组织间液蛋白浓度，因而微血管壁通透性增高使血浆蛋白渗入组织间隙，造成血浆胶体渗透压降低和组织间液胶体渗透压增高，有效胶体渗透压降低，平均实际滤过压增大。此类水肿液中蛋白含量较高，可达 $30g \sim 60g/L$，称为渗出液。

上述 3 种因素导致组织间液增多，此时，淋巴回流量可出现代偿性增加，若组织间液的增多超过淋巴回流的代偿能力，即可使组织间隙中出现过多体液积聚，导致水肿。

4）淋巴回流受阻

见于丝虫病、肿瘤等。丝虫病时，大量成虫阻塞淋巴管；某些恶性肿瘤可侵入并堵塞淋巴管，肿瘤也可压迫淋巴管；乳腺癌根治术时，大量淋巴管被摘除，这些病理情况都可导致淋巴回流受阻。淋巴回流是对抗水肿的重要因素，因为淋巴回流的潜力大，当组织间液生成增多达临界值，出现明显的凹陷性水肿以前，淋巴回流可增加 $10 \sim 50$ 倍。另外，淋巴回流也是组织间隙蛋白回流入血的唯一途径，该途径可降低组织间液胶渗压。当组织间液增多致压力增高时，部分液体可经毛细血管回流，而蛋白质仍存留在组织间隙，所以，水肿液中蛋白含量较高，可达 40 ~ 50g/L 。与炎性渗出液相比，这类水肿液无菌、细胞数量少，蛋白质多为小分子蛋白质，无纤维蛋白原等高分子量蛋白。

2. 体内外液体交换失平衡致钠、水潴留

正常情况下，钠、水的摄入量与排出量保持动态平衡，从而使细胞外液容量保持恒定。肾脏是排钠、水的主要器官，并且可调节，因而在细胞外液容量的维持上起着重要作用。各种病因使肾脏排钠、水减少，导致钠、水的摄入总量大于排出量，则体内出现钠、水潴留。肾脏排钠、水减少有 3 种可能的类型：① GFR 减少而肾小管的重吸收未相应减少；② GFR 不变，肾小管重吸收增加；③ GFR 减少的同时伴有肾小管重吸收增加。

3. GFR 降低

肾脏本身的疾患：某些肾脏疾患使肾脏排钠、水能力低下，如急性肾小球肾炎，由于毛细血管内皮细胞肿胀，毛细血管腔内血栓形成，炎性渗出物及增生的细胞(包括系膜细胞和内皮细胞)压迫毛细血管，使毛细血管狭窄甚至闭塞，肾血流量减少；肾小球囊腔内纤维蛋白及细胞堆积，大量新月体形成，阻塞肾小球囊腔；二者均使 GFR 减少。慢性肾小球肾炎、慢性肾功能衰竭时，大量肾单位被破坏，有滤过功能的肾单位显著减少使滤过面积减少，也使 GFR 降低。

有效循环血量减少：见于充血性心力衰竭、肾病综合征、肝硬化腹水和营养不良症等。有效循环血量减少使肾血流量减少，同时由于动脉血压相应降低通过颈动脉窦和主动脉弓的压力感受器，反射性地引起交感 - 肾上腺髓质系统兴奋，致使肾血管收缩，进一步减少肾血流量；肾血流量减少对入球小动脉压力感受器的刺激减弱，引起肾素 - 血管紧张素系统激活，使肾血管进一步收缩，导致 GFR 降低。

4. 肾小管对钠、水的重吸收增多

生理情况下，经肾小球滤出的钠、水中，有99% ~ 99.5%被肾小管重吸收。因而多数情况下，肾小管重吸收增多在钠、水潴留中起着更为重要的作用。引起钠、水重吸收增多的因素有：

1)滤过分数增高

滤过分数(filtration fraction, FF)是指 GFR 与肾血浆流量的比值，正常约为20%(120/600)。有效循环血量减少时，肾血浆流量和 GFR 均减少，一般肾血浆流量减少50%左右，而 GFR 的减少却不如前者显著。这是因为此时出球小动脉比入球小动脉收缩更甚，假定由120mL/min 减少至90mL/min，则 FF 由20%增高至30%(90/300)。FF增高即经肾小球滤出的非胶体体液增多。这样，近曲小管周围毛细血管的流体静压降低而血浆胶体渗透压增高，因而促使近曲小管重吸收钠、水增加。

2)心房利钠肽减少

心房利钠肽(atrial natriuretic polypeptide, ANP)是由 21 ~ 35 个氨基酸残基组成的肽类激素，它能抑制近曲小管重吸收钠，抑制醛固酮和 ADH 的释放，因而具有促进钠、水排出的功用。当有效循环血量减少时，心房的牵张感受器兴奋性降低，ANP 分泌减少，近曲小管重吸收钠、水增加，同时，对醛固酮和 ADH 释放的抑制减弱，加重钠、水潴留。

3）肾血流重分布

生理情况下，90% 的肾血流进入皮质肾单位（cortical nephron）。有效循环血量减少引起交感 - 肾上腺髓质系统兴奋和肾素 - 血管紧张素系统激活，导致肾血管收缩。由于皮质肾单位的入球小动脉对儿茶酚胺比较敏感，因而皮质肾单位血流量显著减少，血液流经近髓肾单位增加，这种变化称为肾血流重分布。由于近髓肾单位的髓袢细而长，深入髓质高渗区，并且有直小血管伴行，故其肾小管对钠、水重吸收的能力较强。近髓肾单位血流量增加的结果，使髓袢对钠、水重吸收增多。

4）醛固酮和 ADH 增多

当有效循环血量减少和肾素 - 血管紧张素 - 醛固酮系统（renin - angiotensin - aldosterone system，RAAS）激活时，使醛固酮和 ADH 分泌增加，严重肝脏疾患还可使二者灭活减少。

（四）表现

1. 皮下水肿的表现特征

1）凹陷性水肿（pitting edema）

当皮下组织间隙中有过多体液积聚时，皮肤苍白、肿胀、皱纹变浅，局部温度较低，弹性差，用手指按压局部（如内踝、胫前区或额、颧部位）皮肤，如果出现凹陷，称为凹陷性水肿或显性水肿（frank edema）。在手指松开后，这种凹陷须数秒至 1min 方能平复。这是由于凹陷性水肿时，皮下组织间隙中有较多的游离水（free water），因按压局部压力增高，使游离水移向压力较低处，故出现凹陷，手指松开后，游离水恢复到原处的时间即为凹陷平复的时间。

2）隐性水肿（recessive edema）

其实，在出现明显凹陷性水肿之前，组织间隙中的液体已经增多，但按压局部无凹陷，此种状态称为"隐性水肿"。这是因为液体被组织间隙中的凝胶网所吸附而成为凝胶态的结合水（bound water），只有当组织间隙液体增多使组织间液压由 - 0.87kPa（- 6.5mmHg）升高至 0kPa（0mmHg）以上时，组织间隙中的游离水才会明显增多。

2. 全身性水肿表现特征

尿量减少，体重增加。

常见的全身性水肿有心性水肿、肝性水肿和肾性水肿，钠、水潴留是这些水肿的重要中间发病环节。因为钠、水潴留的基本机制是肾脏排钠、水减少，因而病人常表现为尿量减少、尿钠含量低（肾功能衰竭少尿期除外），体重增加。体重增加是细胞外液容量显著增加所致。因为钠、水潴留多达几升、体重增加 10% 可能仍没有明显可见的凹陷性水肿，因此，尿量及体重是水肿较为敏感的指标，观察尿量及体重的动态变化，能反映水肿的消长情况。

1）不同原因所致水肿，分布部位有差别

右心功能不全所致心性水肿，最先出现于身体低垂部位。立位、坐位时，先出现足踝部位水肿；仰卧位时，则水肿先在骶部出现。肝硬化所致水肿，主要表现为腹水。肾性水肿表现为晨起时眼睑浮肿，也可波及颜面部，当病情加重时，可出现全身性水肿。

2）影响水肿分布特点的因素

（1）重力和体位：如右心衰竭时，水肿出现于最低垂的部位，这是因为右心衰竭时，上、下腔静脉回流受阻，静脉压增高，致毛细血管流体静压增高。毛细血管流体静压也受重力的影响，最低垂部位的毛细血管压较高，因此，水肿最先在最低垂部位出现。

（2）局部血流动力学因素：如肝硬化病变引起肝静脉回流受阻，使肝静脉压及其毛细血管流体静压增高，成为腹水形成的重要原因。

（3）组织结构特点：眼睑部组织较疏松，皮肤薄且伸展度较大，组织间隙压力较低，水肿液易于在此聚集。肾性水肿因无毛细血管流体静压增高的因素存在，在夜间平卧状态下，水肿液在组织疏松的眼睑部位积聚，晨起水肿较明显。

3. 水肿对机体的影响

水肿对机体具有多种不利的影响，其影响大小取决于水肿的部位、程度、发生速度和持续时间。

1）细胞营养障碍

组织间隙过量的液体积聚使组织细胞与毛细血管之间的距离加大，氧与营养物质运输时间延长；水肿液的堆积还可压迫局部毛细血管，致使血流量减少，造成细胞营养障碍。水肿部位易发生组织损伤、溃疡而不易愈合。

2）器官功能障碍

水肿可导致相应器官功能障碍，如胃肠黏膜水肿可影响消化吸收，肺水肿可引起呼吸功能障碍，心包积水可影响心脏泵血功能，喉头水肿可致气道阻塞甚至窒息，脑水肿可致颅内压升高，甚至形成脑疝，危及生命。若生命重要器官部位急速发生的水肿危害较大，而缓慢发生的非要害部位水肿如肢体水肿对机体可无太大影响。

一般疾病的临床表现都是机体对疾病的一种适应性反应，所以水肿对机体也有有利的一面，是循环系统的重要"安全阀"。

3）可以稀释毒素

水肿液中的纤维蛋白可以限制病原体的扩散，有利于白细胞吞噬病原体。

（五）水肿程度

轻度：水肿仅发生于眼睑、眶下软组织、胫骨前、踝部皮下组织，指压后可出现组织轻度凹陷，平复较快。有时早期水肿，仅有体重迅速增加而无水肿征象出现。

中度：全身疏松组织均有可见性水肿，指压后可出现明显的或较深的组织凹陷，平复缓慢。

重度：全身组织严重水肿，身体低垂部皮肤紧张发亮，甚至可有液体渗出，有时可伴有胸腔、腹腔、鞘膜腔积液。

六、情绪异常

（一）定义

1. 什么是情绪

情绪是指人有喜、怒、哀、乐、惧等心理体验，这种体验是人对客观事物的态度的一种反映。情绪具有肯定和否定的性质。能满足人的需要的事物会引起人的肯定性质的体验，如快乐、满意等；不能满足人需要的事物会引起人的否定性质的体验，如愤怒、憎恨、哀怨等；与需要无关的事物，会使人产生无所谓的情绪和情感。积极的情绪可以提高人的活动能力，而消极的情绪则会降低人的活动能力。

2. 情绪的分类

现代情绪理论把情绪分为快乐、愤怒、悲哀和恐惧这 4 种基本形式。一些心理学家则用不同的维度来描述情绪。例如，施洛斯伯格（H. Schlosberg）从"愉快、不愉快""注意、拒绝""高激活水平、低激活水平"这 3 个维度来描述情绪，每一种具体情绪都按照这 3 个维度分别处于其两极的不同位置上。

从不同的角度可以将情绪分为以下 6 类。

第一类是原始的基本情绪，往往具有高度的紧张性，如快乐、愤怒、恐惧、悲哀。快乐是盼望的目的达到后，紧张被解除时的情绪体验；愤怒是愿望目的不能达到、一再受阻、遭受挫折后积累起来的紧张的情绪体验；恐惧是在准备不足、不能处理和应付危险可怕事件时产生的情绪体验；悲哀是与所追求、热爱的事物的丧失，所盼望的事物的幻灭有关的情绪体验。

第二类是与感觉刺激有关的情绪，如疼痛、厌恶、轻快等。

第三类是与自我评价有关的情绪，主要取决于一个人对于自己的行为与各种标准的关系的知觉，如成功感与失败感、骄傲与羞耻、内疚与悔恨等。

第四类是与别人有关的情绪，常常会凝结成为持久的情绪倾向与态度，主要是爱与恨。

第五类是与欣赏有关的情绪，如惊奇、敬畏、美感和幽默。

第六类是根据心理活动所处状态来划分的情绪，如心境、激情和应激状态等。

（二）情绪状态

情绪状态是指在某种事件或情境的影响下，在一定时间内个体所产生的某种情绪，其中较典型的情绪状态有心境、激情和应激 3 种。

1. 心境

心境是指人比较平静而持久的情绪状态。心境具有弥漫性，它不是关于某一事物的特定体验，而是以同样的态度体验对待一切事物。

1）心境持续时间有很大差别

某些心境可能持续几小时；另一些心境可能持续几周、几个月或更长的时间。一种心境的持续时间依赖于引起心境的客观刺激的性质，如失去亲人往往使人产生较长时间的郁闷心境。一个人取得了重大的成就（如高考被录取，实验获得成功，作品初次问世等），在一段时期内会使人处于积极、愉快的心境中。人格特征也能影响心境的持续时间，同一事件对某些人的心境影响较小，而对另一些人的影响则较大。性格开朗的人往往事过境迁不再考虑，而性格内向的人则容易耿耿于怀。

2）心境产生的原因是多方面的

生活中的顺境和逆境、工作中的成功与失败、人际关系是否融洽、个人健康状况、自然环境的变化等，都可能成为引起某种心境的原因。

心境对人的生活、工作、学习、健康有很大的影响。积极向上、乐观的心境，可以提高人的活动效率，增强信心，对未来充满希望，有益于健康；消极悲观的心境，会降低认知活动效率，使人丧失信心和希望。经常处于焦虑状态，有损于健康。人的世界观、理想和信念决定着心境的基本倾向，对心境有着重要的调节作用。

2. 激情

激情是一种强烈的、爆发性的、为时短促的情绪状态。这种情绪状态通常是由对个人有重大意义的事件引起的。重大成功之后的狂喜、惨遭失败后的绝望、亲人突然死亡引起的极度悲哀、突如其来的危险所带来的异常恐惧等等，都是激情状态。

激情往往伴随着生理变化和明显的外部行为表现，例如，盛怒时全身肌肉紧张，双目怒视，怒发冲冠，咬牙切齿，紧握双拳；狂喜时眉开眼笑，手舞足蹈；极度恐惧、悲痛和愤怒后，可能导致精神衰竭、晕倒、发呆，甚至出现所谓的激情休克现象，有时表现为过度兴奋、言语紊乱、动作失调。

激情状态下人往往会出现"意识狭窄"现象，即认识活动的范围缩小，理智分析能力受到抑制，自我控制能力减弱，进而使人的行为失去控制，甚至做出一些鲁莽的动作或行为。有人用激情爆发来原谅自己的错误，认为"激情时完全失去理智，自己无法控制"，这是有争议的说法，一般认为人能够意识到自己的激情状态，也能够有意识地调节和控制它。因此，个人对在激情状态下的失控行为所造成的不良后果都是要负责任的。

要善于控制自己的激情，做自己情绪的主人。培养坚强的意志品质、提高自我控制的能力可以达到这个目的。然而激情并不总是消极的，发射卫星成功时研制人员的兴高采烈、运动员在国际比赛中取得金牌时的欣喜若狂，在这些激情中包含着强烈的爱国主义情感，是激励人上进的强大动力。

3. 应激

应激是指人对某种意外的环境刺激所做出的适应性反应。人们遇到某种意外危险或面临某种突然事变时，必须运用自己的智慧和经验，动员自己的全部力量，迅速做出选择，采取有效行动，此时人的身心处于高度紧张状态，就是应激状态。例如，飞机在飞行中，发动机突然发生故障，驾驶员紧急与地面联系着陆；正常行驶的汽车意外地遇到故障时，司机紧急刹车；战士排除定时炸弹时的紧张而又小心的行为等等。应激状态的产生与人面临的情景及人对自己能力的估计有关。当情景对一个人提出了要求，而他意识到自己无力应付当前情境的过高要求时，就会体验到紧张而处于应激状态。

人在应激状态下，会引起机体的一系列生物性反应，如肌肉紧张度、血压、心率、呼吸以及腺体活动都会出现明显的变化。这些变化有助于适应急剧变化的环境刺激，维护机体功能的完整性。

（三）情绪特点和情绪测量

1. 情绪特征

情绪的维度是指情绪所固有的某些特征，如情绪的动力性、激动性、强度和紧张度等。这些特征的变化幅度具有两极性，即存在两种对立的状态。

1）情绪的动力性有增力和减力两极

一般来讲，需要得到满足时产生的积极情绪是增力的，可提高人的活动能力；需要得不到满足时产生的消极情绪是减力的，会降低人的活动能力。

2）情绪的激动性有激动与平静两极

激动是一种强烈的、外显的情绪状态，如激怒、狂喜、极度恐惧等，它是由一些重要的事件引起的，如突如其来的地震会引起人们极度的恐惧。平静是指一种平稳安静的情绪状态，它是人们正常生活、学习和工作时的基本情绪状态，也是基本的工作条件。

3）情绪的强度有强、弱两极

如从愉快到狂喜，从微愠到狂怒。在情绪的强弱之间还有各种不同的强度，如在微愠到狂怒之间还有愤怒、大怒和暴怒等。情绪强度的大小取决于情绪事件对于个体意义的大小。

4）情绪还有紧张和轻松两极

情绪的紧张程度取决于面对情境的紧迫性，个体心理的准备状态以及应变能力。如果情境比较复杂，个体心理准备不足，而且应变能力比较差，人往往容易紧张，甚至不知所措。如果情境不太紧急，个体心理准备比较充分，应变能力比较强，人不紧张，因而会觉得比较轻松自如。

2. 测量方法

对于不同的情绪分别有不同的测量方法。例如测量焦虑的常用方法为焦虑自评量表（SAS），是用以评定焦虑患者的主观感受。采用四级评分，共有 20 个项目。

3. 情绪的本质

情绪是以主体的需要、愿望等倾向为中介的一种心理现象。情绪具有独特的生理唤醒、主观体验和外部表现 3 种成分。符合主体的需要和愿望，会引起积极的、肯定的情绪，相反就会引起消极的、否定的情绪。

1）主观体验是个体对不同情绪状态的自我感受

每种情绪有不同的主观体验，它们代表了人的不同感受，如快乐还是痛苦等，构成了情绪的心理内容。情绪体验是一种主观感受，很难确定产生情绪体验的客观刺激是什么，而且不同人对同一刺激也可能产生不同的情绪。因此，情绪体验的研究一般采用自我报告的方法。

2）情绪的外部表现，通常称之为表情

它是在情绪状态发生时身体各部分的动作量化形式，包括面部表情、姿态表情和语调表情。

面部表情是所有面部肌肉变化所组成的模式，如高兴时额眉平展、面颊上提、嘴角上翘。面部表情模式能精细地表达不同性质的情绪，因此是鉴别情绪的主要标志。

姿态表情是指面部以外的身体其他部分的表情动作，包括手势、身体姿势等，如人在痛苦时捶胸顿足，愤怒时摩拳擦掌等。

语调也是表达情绪的一种重要形式。语调表情是通过言语的声调、节奏和速度等方面的变化来表达的，如高兴时语调高昂，语速快；痛苦时语调低沉，语速慢。

3）生理唤醒是指情绪产生的生理反应

它涉及广泛的神经结构，如中枢神经系统的脑干、中央灰质、丘脑、杏仁核、下丘脑、蓝斑、松果体、前额皮层，及外周神经系统和内、外分泌腺等。生理唤醒是一种生理的激活水平。不同情绪的生理反应模式是不一样的，如满意、愉快时心跳节律正常；恐惧或暴怒时，心跳加速、血压升高、呼吸频率增加，甚至出现间歇或停顿；痛苦时血管容积缩小等。

（四）情绪的相关理论

1. 詹姆士（James）－兰格（Lange）的情绪理论

该理论认为，情绪是由于某一情境的变化引起自身状态的感觉。情绪产生的过程是刺激引起个体的生理反应，如循环系统、消化系统、内分泌系统等的变化，由机体反应引起情绪体验。因此，情绪只是对于一种生理状态的感觉，是对机体内部和外部生理变化的意识。

2. 坎农（Connan）－巴德的丘脑情绪理论

该理论认为，激发情绪的刺激由丘脑进行加工，同时把信息输送到大脑和机体的其他部位，到达大脑皮层的信息产生情绪体验，而到达内脏和骨骼肌肉的信息激活生理反应，因此，身体变化与情绪体验同时发生。

3. 巴甫洛夫（Pavlov）的动力定型理论

该理论认为，人们在大脑皮层中按照刺激物的顺序形成了比较稳固的暂时神经联系系统，这种系统叫做动力定型，是人学习、习惯和需要的生理基础。当客观事物符合我们的动力定型时，其刺激所引起的皮质神经过程就会按原来的轨道运行，产生满意的情绪和情感。如果客观事物不符合动力定型，就会使旧的动力定型遭到破坏，产生消极的情绪和情感。人所建立的暂时神经联系有两个系统。由具体事物的影响所建立的暂时神经联系系统称为第一信号系统，由语言所建立的暂时神经联系系统称为第二信号系统。人们不仅通过第一信号系统产生情绪体验，也通过第二信号系统调节自己的情绪和情感。例如，当一个人遭遇不幸时，自己的情绪怎么也平静不下来，如果这时候有人用言语劝告几句，就可能平静下来，这就是第二信号系统的调节作用。

4. 行为学派的情绪理论

该理论认为，情绪只是有机体对待特定环境的一种反应和一簇反应，因此经常从反应模式和活动水平两方面去描述情绪。行为主义的奠基人华生认为,情绪是一种遗传的反应模式,它包括整个的身体机制,特别是内脏和腺体活动系统的深刻变化。在他之后,操作条件反射论者斯金纳特别注意从动物在个体生活中的习得行为研究情绪,发展了用条件反射技术来引发情绪的方法,并把挫折效应作为研究情绪的一个标准方法。

5. 精神分析学派的情绪理论

该理论的中心是焦虑问题。弗洛伊德提出,人有客观性焦虑、神经症焦虑和道德焦虑这3种焦虑,它们分别代表自我在对待现实、本我、超我对个人所提出的要求时采取的软弱态度。客观性焦虑源于人的"诞生创伤",新生儿诞生时被来自新环境的大量刺激所淹没,是一种原发性的焦虑,它是以后个人生活中继发的焦虑反应的原型。当一个人面临一种创伤的可能性时,就会有一种与诞生创伤相联系的情绪的复现。例如人在焦虑时出现的紧张急促的呼吸、肌肉的颤抖、加快的心跳等特征都是模拟和重复新生儿的情绪特征。神经症焦虑产生于害怕自己的本能行为的客观后果,害怕从事被禁止行为所产生的社会后果。这种焦虑有两种形式。一是"自由漂浮"式焦虑,指个人不断地预料会有最坏的结果,把偶然的事件看成厄运的先兆,特别害怕模棱两可的情境;二是"特定恐怖"式焦虑,其范围有限,由特定的对象与情境(如打雷、疾病等)引起。道德焦虑来源于超我,而超我形成于童年时代父母的教诲和约束。害怕失去父母的爱和受到惩罚是产生道德焦虑的根源。神经症焦虑和道德焦虑能导致压抑,压抑本能的冲动以对付焦虑。

6. 达菲(Dauphin)的情绪激活理论

该理论认为,情绪涉及人们向自己预料到的情境去行动。情绪的发生完全是生理唤醒和神经激活的结果。无论积极的情绪状态还是消极的情绪状态,其驱动力都必然来自机体的能量供给,从而情绪变化也来自机体能量水平的变化。强烈情绪由高水平能量提供活力,微弱情绪由低水平能量提供活力。日常观察到的异常或紊乱反应,并不表明情绪行动有什么特殊的功能,不过是能量水平过高或不足所造成的。达菲用生理激活来解释情绪,具有取消情绪概念的明显倾向。

7. 沙赫特的情绪三因素理论

该理论认为,任何一种情绪的产生都不是由单一因素决定的,而是由环境因素、生理因素和认知因素共同决定的。任何情绪的产生都同自主神经系统的神经激活相联系,但只有这种联系是不够的,只有在引起情绪的刺激和对这一情境的认知同神经唤醒相结合时才产生情绪。因此,三因素理论又被称为认知-激活理论。在决定情绪的3种因素中,生理激活决定情绪的强度,认知决定情绪的性质,而情境刺激则是产生情绪体验的客观条件。在情绪试验中,被试者处于相同的生理唤醒状态并接受相同的环境刺激,却产生完全不同的情绪反应,这是因为被试者对生理反应的认知解释不同,因此产生的情绪体验也不同。认知因素在三因素中起主导作用,情绪情感是通过认知过程的折射而产生的。认知折射指人在过去经验中所形成的愿望、需求、预期、经验等内部心理结构对当前环境刺激的评估和判断。当符合自己的需要时就产生肯定的情绪情感,否则就产生否定的情绪情感。

8. 阿诺德(Arnold)与拉扎勒斯(Lazarus)的认知-评价理论

该理论认为,第一,情绪是来自正在进行着的环境中好的或不好的信息的生理心理反应,它依赖于短时或持续的评价。在情绪发生之前,人要对刺激进行解释和评估。如果一个人对刺激做出肯定的评价,他就会接近它;否则,就会躲避它。这种评价与人的性格结构、过去的知识经验和当前对情境的知觉有关。第二,大脑对刺激做出某种评价后,信息通过皮下中枢丘脑及外周神经系统影响内脏器官及骨筋肌的生理反应,形成了一定的生理模式,这种模式反馈到大脑进行再评价,从而产生或强或弱的情绪体验。而情绪又诱导人选择合适的行为反应,于是情绪转化为动机,个体的适应行为就被情绪组织起来。第三,每种情绪都包括特定的评价、特定的生理变化和特定的活动倾向3种成分,任何情绪都不能由单一成分所决定,而是由3种成分相互作用而成,它们的不同组合模式是各种具体情绪的标志。

9. 汤姆金斯(Tomkins)和伊扎德(Izard)的动机-分化理论

该理论对弗洛伊德把本能当作动机的基本来源的观点提出了批评,认为情绪是比本能更强有力的驱动因素。人可以在没有本能信号的情况下被各种情绪激活,诸如快乐和悲伤、愤怒和恐惧、惊奇和羞愧,这些情绪都足以使人做出某种行动,因为情绪可以调动有机体的生物化学能量,一方面使有机体处于高度唤醒的激活状态,另一方面为有机体的行为准备充足的能量。情绪信号比本能具有更为普遍的意义,可以单独发挥动机的作用。情绪的价值在于它能够扩大、加强或缩小、减弱生物需要的信息,保证对环境信息做出现时的反应,激起有机体活力去应付变化多端的生存环境。

(五)常见情绪异常症状和表现

1. 焦躁不安

严重的不安感无法从思想中摆脱。

2. 情绪低落、持续低迷

精神思想沉浸在压抑中,正向的兴奋性无法提升。情绪低迷常常源于挫折感等负面情绪所引起的心理活动兴奋性的破坏、瓦解和干扰作用。

3. 情绪波动剧烈

兴奋触发和持续处于剧烈变化中。

4. 持续兴奋、亢奋,情绪难以平静

高昂的情绪兴奋性持续时间延长,难以平复。

5. 应激中情绪难以控制

对兴奋激动的失控、对低落低迷的失控、双向失控。

6. 负向消极情绪持续

情绪长时间处于某种情感色彩中难以自拔。心理学家通过实验证明,挫折感使人的行为具有攻击、冷漠、幻想、退化、固执和妥协等倾向。悲哀、愤怒、倦怠等消极心境会使人感到厌烦、消沉、枯燥无味,对人的创造性思维产生一系列消极影响,如害怕承担风险、过分追求稳定的秩序、过早地做出判断、酝酿能力降低等。惧怕是破坏性最大的情绪，痛苦则通过其压抑效应对智力操作起干扰、延缓的作用，而愤怒又有所不同，它比痛苦和惧怕有更大的自信度，从而使人在情绪释放后获得更好的工作效果。但是，如果愤怒情绪在体内积累而没有得到释放时，就会同其他负面情绪一样起到负面作用。

7. 良好情绪的环境不支持

实验证明，中等愉快水平可以使智力劳动达到较优的效果，如果兴趣和愉快结合起来，相互作用、相互补充，能为智力活动和创造性工作提供最佳的情绪背景。

8. 情绪表达困难、负向情绪能量发泄困难

为了解释情绪的意义，查尔斯·达尔文在 1872 年写过一本《人与动物的感情表达》。达尔文认为，情绪帮助动物们适应环境。表达情绪和表现动物的身体特点有同样作用，例如，狗在地盘被侵略的时候愤怒狂吠，让敌人认为它比实际上更具有攻击性。达尔文认为，情绪大多有目的性，因此是自然选择的产物。

为了生存，人类必须探索环境(好奇)、吐出不小心吃的异物(恶心)、建立社会关系(信任)、避免伤害(恐惧)、繁衍(爱)、战斗(愤怒)、寻求帮助(哭泣)、重复做对自己有利的事(欢乐)。在原始人类的日常生活中，情绪可以让人类自动趋利避害，做出更利于生存的选择。尽管愤怒看起来没什么好处，但在原始部落里，可以让一个人被人害怕并建立起威望。羞耻和骄傲可以促使一个人维护自己的社会地位。

在社会生活上，情绪帮助我们：与其他人交流感情(如婴儿不会说话也能成功交流)。影响其他人对我们的态度。表示善意(如不是出于喜悦，只是礼貌性的微笑)。

七、睡眠异常

(一) 睡眠的本质和定义

睡眠是高等脊椎动物周期性出现的一种自发的和可逆的静息状态，表现为机体对外界刺激的反应性降低和意识的暂时中断。

人和高级动物(人科、灵长目、哺乳纲、脊椎门)的一生大约有 1/3 的时间是在睡眠中度过的。当动物处于睡眠状态中时，可以使其大脑和身体得到休息、休整和恢复，适量的睡眠有助于其日常的生存活动。

睡眠是由于身体内部的需要，使感觉活动和运动性活动暂时停止，给予适当刺激就又能使其立即达到觉醒的状态。人类在认识脑电活动后，认为睡眠是由于脑的功能活动而引起的动物生理性活动低下，给予适当刺激可使之达到完全清醒的状态。

睡眠是一种主动过程，睡眠是恢复精神力量所必需的休息，有专门的中枢管理睡眠与觉醒，睡时的脑只是切换了一种工作模式，把高度紧张的复杂信息处理工作暂停，让这部分神经系统进行休息以缓解高度紧张压力下的疲劳，使其耗竭的能量重新得到储存，这就是精神心理活动疲劳的恢复；要知道接受和处理内外刺激并做出反应的兴奋度较高的神经细胞，要防止没有经过深加工的刺激联结相互干扰，必须在高度紧张的精密计算和分析判断状态下工作，这种工作的能量消耗极大，负向消极的刺激和损害不断积累，必须通过周期性的完全放松来进行压力解脱，这就是缓解精神心理活动疲劳的基本需要。因此，睡眠是对这一对刺激联结高紧张度和高能耗状态的精神心理活动的心灵解脱，而睡眠质量不高是指屏蔽度不够或睡眠时间不足以充分消化刺激联结的现象。嗜睡则是病态的过多过久屏蔽。这些都是神经控制不足的表现。在睡眠中由于主动性活动减弱，身体的状态也得到恢复。

睡眠最主要的功能体现在大脑，睡眠状态通过做梦将大脑中的分散的记忆碎片连贯起来整理在一起。睡眠往往是一种无意识的愉快状态，通常发生在适宜的场所环境（如人躺在床上，动物在窝里、巢穴里）和适宜的时间（夜里）被允许休息的时候。与觉醒状态相比较，睡眠的时候，人和动物与周围的接触停止，自觉意识消失，不再能控制身体、言语、意识活动行为。处在睡眠状态的人和动物都会肌肉放松，神经反射减弱，体温下降，心跳减慢，血压轻度下降，新陈代谢的速度减慢，胃肠道的蠕动也明显减弱。这时候看上去睡着的人和动物是静止的，被动的，实际则不然。如果对一个睡眠时的人或动物做脑电图，就会发现，睡眠时人或者动物脑细胞发放的电脉冲并不比觉醒时减弱。这证明大脑的基本电生理活动并未休息。正如一座夜间的蜂房，外表看上去蜜蜂都已归巢休息，但实际上为酿造蜂蜜而进行的工作正在由一些生物单元通宵达旦地忙碌着。

正常成年人或高级动物进入睡眠后，首先进入慢波相，通常依次为 1 - 2 - 3 - 4 - 3 - 2 等期，历时 70～120min 不等，即转入异相睡眠，约 5～15min，这样便结束第 1 个时相转换，接着又开始慢波相，并转入下一个异相睡眠，如此周而复始地进行下去。整个睡眠过程，一般有 4～6 次转换，慢波相时程逐次缩短，并以第 2 期为主，而异相时程则逐步延长。以睡眠全时为 100%，则慢波睡眠约占 80%，而异相睡眠占 20%。将睡眠不同时相和觉醒态按出现先后的时间序列排列，可绘制成睡眠图，它能直观地反映睡眠各时相的动态变化。睡眠由两个交替出现的不同时相所组成，一个是慢波相，又称非快速眼动睡眠，另一个则是异相睡眠，又称快速眼动睡眠，此时相中出现眼球快速运动，并经常做梦。快速眼动睡眠主要用于恢复体力，非快速眼动主要用于恢复脑力。

1. 慢波睡眠

慢波睡眠亦称"普通睡眠""快步化睡眠"。与快波眼动睡眠相对，睡眠的两个时相之一，其脑电特征是高振幅、低频率的同步化的慢波（δ 波），此时人的意识消失，心率、呼吸、体温、血压、尿量、代谢率等全部降低。夜间睡眠多数时间处在这种熟知的睡眠状态。成人慢波睡眠分为 4 个阶段：打盹浅睡、中度睡眠、中度至深度睡眠和深度睡眠。儿童睡眠分期较困难。研究表明，慢波睡眠时眼球只有少数缓慢的运动，故又称为非快速眼动睡眠。慢波睡眠和快波睡眠均可以直接转入觉醒状态，但觉醒状态只能转入慢波睡眠，而不能直接转入快波睡眠。在快波睡眠期间将人唤醒，大多数人说他在做梦，而在慢波睡眠期间将人唤醒，一般很少说在做梦，即无梦。在整个睡眠期间两种睡眠交替进行，大约一夜反复交替 3～5 次。越接近睡眠后期睡眠的持续时间越长。最近研究表明，生长激素分泌的高峰在慢波睡眠期间，慢波睡眠对生长发育和恢复体力有重要的促进作用。

根据人脑电波的特征，通常将此时相区分为 4 个不同的期，即相应于睡眠由浅入深的过程。第 1 期呈现低电压脑波，频率快慢混合，而以 4~7 周/秒的频率为主，它常出现在睡眠伊始和夜间短暂苏醒，非快速眼动睡眠在前半夜较多，主要是常人经过一天的用脑后，脑力消耗很大，对于脑细胞与脑组织都是压力与伤害，生理时钟自然会诱使我们睡觉，让脑部温度降下，进入修护阶段，这对生命的维系相当重要。后半夜睡眠快速动眼睡眠会较多，则是与学习工作有关，当一天中经历了许多不管是好是坏的景物，都要纳入记忆中，而快速动眼睡眠就包含了学习新事物、整合日间情绪等作用。

2. 快速眼动睡眠

快速眼动睡眠期又叫做异相睡眠，也有人把它叫做积极睡眠（active sleep），是指在睡眠过程中有一段时间，脑电波频率变快，振幅变低，同时还表现出心率加快、血压升高、肌肉松弛、阴茎勃起，最奇怪的是眼球不停地左右摆动。

快速眼动睡眠是在睡眠过程中周期出现的一种激动状态。脑电图呈现快频低压电波，类似清醒时脑波。自主神经系统活动增强，如心率、呼吸加速，血压升高，脑血流及耗氧量均增加，在男性则有阴茎勃起。此外，睡者时时翻身，面和指（趾）端肌肉不时抽动。在实验动物还记录到单个神经细胞的放电活动非但高于慢波相，有时还超过清醒状态下的活动水平。人和动物的异相睡眠一样，表现出 3 个特征：①低电压，快频脑波；②颈部肌肉张力松弛以及脊髓反射被抑制，此时运动系统受到很强抑制；③频繁出现快速的眼球运动，同时在一些和视觉有关的脑结构，包括大脑皮层视区，出现高大锐波，统称脑桥 - 膝状体 - 枕区皮层波（PGO）。

3. 深度睡眠

一般是以身体活动减少和感觉灵敏度降低作为衡量的指标。此外，一些生理指标，特别是唤醒阈，也指示慢波相的第 3、4 期是深睡时期。至于异相睡眠的深度则很难判定，因为它既表现肌张力松弛，又常出现全身翻转和面、指肌抽动；在感觉方面，外界无关的刺激较难唤醒睡者，可是当刺激具有特殊含义或者和他做梦的内容有关时，第一次则他会认为是梦里发生的事情，如果刺激多次，则极易唤醒。这些矛盾提示，在异相睡眠中脑内发生一种主动过程能切断它和外界无关刺激的联系。如果依自主神经系统活动强弱来判别，则异相睡眠更接近觉醒状态，如在此时相唤醒睡者，他会说自己正在熟睡；反之，在慢波相时唤醒他，则说睡得不熟。推测这种主观的睡眠意识可能与他的梦境有关联。综上所述，对睡眠深度的精确测定是困难的，趋向是将异相和慢波相看做两个独立的状态。

有些自主神经活动随睡眠过程的发展而变化，似和两个时相关系不大。例如，体温从睡眠开始便逐渐下降，5~6h 达最低点，然后又逐渐回升。有人提出，睡眠时仍能学习口述材料，可是脑电图的分析证明，睡者实际上是处在朦胧状态。梦呓多发生在慢波睡眠的第 2 期，而梦游则无例外地发生在慢波第 4 期中，并且两者一般都和梦的内容无关。

4. 睡眠时间

新生儿平均每天睡 16h，婴儿睡眠时间逐渐缩短，至 2 岁时约睡 9~12h。成年人的睡眠时间因人而异，通常为 6～9h 不等，一般认为 7h 是合适的。可是老年人的睡眠经常少到 6h。根据脑电图的分析，新生儿的异相睡眠约占睡眠总时间的 50%，并且入睡后很快就进入异相时期，成年人约占 20%，而老人则不到 20%。在成年人凡异相睡眠时间低于 15% 或高于 25% 的则被认为不正常。同样，慢波相第 4 期也随年龄增长而逐渐减少。至于睡眠与觉醒的周期更替，新生儿一天中约 5～6 次，婴儿逐渐减少，学龄儿童每天约 1～2 次的睡眠。有些老年人又恢复一日睡几次的习惯。

默认的"生物钟"中的"睡眠时间"，就是在睡后的 6～8h"苏醒"；而什么时候"睡觉"并不是最重要的。并且只要您"睡觉"了，那些睡后会发生的"生理活动"还是会照样进行的，或者说：只要您的"睡眠时间"足够了，无论您是在什么时候开始睡觉的，都不会影响您的"身体健康"；而"作息时间"，只是一个"习惯"而已，是可以随意改变的。当然，一个新习惯的养成还是需要一定的时间的，一般是 3～6d，所以这种习惯的交替最好不要太频繁。

睡眠时间因人而异，虽说成年人平均每天睡眠时间为 8h，但其实足够的睡眠不是从时间上的多与少来分别，而是视乎能否达到熟睡的状态，专家建议的睡眠时间一般应维持 7～8h，视个体差异而定。如果的确入睡快而睡眠深、一般无梦或少梦者，睡上 6h 可完全恢复精力，当然未为不可；而入睡慢而浅，睡眠多、常多梦者，即使睡上 10h，精神仍难清爽，应通过各种治疗，以获得有效睡眠，单纯延长睡眠时间也对身体无益。

5. 延长睡眠

美国科学家研究表明，推迟上课时间有助提高学习的效果，并且上课时间越晚越好。

生物学研究显示，人在幼童时期倾向于早睡早起；而当人步入青少年时期后，昼夜节律会发生改变，导致青少年睡得更晚，起得也更晚。这种改变是由大脑内褪黑素的变化引起的，这一过程大约开始于 13 岁，在 15 到 16 岁明显增强，而在 17 到 19 岁时达到高峰。如果上课时间调整到早上 8：35 或者更晚，一个学期之后，学生们的数学、英语、科学和社会学成绩普遍提高了 1/4 个等级，例如从 B 提高到了 B 与 B＋ 的中间位置。

多项研究表明，与把上课时间从早上 7：15 调到 7：45 的学校相比，上课时间从 7：30 改为 8：00 的学校里的学生的学习成绩有更大幅度的提高。来自巴西、意大利和以色列的研究也获得了相似的结论。之所以上课时间推迟会获得这些好处，其关键是青少年保证了至少 8h 的充足睡眠，而如果能达到 9h 就更好了。相比之下，在欧洲，很少有中学会在上午 9 点以前开始上课。

6. 睡眠的科学研究

睡眠具有三大特征，即周期性、自发性和可逆性，以动物的安静不动和感觉敏感性降低作为衡量指标，则从高等脊椎动物才开始出现睡眠行为和脑电变化。在鱼、两栖和爬行动物，可以观察到觉醒和睡眠的周期转换，但无异相睡眠。至温血动物鸟类，才有明显的异相睡眠，约占睡眠时间的 3%～5%。哺乳类动物从鼠到象，都有明确的慢波相和异相睡眠，不过它们各自所占比重随种别而异。若从动物生存竞争角度来分析，大体可归为两类：一类是被猎食动物，如啮齿类、食草及反刍动物摄食后需要长时间咀嚼，因而睡眠时间缩短，异相睡眠也短，一般不超出 5%，如母牛为 1.6%，食蚁兽居然没有异相睡眠；另一类是猎食动物，如食肉类，它们的进食快，有较多时间的睡眠，异相睡眠也较长，可达 20% 或更长，如猫、狗等都如此。

实验性地剥夺人或动物的睡眠是一种研究睡眠的生理意义及其必要性的可行方法。

1）剥夺全部睡眠

24~48h 后，脑电频率变慢，近似慢波相第 1 期，但外观行为正常。继续剥夺，则警觉性降低，严重的会发生幻觉、谵妄或梦呓。3~4d 后，任其入睡，在第一夜中慢波第 4 期明显增多，而异相睡眠相应减少，在以后数晚，异相睡眠才代偿地增多。1 例 11 天不睡的青年，入睡后，慢波第 4 期和异相睡眠都明显增加。相反，被剥夺睡眠的猫在第 1 夜增多的是异相睡眠，而不是慢波第 4 期睡眠。

2）剥夺部分睡眠

使受试者每天仅睡 3~4h，几天后，异相睡眠成分比平时睡眠头 4h 内的异相成分加多。停止实验后，受试者连续数夜多次出现异相睡眠。在长期每天只睡 4h 的受试者慢波第 4 期增多，第 3 期相应减少。在恢复睡眠过程中，慢波相无明显变化。如将受试者睡眠缩短到 3h 以下，则会影响第 4 期睡眠的发展，从而严重影响受试者的工作能力。

3）选择剥夺睡眠某时相

如果选择剥夺慢波第 4 期睡眠，则在恢复过程会代偿地只增加第 4 期睡眠；如选择剥夺异相睡眠，也产生同样的代偿情况，许多心理学实验结果表明，长期剥夺异相睡眠不产生明显的心理紊乱；而长期剥夺全部睡眠的人，不能长时间工作，否则差错加多。这可能和大脑皮层不能持久维持警觉状态有关。此外，少数人还会发生短暂幻觉和荒诞行为。总之，这些实验结果似不支持长期不眠或严重失眠会导致精神变态的假说，可是从另一方面却表明，长期缺乏睡眠极易引起疲劳，注意力不集中以及视、触觉的错乱等。

2014 年 9 月 17 日，研究人员发现侧颜区有一种特殊神经元，专门产生神经递质 γ - 氨基丁酸（GABA）用以促进深度睡眠。他们针对性地开发出一套能够远程操控这些神经元的新工具，用来操控神经元的开闭，以便进行研究。

"新的分子生物学方法使人们能够在前所未有的水平上精确控制大脑的功能。"哈佛医学院博士后研究员克里斯泰勒·安瑟莱特说，"在开发这套工具之前，我们通常使用电刺激的方法来激活目标区域，但这通常会同时影响到周边并不需要刺激区域，对研究产生影响。"

海豚不会睡眠，它们将左右脑交替轮流使用，更好地避免天敌。动物睡觉的原因和人类是一样的。

（二）睡眠状态异常

1. 失眠

根据失眠发生的时间先后，可区分 3 种失眠症。

（1）发生在睡眠初期，表现为很难入睡，也是最常见的失眠。

（2）表现为全夜时醒时睡。

（3）发生在睡眠终期，患者过早苏醒，不能再入睡。

失眠者的异相睡眠都少，并易诱发脑电的唤醒反应。从脑电图分析波看，他们的睡眠时间总是比主诉的为多，失眠的后果并不严重，长期失眠者有时精神萎靡，使用谷维素为主的综合调治可取得快速、理想的疗效。

原发性失眠：通常缺少明确病因，或在排除可能引起失眠的病因后仍遗留失眠症状，主要包括心理生理性失眠、特发性失眠和主观性失眠3种类型。原发性失眠的诊断缺乏特异性指标，主要是一种排除性诊断。当可能引起失眠的病因被排除或治愈以后，仍遗留失眠症状时即可考虑为原发性失眠。心理生理性失眠在临床上发现其病因都可以溯源为某一个或长期事件对患者大脑边缘系统功能稳定性的影响，边缘系统功能的稳定性失衡最终导致了大脑睡眠功能的紊乱，失眠发生。

继发性失眠：包括由于躯体疾病、精神障碍、药物滥用等引起的失眠，以及与睡眠呼吸紊乱、睡眠运动障碍等相关的失眠。失眠常与其他疾病同时发生，有时很难确定这些疾病与失眠之间的因果关系，故近年来提出共病性失眠（comorbidinsomnia）的概念，用以描述那些同时伴随其他疾病的失眠。

2. 多眠

表现为白昼多眠或瞌睡过多，或者夜间睡眠过久。患者睡眠期间心率并不减慢，说明患者在睡眠期间休息不充分。原发性多眠症多属遗传病，这和下丘脑功能障碍有关。此外，还有一种伴有食欲亢进、肥胖和呼吸不足等症的多眠症。

3. 发作性睡眠症

发作时患者突然入睡，不能自控，但只持续数秒至数分钟，还经常伴发由肌张力丧失产生的猝倒。发作时脑电波和异相睡眠的相似，多属先天性的。中枢兴奋药可减轻其症状。

梦游：此症发生在慢波睡眠的第3、4期，也是回忆能力最低的时期。与患者做梦无关。梦游时大脑警觉性和反应性均降低，运动也欠协调。

4. 遗尿症

多半发生在睡眠的前1/3时期，脑电波呈慢波第4期形式。遗尿开始即转入2期或1期。唤醒后患者不诉梦境，若不唤醒，他们认为延髓和脑桥内存在上行抑制系统，这一系统的活动可以导致睡眠。此系统一方面接受来自躯体和内脏的感觉传入冲动，另一方面又受到前脑梨状区皮层、扣带回和视前区等结构的下行控制。与此同时，M. 儒韦提出关于觉醒－睡眠周期的单胺学说。他认为从蓝斑前部发出的上行去甲肾上腺素能系统，维持大脑皮层觉醒态电活动，加上乙酰胆碱能系统的活动，才能完成注意、学习、记忆等高级功能；而黑质－纹状体环路的多巴胺能系统，则维持觉醒的行为表现，至于睡眠过程，则由中缝核群前段发出的上行5－羟色胺能系统维持慢波睡眠，而其中段核群一旦触发蓝斑区域细胞活动后，后者的上行冲动激活大脑皮层电活动，使之出现快频低幅波，同时，其下行冲动则抑制脊髓运动系统，从而形成异相睡眠。但作者未说明睡眠怎样开始。应当指出，这两种假说并无根本分歧。因为他们争论的仅是和睡眠有关的脑结构的部位。当今许多工作正是沿这两种设想向纵深发展。从70年代起，莫尼埃和J. R. 帕彭海默分别从入睡的兔和羊脑内提取出多肽物质，将它注入另一只动物脑室内，可诱导δ波，酷似慢波睡眠。这一发现为睡眠机制研究开拓了新的途径。

睡眠对于大脑健康是极为重要的。未成年人一般需要有8h以上的睡眠时间，并且必须保证高质量。如果睡眠的时间不足或质量不高，那么会危害生命或对大脑产生不良的影响，大脑的疲劳就难以恢复，严重的可能影响大脑的功能。青少年如果睡眠不足或睡眠质量差，就应适当增加睡眠的时间，比如夏天午睡片刻，并且要设法改善睡眠状况等。

按照一般的观点，睡眠是消除大脑疲劳的主要方式。如果长期睡眠不足或睡眠质量太差，就会严重影响大脑的机能，本来是很聪明的人也会变得糊涂起来。很多青少年学生患上了神经衰弱等疾病，很多时候就是因为严重睡眠不足引发的。

（三）具有医学意义的关联表现与伴随症状

睡眠异常伴随的症状表现十分多，不同的个体出现的症状表现也不同。导致睡眠异常的外在因素包括持续存在难以产生睡意的环境，打扰睡眠过程的刺激因素、因生活事件而紊乱的作息规律、药物影响等。心理活动的兴奋性异常，可以被生物活性物刺激而激发，也可以被生活事件刺激而激发，导致睡前焦虑、熬夜、非适宜的酒精和咖啡饮用、非适宜的生活事项安排以及缺乏睡眠的相关行为联想等，都是内因性质的睡眠干扰因素。

八、记忆力下降

（一）定义

记忆力下降是常见症状，临床上尤以40~60岁的人最为多见，他们迫切渴望知识更新，却常常感到力不从心；一些中青年男性，由于社会压力引发心理问题，感到工作紧张、焦虑、易怒，导致记忆力下降。

（二）发生原因与发生机制

1. 不良情绪

不良情绪主要是指抑郁、焦虑、愤怒等不良情绪，这些不良情绪会影响我们的思维，同时也影响着我们的记忆，导致出现记忆力减退。

2. 失眠

出现失眠，睡眠质量不好的朋友，记忆力也会有所减退。人的睡眠是休息的保护，如果人得不到休息，那么就会影响我们的记忆力与注意力。

3. 疾病

不管是生理上的疾病，还是心理上的疾病，都会导致我们出现记忆力减退。

4. 衰老

随着年龄增大，可能出现大脑细胞的衰老和死亡，机体的内环境不利于大脑功能的正常发挥。

5. 用脑过度

用脑过度会导致疲劳感增加，对外界事物的敏感度降低，从而影响记忆。

6. 依赖

如过度地依赖电脑、书籍等，会影响我们去开发自己的记忆力，运用自己的记忆能力，从而出现记忆力减退。

7. 压力

适当的心理压力可以增加我们的记忆力，但是过度的精神心理压力，得不到及时休息，脑细胞修复不及损伤就会出现记忆力下降的症状。

8. 不良嗜好

如抽烟、喝酒等，酒精可以帮助人们消除疲劳，使身体活性化。但是，饮酒过量会导致部分记忆的丧失。由于酒精对脑细胞的麻痹作用，很可能会发生暂时性记忆丧失。

（三）具有医学意义的关联表现与伴随症状

1. 记忆功能减退

这也是最常见的一种症状，当症状出现以后，轻一点的可能只是记不起来东西，经常会忘记事情，后来随着病情的发展很多事情都回忆不起来，甚至是直接就没有了记忆，但是老年痴呆患者会否认自己患有疾病。

2. 语言障碍

这也是疾病在早期的症状之一，生活中，可能每个人都有一时语塞，找不到合理地形容自己想说的话的时候，但是老年痴呆患者经常会出现这样的症状，严重到忘记某个词来替代自己想要说的话，并且听的人也不理解患者要表达的意思，更严重的情况就是连生活中经常见到的物品也会忘记名字。

3. 情绪波动

尤其是病情还处于早期的时候，患者会突然间发生情绪上的波动，还有行为上的变化，虽然老年痴呆可能是抑郁引起的，但是他们所表现出来的行为和情绪不一定就是抑郁造成的，而且他们的情绪变化是没有办法预测的，可能上一秒还很正常，下一秒就会没有原因地痛哭流涕或者开心大笑，让人措手不及。

九、姿态变形

（一）定义

姿态即姿势与步态。姿势是身体呈现的样子。姿势的异常与身体的健康、个人习惯有密切关系。步态是指患者步行时的姿势，是一种复杂的运动过程，要求神经系统和肌肉的高度协调，同时涉及许多的脊髓反射和大、小脑的调节，以及各种姿势反射的完整、感觉系统和运动系统的相互协调。

（二）发生原因与发生机制

姿势指身体呈现的样子，可受某些疾病的影响。观察步态常可提供重要的神经系统疾病线索。不同的疾病可有不同的特殊步态，但是步态并非确诊的依据，而是对诊断有参考意义。

（三）具有医学意义的关联表现与伴随症状

异常结果：双肩高低不一、肩胛骨隆起（右侧最常见）、胸部乳房不对称、腰际高低不一、臀部倾斜突出、腰椎前突、头部倾斜、醉酒步态、感觉性共济失调步态、痉挛性偏瘫步态、痉挛性截瘫步态、慌张步态、跨阈步态、摇摆步态、舞蹈步态、星迹步态、臀中肌麻痹步态、间歇跛行。需要检查的人群：做全身检查和姿势与步态与正常人有所区别的人群。

十、羞耻

（一）定义

羞耻是个体因为自己在人格、能力、外貌等方面的缺憾，或者在思想与行为方面和社会常态不一致，而产生的一种痛苦的情绪体验。羞耻是一种复合情绪，是由基本情绪的不同组合派生出来的。羞耻的个体往往会感到沮丧、自卑、自我贬损、自我怀疑、绝望等，认为自己对事情无能为力。

（二）羞耻的表现特征

羞耻的表达：面部表情、身段表情、言语表情。

（1）面部表情：脸红、不敢正视、目光逃避、尴尬而痛苦的表情。

（2）身段表情：逃避。

（3）言语表情：自我负性评价。

（三）羞耻的症状机理

羞耻是一种复合情绪，这种情绪的产生和发展，是和自我评判、自我价值相关的情绪。

耻，原写作"耳心"。从心理学角度看，一个人的耳朵只有听到了来自良心的判断，其心中才会产生"羞耻心"这种负面的情绪体验或心灵知觉（指"觉察到"或"意识到"之义）；假若一个人由于种种原因没有听到来自良心的声音，这个人一般是不会产生羞耻心的，相应地，也就没有羞耻心或羞耻感。可见，一个人在遇到或做了一件从伦理道德角度看是羞耻之事后，其心中到底会不会产生羞耻心或羞耻感，以及能产生多大强度的羞耻感，取决于此人的良心发展程度或水平。这是其心理过程。

上述任一环节/结构出现任何问题都会导致出现行为问题，羞耻情绪都会随时发生。

（四）羞耻症状关联的问题

1. 情绪失控问题

情绪是具有神经生理的、神经肌肉的和现象学的复杂过程。诱发事件刺激大脑，激活负责羞耻情绪的大脑，然后传出信息启动面部模式化活动、身体反应和言语反应的表情运动，最后使情绪表情激活主观体验。

2. 认知加工问题

个体的认知水平存在差异，羞耻易感性高的个体总倾向于对负性事件做出内部、稳定、全局的自我归因，会在负性事件下感到羞耻，所以同样的刺激源，有的人会有羞耻的情绪体验，而有的人则没有。

一种认知是个体评估当下的事件/情境是和自我认同的目标相关，但其结果却又和自我认同的目标不一致。对自我的负性评价过程是羞耻产生的基础。还有一种认知是强烈地感觉到他人在注视自己，并希望知道他人对自己的评价，并且希望弥补。

十一、安全感异常

（一）安全感概念

安全感是高级动物和人类从生存本能出发，对生命危险规避和身体保全的需求的满足情况，它包括使本体从恐惧和焦虑中脱离出来的信心、安全和自由的意识感觉，是满足生物本体现在和将来良好生存的感觉，是对可能出现的对身体或心理的危险或风险的预感，以及个体在应对处置涉及危及生命事件时的有力/无力感，主要表现为确定感和可控制感。

不安全感是指个体面对风险、压力以及各种威胁性的内外部环境时，通过情绪体验、生理反应及行为意向等表现出来的一种情感体验。

安全感是心理需要中的第一要素（饮食、睡眠、性需要等都属于生理需要），是人格中最基础、最重要的成分。安全感的建立是在幼年，特别是1岁之内的时候；这时安全感的建立是从父母特别是母亲那里获得的。

（二）常见安全感异常的类型

1. 工作安全感异常

指员工对目前自身工作稳定性及对未来职业前景的心理期望和感知。从个体层面出发，是个体进行自我表现和展示时，不必担心其个体形象、职业地位、职业生涯遭遇反向评价的感知程度。从团队层面出发，心理安全感是团队的一致信念，当个体认为自己在团队中拥有安全的人际关系时，能够促进其在团队中踊跃表现。从组织层面出发，心理安全感是员工对组织环境是否安全的察觉。与其相对应的是工作不安全感，指的是员工在受到威胁的工作情境中，对于如何维持期望的连续性而感知到的一种无力感。既可能是感知到工作本身会有丧失的危险，还可能是感知到有价值的工作特征面临威胁。

2. 情绪安全感异常

是一种情感，指人们在客观事物能够满足安全需要的情况下所感受到的来自自身的情感体验。情绪不安全感是指子女在经历或目睹父母冲突后形成的消极反应，主要表现在3个方面，一是情绪反应，具有破坏性并反映出重大的婚姻不和谐冲突，会使儿童的消极情绪唤醒感增强，出现难过、害怕、恐惧等情绪反应。二是内部表征，过去的破坏性婚姻冲突经历增加了子女消极的认知期望，包括对父母关系的消极认知（破坏性表征），儿童卷入父母的婚姻冲突之中，认为父母冲突和自己有关（蔓延性表征）。三是行为反应，父母冲突可能引起儿童的行为反应（如逃避、卷入或调解等）。

3. 社会安全感异常

是社会公众对于生活环境的安全与保障的整体感知，这种感知会伴随着所生活的社会环境的变化而改变，其可作为区域社会治安衡量的指标，也与社会保障、公共服务存在较大的联系。

4. 公众安全感异常

是指公众对社会安全状况的主观感受和评价，是公众在一定时期内的社会生活中对人身、财产等合法权益受到或可能受到侵害、保护程度的综合心态反应，也表示公众对社会治安状况的认知，对社会发展的信心水平。

5. 婚恋安全感异常

对个体的亲密关系有重要影响，一方面被视为产生亲密关系的前提，在对方能够给予较多的安全感时，更有可能进一步地发展亲密关系。另一方面被视为影响婚恋关系中的人际沟通、交流策略、对事件的知觉与解释、思想与行为反应的重要因素。缺乏婚恋安全感或安全需求较多的个体总是怀疑自己的价值，抵制来自伴侣的积极反馈，对伴侣持消极的评价，低估自己对伴侣的爱等。

（三）安全感相关理论

1. 精神分析学派

精神分析学派的创始人弗洛伊德（Sigmund Freud）很早就注意到个体的弱小、男孩的阉割焦虑以及自卑情结对一个人成长及成人以后心理健康和神经症的产生有着重要的影响。他认为安全感在幼年时期就产生，个体成长过程中的某些欲望和需要能否得到满足在很大程度上影响着安全感的发展。当个体面临无法处理的外界刺激或是某些需要得不到合理满足时，会产生焦虑的情绪体验，威胁个体基本的安全感。为了减轻焦虑这种不良的情绪体验，个体会运用各种防御机制，如：退行、否认、合理化等，实际上也是为了寻求安全感，得到某种平衡和安慰。

霍尼（Karen Horney）提出了"基本焦虑"的概念，认为儿童在早期有两种基本的需要：安全的需要和满足的需要，这两种需要的满足完全依赖于父母，当父母不能满足儿童这两个需要时，儿童就会产生基本焦虑。当父母用"对儿童实施直接或间接的支配、冷漠或怪癖行为、对儿童个人的需要缺乏尊敬、轻蔑的态度、过分颂扬或缺乏赞扬、缺乏令人信赖的温暖、使儿童在父母的争吵中选择一方、隔绝同其他儿童的交往、充满敌意的气氛等"的方式来对待儿童时，儿童就会对父母产生一种基本敌意。但由于儿童自身的渺小和无助，儿童又必须依赖父母，因而必须压抑对父母的敌意，这种压抑的直接结果导致儿童把敌意投向整个世界和整个社会，使儿童认为世间的一切任何事物对他们来说都充满了危险，这就导致了不安全感的产生并进而转化为基本焦虑。

埃里克森（E. H. Erikson）将人生全程划分为 8 个时期，并认为在人生的每一个时期，都有其特定的发展任务，每一个时期都应视为一个"危机与转机"的关键。埃里克森指出，在个体发展的早期，发展的课题是要个体建立对世界最初的信任感。婴儿初生，如果受到父母或其他看护人的良好照顾，尤其是母亲，如能够对婴儿采取慈爱的态度，并且这种慈爱是经常的、一贯的和可靠的，婴儿就会觉得舒适与满足，会产生最初的安全感，会对周围的世界产生信任和期待。埃里克森认为这种基本信任的获得是儿童的第一个社会成就，是婴儿自我统一性的基础。

2. 人本主义

人本主义心理学家认为，安全感是决定心理健康的最重要的因素，可以被看做是心理健康的同义词。马斯洛从多个方面对具有安全感和具有不安全感的人进行对比发现，缺乏安全感的人往往感到被拒绝，感到不被接受，感到受冷落，或者受到嫉恨、受到歧视；感到孤独、被遗忘、被遗弃；经常感到威胁、危险和焦虑；将他人视为基本上是坏的、恶的、自私的或危险的；对他人抱不信任、嫉妒、傲慢、仇恨、敌视的态度；悲观倾向；总倾向于不满足；紧张的感觉以及由紧张引起的疲劳、神经质、噩梦等；表现出强迫性内省倾向，病态自责，自我过敏；罪恶和羞怯感，自我谴责倾向，甚至自杀倾向；不停息地为更安全而努力，表现出各种神经质倾向、自卫倾向、自卑等；自私、自我中心。而具有安全感的人则感到被人喜欢、被人接受，从他人处感到温暖和热情；感到归属，感到是群体中的一员；将世界和人生理解为惬意、温暖、友爱、仁慈，普天之下皆兄弟；对他人抱信任、宽容、友好、热情的态度；乐观倾向；倾向于满足；开朗，表现出客体中心、问题中心、世界中心倾向，而不是自我中心倾向，自我接纳，自我宽容；为问题的解决而争取必要的力量，关注问题而不是关注于对他人的统治；坚定、积极，有良好的自我估价；以现实的态度来面对现实；关心社会，合作、善意，富于同情心。

弗洛姆(Fromm)认为个体的安全感是不断变化着的，随着年龄的增长而不断降低。幼年时期，个体的能力不足需处处依赖父母，自己和父母之间联系紧密，在父母照顾自己的过程中体验到了强且稳定的安全感与归属感。随着年龄的增长，个体的能力得以提高，要走出家庭进入社会，和父母之间的联系减少开始变得疏远，个体的安全体验也就随之降低。可以看出，安全感体验主要取决于个体和重要他人之间关系的紧密程度。

3. 认知心理学

加拿大心理学家威廉·布列茨(William Blaze)自1925年起对儿童的安全感发展状况进行了长达60多年的追踪研究，搜集了大量有关儿童自然行为和被引导的自省行为的原始资料，对这些资料总结分析后提出了相对系统的安全理论。他认为安全感是在个体把控自己的行为并对最终结果负责的过程中形成的。安全感是一种心理状态，根据外部环境的变化而变化，个体在面对某些情境或他人时，可能会体验到不安全感，而在其他场合时，安全感水平可能会提高。

(四)缺乏安全感的表现

不安全感是人类普遍具有的基础心理特征，当它在一般的范围内的时候，往往不被当做是病态的表现。不安全感是所有神经症的共同人格基础，当出现不安全感却找不到对象的时候，就是焦虑症。当它在人际交往中表现出紧张、恐惧和逃避的时候，轻则是社交焦虑，重则是社交恐惧症；当对自身的健康状况极度没有把握的时候，就表现为疑病症。在感到极端不安全并通过各种方法控制，控制失败后还没有放弃，并变本加厉地试图继续加以控制的时候，就表现为强迫症；在控制失败并绝望的时候，就表现为恶劣心境。缺乏安全感的人经常感到孤独、被遗忘、被抛弃，对他人抱有不信任、嫉妒、傲慢、仇恨、敌视的态度，有悲观倾向；表现出强迫性内省倾向、病态自责自我过敏等等。

（五）缺乏安全感的原因

（1）不确定感或不可控制感，所谓"天有不测风云"，其重点就是说危险的发生具有不可预测性，这种不可预测性会让人感到特别的不安。

（2）不完善感，因为当一件事情即使是比较保险的，但是只要不完善，不可控制，只要存在"万一"，人们就不会放心，就会产生不安全感。

（六）导致不安全感的客体

（1）人类以外的事物或事件，如地震、洪水、猛兽、交通事故、癌症等。

（2）人类成员自身，如打架、杀人、抢劫、强奸等。

（七）缓解不安全感的非理性表现

1. 过度控制

这种过度控制有控制别人和控制自己两种表现形式。控制别人是指即使知道自己这样做是不对的，也要逼着对方给自己答案。为了获得某种意义上的安全而竭尽全力，但在获取安全的过程中，却事与愿违地将自己推向了安全的边缘。控制自己是指控制自己的思维和想法。在极端的情况下，人们甚至想通过控制自己的表现去控制他人对自己的看法和做法。当他人对自己的看法和做法不符合自己的预期时，就会感到绝望，然后再变本加厉地试图控制自己。这样就会让自己在他人面前变得更加紧张不安，对人际关系敏感，极端表现形式就是社交恐惧症。

2. 创建属于自己的"个人迷信"

是人们指望通过某些做法来控制、把握、支配那些个体本来无法把握或没有信心把握的事情，以此缓解内心的不安全感。比如，睡觉前如果将鞋子的方向摆正了，睡眠效果就好，摆不正睡眠效果就不好。

3. 逃避或不愿意面对现实

比如对自己的工作能力缺乏自信，在单位发生人事变化之前辞职，这样就不会经历被辞掉的尴尬。

十二、自信异常

（一）自信概念

广义地讲，自信本身就是一种积极性，自信就是在自我评价上的积极态度。狭义地讲，自信是与积极密切相关的事情。没有自信的积极，是软弱的、不彻底的、低能的、低效的积极。自信是发自内心的自我肯定与相信。自信无论在人际交往上、事业上还是在工作上都非常重要。只有自己相信自己，他人才会相信你。

自信是对自身力量的确信，深信自己一定能做成某件事，实现所追求的目标。把许多"我能行"的经历归结起来就是自信。

自信心（confidence），在心理学中，与其最接近的是班杜拉（A. Bandura）在社会学习理论中提出的自我效能感（self-efficacy）的概念，是指个体对自身成功应付特定情境的能力的估计。

人的自信取决于两方面的因素，即客观的成功与主观的自我评价：

客观的成功是指各种外显的，以事实为基础的成就、业绩等，如考上大学、晋升获奖、找到理想工作、在工作岗位上获得丰硕成果等。

自我主观评价是指人对内隐的、以个人感受为基础的对自我进行评判、估量的心理活动。

一般情况下，人取得的客观成功越大，其自信度或自信心也相应会越高、越强，否则反之。但人客观上的成功与其自信之间并不是线性关系，即一一对应的关系，也就是说人在客观方面的高度成功未必直接导致与之相称的高度自信。客观的成功是否导致自信要经过中间变量即主观的自我评价。

（二）自信异常

缺乏自信、自信心不足、盲目自信、错误自信、自信障碍等是最常见的自信异常。

（1）缺乏自信和自信心不足：个体在自信建立和维持中，因挫折和失败打击而出现自我能力评价的消极倾向，就是缺乏自信。而自信心不足则是在处理复杂或有困难的事情中出现的自我能力不足评判。自信的建立需要以实践经验为基础，获得成功的事实经验是建立自信的正向要素，遭受挫折和失败的事实经验则是毁灭自信的负向元素，平衡调节正负向元素的认知和体验模式，通常和人格志向信念有关，而这种人格志向的心灵素质又和原生家庭的环境影响以至社会教育的导向密切相关。

（2）盲目自信：自信建立在非真实的经验基础上。

（3）错误自信：自信源于错误的逻辑、错误的思维、错误的认知、错觉和幻觉等。

（4）自信障碍：个体无法建立和维持应有的自信，包括基本能力自信障碍和基本行为自信障碍。

（三）机理分析

1. 优势认定

是指个体基于对自己的优势与劣势有正确的认识，产生对自己实力、优势的正确估计和积极的肯定。

2. 自我信念

由人格志向信念素质所决定的对自我在生存活动一般情境和事件中能力水平的正向判定。相信自己有能力实现既定目标，特别是在问题难度加大时，表现出对自己的决定或判断的认可等。

3. 敢于挑战

是一种人格特质，同样与人格志向信念素质有关，表现为主动地接受困难和不确定风险挑战，不惧怕挫折和失败的结果，将自己置于挑战性极强的环境中。其内在的心理机制是对可能发生的挫折和失败有合理化解释，如将其视为试错任务或者能力与意志素质锻炼任务。

4. 坚持不懈

即使在受到阻挠、诽谤等困难境地，也不改变目标，直到实现预期的目的。是一种意志品质，即人格志向信念素质，这种素质是后天习得的，其过程就是素质养成的学习、练习、生活实践行为。

（四）自信异常的评定

0 分：自信缺乏或自信障碍，无法建立和维持应有的基本能力自信和基本行为自信。

1 分：对自己自信不足，总是觉得自己没有能力单独完成一项任务，对他人依赖性强；遇到挑战不敢面对，遇到困扰与挫折总是消极逃避。

2 分：对自己有一点自信，相信自己，有着较明确的定位；遇到挑战能积极面对，遇到困难也能以积极的心态去寻找解决方法。常有错误自信和盲目自信。

3 分：有自知之明，对自己有准确的定位，不妄自尊大（少有错误自信和盲目自信），也不妄自菲薄；敢于迎难而上，不断挑战自我；具有坚强的毅力，不轻言放弃。常有错误自信和盲目自信。

4 分：对自己有超强的自信，甚至有点自负；不惧怕任何困难，认为自己能战胜一切；强烈的个人主义、英雄主义者。

十三、自我效能异常

自我效能异常即主观能动性异常，是指个体在独立执行某项任务或者联合他人或集体共同完成某种任务中对自己所能发挥的作用评判错误或偏差。

自我效能（self - efficacy）指人对自己是否能够成功地进行某一成就行为的主观判断，它与自我能力感是同义的。一般来说，成功经验会增强自我效能，反复的失败会降低自我效能。

（一）自我效能（self – efficacy）定义

指一个人在特定情境中从事某种行为并取得预期结果的能力，它在很大程度上指个体自己对自我有关能力的感觉。自我效能也是指人们对自己实现特定领域行为目标所需能力的信心或信念，简单来说就是个体对自己能够取得成功的信念，即"我能行"。

"自我效能"由美国斯坦福大学（Stanford University）心理学家阿尔伯特·班杜拉（Albert Bandura）在 20 世纪 70 年代首次提出，20 世纪末已经成为教育界的一个关键理念，正在被广泛应用于医疗保健、管理、运动以及诸如发展中国家的艾滋病（AIDS）等看起来极为棘手的社会问题等领域。它同时也是 20 世纪末 21 世纪初横扫心理健康领域的"积极心理学"（positive psychology）运动的主要特征。"积极心理学"的重点是发展性格中的优势，而不是减弱不良特质。

"自我效能"与自尊不同，它是对特定能力的一种判断，而非自我价值的一般性感受。已经88岁高龄、仍在斯坦福大学执教的班杜拉教授说，"人们很容易有强烈的自尊心——只要降低目标就好了。"另一方面，班杜拉教授指出，有些人具备很高的"自我效能"——努力驱动自我，但是自尊心却不行，这是因为他们的表现总是达不到他们高高在上的标准。

（二）自我效能的构成要素

自我效能是班杜拉所提出的概念，是班杜拉社会学理论体系中的重要组成部分。他认为，所谓自我效能，是指个人对自己在特定情境中，是否有能力去完成某个行为的期望，它包括两个成分，即结果预期和效能预期，其中结果预期是指个体对自己的某种行为可能导致什么样结果的推测；效能预期是指个体对自己实施某行为的能力的主观判断。

1. 能力信念

自我效能同时也标志了人们对自己产生特定水准的，能够影响自己生活事件的行为之能力的信念。自我效能的信念决定了人们如何感受、如何思考、如何自我激励以及如何行为。自我效能决定了员工对自己工作能力的判断，积极、适当的自我效能感使员工认为自己有能力胜任所承担的工作，由此将持有积极的、进取的工作态度；而当员工的自我效能比较低，认为无法胜任工作时，那么他对工作将会有消极回避的想法，工作积极性将大打折扣。

2. 获得成功

（1）要设置明确而合适的目标定向。学习动机对学习的推动作用主要表现在学习目标上。美国著名教育心理学家奥苏伯尔认为，学生的学习动机由3方面的内驱力（需要）所构成：认知内驱力（以获取知识、解决问题为目标的成就动机）、自我提高内驱力（通过学习而获得地位和声誉的成就动机）和附属内驱力（为获得赞许、表扬而学习的成就动机）。一个人的求知欲越旺盛，越想得到别人的赞许和认可，增强自尊，则他在有关的目标指向性行为上就越想获得成功，其行为的强度就越大。因此，不管是为着获得知识、能力，或者是为着获得良好的地位、声誉，学习目标定向明确，个体学习行为的积极性将更高。一个没有学习目标的人，在学习上是缺乏进取性、主动性、自觉性的，即使获得好成绩，其成功感也不强。不过，不同的学习目标定向，学习动机的推动作用还是有些差别，在学业成绩上也会有一定的差异，这已经研究证实。其一，以获得知识、能力为学习目标的个体在乎的是自己在学习中学会了多少知识，获得了哪些能力。当他们遇到困难时，会不断地尝试以求解决。在这一过程中，其学习动机进一步增强，学习成绩又得以提高，这来之不易的成功会让其有更强烈的愉快体验。其二，以获得赞许、良好声誉等为学习目标的个体，则更多地选择回避挑战性的学习情境，以避免失败或较低的学习成绩。尤其是那些自我能力归因较低的个体，当遇到困难或遭遇失败时，学习会更加消极。因此，明确而合适的学习目标定向，有助于激发个体的学习动机，获得强烈的成功体验。

（2）可进行"自我竞赛"。即同自己的过去比，从自身进步、变化中认识、发现自己的能力，体验成功，增加自信心。如果总是与班上的优秀生相比，会觉得自己样样不如别人，越比自信心越低，尤其是中、下水平的同学。

（3）为自己创设更多的成功机会，发挥自己的专长与潜能，增强胜任感。譬如，语文、数学成绩都较差，但擅长美术，就可从发扬美术特长入手，增强自信，促进努力攻克语文、数学科目的学习困难。

不过，成败经验对自我效能的影响还受到个体归因方式的左右。只有当成功被归因于自己的能力这种内部的、稳定的因素时，个体才会产生较高的自我效能；同样地，只有当失败被归因于自己的能力不足这种内部的、稳定的因素时，个体才会产生较低的自我效能感。而把成功感都归因于运气、机遇之类的外部的、不稳定的因素，则不影响个体的自我效能感。也就是说，自我效能高的个体会认为可以通过努力改变或控制自己，而自我效能低的个体则认为行为结果完全是由环境控制的，自己无能为力。因此，在对成败进行归因时，还应持积极、客观的态度，以增强自我效能感，保持持续的动力。

自我效能异常表现：①自我能力信念不足；②对既往生活中成功经验和失败经验综合评判的消极结果；③对自我行动的价值和意义预判不佳；④对自己实现特定领域行为目标的成功信念不足；⑤对联合行动中自己的作用缺乏认知、价值感和信念。

思考：

1. 在生活中常见的功能症状有哪些？是否能用这样的结构来解释一下？
2. 上述的功能症状对健康是否有影响？可能引起怎样的健康问题？

第四节 行为异常表现

CFB 分类中行为部分（B）问题的表现，是生存活动中可观察的"非适宜"情况。生存行为，就是立足生存活动的具体目的观察相应目的下的行动表现。CFB 行为分类原则就是根据这种具体生存目的的性质而进行。生物个体（主要是人类个体）出于知识和能力的素质建构以及人格与心灵智慧的素质修养目的下的一切行动表现，即素养行为，包括知识学习和实践应用的素养行为 Bk，也包括能力发展的专项练习和实践锻炼的素养行为 Ba，在特定任务承担、执行与完成中的实际表现，即任务行为 Bd，在活动统筹规划、前馈方案管控、联合行动组织管控、品效经营等事务处理中的一切可以观察到的表现即活动行为 Bd。无法归属于前述行为中的基本行为 Bb，则包括说话、书写、身体器官和肢体的基本动作，以及这些基本动作间的协调等。

行为表现异常，就是将行为的直观表现与行为目的之间的非适宜情况进行基于事实的描述。有行为问题引发的身体损害是继发性的身体系统症状表现，而非行为的本体表现。

一、素养行为类异常表现

（一）能力养成异常

与能力素质目标不一致的能力具备行动过程和结果情况即能力行为问题。

1. 能力要素及具备原理

能力素质的建立，是通过专门的能力要素练习、后续的生活实践磨炼、经验积累而产生的。动物及人在幼年时期的玩耍是基本生存能力建立的关键方式，人类的智慧技能发展优越于其他动物，与技术工具的使用技能相结合，使得这种智慧技能与工具技能对人类文明进行创造性劳动，这样的正向循环使得人类远超其他地球动物而具有卓越的能力发展行为。

2. 能力具备和发展的目的性

适应生存的本能驱使，是能力具备的原动力，这种动力往往通过生物习性而在种群内传递，比如动物在幼小时期都有玩耍的习性，人类社会高度发达，就发展出了教育教学的社会习性，通过社会文明还能传递健康文化的养成习性。在竞争性生存中，获得竞争优势是驱使能力发展的又一动力。探索未知领域、解决新问题、挑战新的能力高度，是能力发展的又一动机和目的。总而言之，客观的生存压力和主观能动性是能力发展的主客观动机和目的。

3. 能力的 6 种要素

能力发展的动机和目的是能力具备信念的基础，这种动机和目的包括存在于潜意识中由生物生存本能所驱使，也包括意识主导下的一般能力发展需求和志向志趣人格信念驱使下的目的性。

行动方法步骤和手段掌握是能力的基础。

成功和失败双向经验是能力实践要素，成功经验让行动具备信心支撑，失败经验让行动具备预知失败过程和结果的心理准备，成功经验的信心支撑和失败结果的心理准备为能力的自我信念提供基础。

熟练度、准确率、成功率和技巧等是能力的效率因素，效率因素会通过社会参照影响自我能力评价。

自我能力评价和意志力(毅力)是能力的信心和自我信念要素，自我能力评价与客观实际情况的评价一致性影响着能力的自我信念要素，另外，意志力也对能力的自我评价起着重要的影响作用。

环境条件是能力的客观要素。工具是支撑能力方法和手段的基本条件，技术是让能力方法和手段效能具有竞争力的关键要素，联系、帮助和支持服务能让行动困难和障碍的应对排除效率倍增，鼓励和激励性的正向态度和氛围对自我能力评价改善，意志力提升。

4. 能力分类

（1）婴幼儿时期的语言能力：

语言能力具备的环境条件非适宜，比如缺乏语言交流的家庭人际交流基本要素，压抑语言交流的情绪氛围。

语言练习的方法和手段非适宜，急于求成和揠苗助长的语言练习方式，抑制了语言能力发育的本能基础，人为地干扰和破坏了语言发育的自然进程。

先天性或者获得性的生理或心理功能缺陷，导致语言能力具备过程存在客观障碍。

（2）身体动作协调性能力：

在生物进化的过程中，幼年时期的玩耍打闹是基本生存能力发展的关键，通过追逐、游戏、争夺、搏击等玩耍，幼年时期的动物和人快速具备身体动作的协调能力，这种能力有深刻的动作经验和技巧体验基础。剥夺幼年时期的玩耍，无论动物还是人都会因缺乏这种深刻的动作经验和技巧体验而出现身体动作能力障碍，这种障碍会通过心理认知和感受情感作用而向其他方向蔓延，造成能力发展的负向预判。

（3）基本生活能力：

卫生自理、交流沟通、文字书写及信息工具使用等方面能力的具备过程。

（4）健康生存基本和特定能力：

生命活动系统毕生健康的统筹规划能力、具体健康目标下的干预方案设定能力、健康问题解决行动管理能力、健康问题解决中的社会化生产和经营能力。

（5）劳动能力、工作能力。

5. 能力养成表现

（1）能力发展的主观愿望不足、志趣不足、信念不足，如顾不上、没想法、没兴趣、没必要。

（2）行动"方法和手段"要素掌握的能力学习、练习和训练不足，如不会、不懂、不知道怎么做。

（3）行动"效率水平（时间、精力、物资消耗、准确率、成功率等）"提升的能力学习、练习和训练不足，如缺乏练习、缺少训练。

（4）行动的实践经验不足：没有实践的行为和生活习惯、缺少实践机会、缺乏刻意实践和在实践中进行总结分析；缺少实践经验，遇到困难和障碍时不能顺利解决，磕磕绊绊举步维艰。

（5）行动的自信心、意志力和自我信念训练和锻炼不足：学不会、太难了、超过自己和一般人的基本能力（素质）范围、不可能具备。通常这种能力自信与假设障碍密切相关，表现为支持能力信念的能力条件具备的正向假设缺乏，负向消极假设居主导地位。

（6）能力发展的工具和技术条件创造不足、正向态度和氛围建立不足以及联系、帮助咨询支持服务的建立不足。没工具、没平台、没技术和资源条件、缺咨询指导和帮助服务、没有正向鼓励和支持的态度和氛围环境、生态和自然条件不允许（如疫情、战争、自然灾害的影响等）。

6. 能力水平的评价

0分：能力要素完全不具备，无能力，或能力水平低下、微弱；测试分 <5%。

1分：能力要素部分不具备，能力水平不足；测试分 5%～24%。

2 分：能力要素大部分具备，能力水平中等；测试分 25% ~74% 。

3 分：能力优良；测试分 75% ~95% 。

4 分：能力卓越；测试分 >95% 。

7. 能力水平的主客观评价差异

主观与客观大致相符合。

主观与客观有明显不符：主观评价过高，总是或在某些方面；主观评价过低，总是或在某些方面。

（二）知识学习和文化素养行为异常

1. 知识学习和文化素养行为概念

知识的学习包括知识信息的识记、理解、应用 3 大部分和 19 个环节：

1）识记

辨识：知识信息包括概念、原理和定理、理论、事实、问题等。通过概念分类来辨识知识归属，是知识使用和管理的基础。

记忆：将知识存储在大脑中，在需要时能够提取出来就是记忆。准确性和完整性是记忆质量的水平评价标准。

2）理解

解释：能够通过通俗的语言和简单文字对深奥的知识进行便于理解的分解阐述。

举例：能够通过具体事例对所理解事物进行解释。

比较：能够通过共同属性的参数值差异进行对比，来描述事物的差异性和相同性。

说明：能够使用通俗浅显的语言对专业知识内容进行便于理解的表述。

分类：通过特定属性对知识进行归属分科和归类。

归纳总结：能够概括总结知识中的要点和特点。

推论：能够通过逻辑从现有知识中推导出新的知识。

3）应用

执行和实施：将知识照本宣科地执行应用在实践中，或者在应用中根据实际情况进行变更调节，即实施。

评估和判断：使用知识对事物进行评估和判断，得出相应结论。

解构、组织、分析：使用知识对事物进行结构解析、重新组织、分析的过程。

假设、设计、贯彻：使用知识对事物进行创新假设、设计实践计划、贯彻实施设计来验证假设。

2. 知识学习和文化素养机理

生物体出于基本生存和竞争性生存与发展需要，产生知识的学习动机和目的。人类社会的高度文明，产生教育事业，将社会文明及其历史积淀通过文化素质教化的形式养成到每一个社会公民的文化素质中，形成一种社会文明习性。个体在此社会文明习性中的知识学习和素质养成表现，即知识学习和文化素养行为。

1）知识学习和文化素养行为动机和目的

适应生存的本能驱使，让生物具有接受信息和处理信息的基本能力，这种能力往往通过遗传和生物习性而在种群内传递。人类的高度社会化发展和文明发展，形成丰富多彩而又博大精深的文化，这种文化以知识和文明的形式存在于人类社会的方方面面，教育和教化这种文化和文明于每一个社会人已经成为人类的社会习性，通过社会文明还能传递健康文化的养成习性。在竞争性生存中，获得竞争优势是驱使知识学习和创新发展的又一动力。探索未知领域、解决新问题、挑战新的能力高度，是知识学习和能力发展的又一动机和目的。总而言之，客观的生存压力和主观能动性是知识学习和文化素养发展的主客观动机和目的。

2）接受和获得信息

留意、注意、关注、有意识涉猎信息并利用感知器官进行觉识和感知，是接受信息的基本行为。

使自己处于信息通畅的环境，良好地使用信息工具、保持良好的人际交往、维护感知觉器官功能良好、建立良好的信息采集手段和方式等，都是信息获得的相关元素，任何一种元素的异常或缺失，都会影响信息获得。

3）知识信息的处理和分类

对获得的信息进行具体而形象的实践性经验化处理和抽象的概念化处理，是知识的两种学习方式，前者让知识进入生活实践中，通过实践体验与原有的直接经验相融合，从而增加经验值。后者通过知识的概念化和理论化处理，对个体的知识结构和理论水平进行更新和丰富。通过对知识的概念分类和学科门类归类，使得个体的知识建构和文化素质发展沉淀在心灵的智慧层，形成智慧基础。

4）信息的加工处理

在信息的加工处理中，认识、感受和情感、意志行动等心理功能参与其中，思维功能得以锻炼和发展，在智慧基础上的格物致良知是智慧发展的关键，所谓格物就是研究事物，致良知就是在知其然（表象名称和真相概念）基础上知其所以然（原因和原理），然后知其必然规律（事物产生发展转归的运动规律）。在生活实践中对所遇到的事物保持格物致良知习惯，智慧增长就能超循环。

5）存储、记忆

知识的存储记忆功能是信息智慧化的基础，记和忆中都有编码、识别码的要求，也有情景和事物关联的作用，记忆方法和手段的习得，是记忆能力发展的关键，学习、作业、实践应用的结合，知识得以良好的记忆。

6）环境作用

环境条件是知识学习和文化素质养成的客观要素。学习资料、学习、教学、作业工具是支撑学习方法和手段的基本条件，技术是让学习方法和手段效能具有竞争力的关键要素，同学和集体学习氛围也能增进学习效率，鼓励和激励性的正向态度和氛围能增进学习效果改善，学习兴趣提升。

3. 知识分类

1）基础知识和生活常识

存在于日常生活中的基本生活知识、卫生知识、文明礼貌知识、伦理道德知识等。

2）自然科学知识

物理学（天文、地理、力学、电磁学、信息学）、化学、生物学和生命科学（生理学、心理学、组织胚胎学和解剖学、分子生物学、生物化学、微生物学）。

3）社会科学知识

历史、政治、经济、宗教、军事、管理学、人类学、考古学、教育学。

4）形式和思维科学知识

哲学、逻辑学、数学、分类学、系统科学。

5）交叉和应用科学知识

医学、教育学、食品工程学、信息工程科学、控制工程学。

6）主动健康医学知识

方法学知识：自助诊断学、自助疗法学、自助诊疗行动学、自助干预活动学。

认识论知识：生理学、心理学、生活学、行为学、环境学；健康分类学、医学认识和方法论（医学哲学）。

4. 知识学习和文化素质养成问题的表现

1）学习目的非适宜表现

兴趣和志趣非适宜：在特定知识或文化素质的学习和养成方面，缺乏所需的兴趣和个人专长发展的志向。

主动健康行动的知识素养目标非适宜：通过对大众自助应用的医学知识学习，达成对自身或监护对象健康问题认识和解决的知识素质和科学素质的目标非适宜。

2）学习过程行为非适宜表现

非适宜的学习习惯：课程学习、自学、作业、实践中知识应用等方面的良好学习习惯未建立，不良习惯表现等。

非适宜的素养行为习性特征：学以致用、格物致良知、创新实践的良好习性未建立。

非适宜的学习方法和手段：教材使用、课程购置、学习氛围创建、学习工具配备、学习技术和条件创建等方面的表现非适宜。

3）学习效果不佳

识记水平不足：对所学知识在辨识和记忆中的水平表现未达参考标准。

理解水平不足：对所学知识在解释、说明、举例、比较、分类、推论、总结等方面的水平表现未达参考标准。

应用水平不足：将所学知识应用于生活实践时，出现的执行和实施、解构、组织、分析、评论和判定、假设、设计、贯彻等方面的未达参考标准的情况。

5. 知识水平的测评

0分：知识缺乏，无知识，或知识水平低下、微弱；测试分 <5%。

1分：识记、理解水平不足，应用障碍；测试分 5%～24%。

2分：识记、理解、应用基本达标，知识水平中等；测试分 25%～74%。

3分：识记、理解、应用水平优良；测试分 75%～95%。

4分：识记、理解、应用水平卓越；测试分 >95%。

二、任务行为类异常表现

(一)任务和任务行为概念分类

个体在自己负有"责任和义务"(主动承担和被动赋予)类事情中的劳动、工作、行动即任务。任务的本质是负有责任和义务的行动,个体在任务承担、执行、完成中的可观察表现即任务行为。根据事情的性质、内容、形式等可对任务进行分类,进而再对个体在任务承担、执行、完成情况等方面进行任务行为的分类研究是 CFB 行为分类中任务行为的分类学内容。

1. 在自身或家庭被监护人(婴幼儿、失能老人)健康问题解决中的任务表现

个体作为自己健康的第一责任人,应该对自己在日常生活中的各种健康问题进行及早发现、及早明确(诊断)、有效解决的任务行动,同时,也要对作为家庭监护人应负的责任,对家庭中的未成年人和失能老人在日常生活中出现的各种健康问题采取及早发现、及早明确(诊断)、有效解决的任务行动。观察这种任务行动的表现情况,并判定其行为的科学性、适宜性和正确性,即主动健康行为表现评定。

以健康问题的认识理论为基础,遵循解决问题的方法学原理和行动步骤,将问题消除的任务表现,即健康问题解决的主动健康任务行为表现。

健康问题解决的方法学原理和行动步骤:

1)发现和明确健康问题

发现和明确健康问题的(问题 P、原因 E、表现 S)×t(起点 t1—截止时间 t2)任务表现。表现情况如下:

(1)自助诊断任务承担表现。

(2)自助诊断任务执行表现,包括:按照当期(t 区间)发现和明确问题(原因和表现)的观察、监测、记录、检查、评定、诊断描述、机理揭示、隐匿性暴露等任务内容,配备并使用适宜工具,困难克服、持续优化任务环境条件、建立帮助、支持、咨询服务、遵守操作规程、在限定时间内、达到规定要求等方面的表现。

(3)自助诊断任务完成(按时、按质量标准、按数量要求的结果达标情况)表现。

2)解决健康问题和评价问题解决效果

解决健康问题和评价问题解决效果的(疗法方针和处置方案 IP、手段途径方式、执行情况和效果评估)×t(起点 t1 − 截止时间 t2)任务表现。表现情况如下:

自助问题解决(干预/治疗)任务承担表现。

自助问题解决(干预/治疗)任务执行(操作执行、记录反馈、效果监测反馈、困难克服、工具和任务环境条件优化、帮助、支持、咨询服务建立)表现。

自助问题解决(干预/治疗)任务完成(按时、按质量标准、按数量要求的结果达标情况,以及在此过程中的能力发展、效能提升、信念巩固等)表现。

3)涉及多轮次诊疗循环的问题

涉及多轮次诊疗循环的问题解决行动管理任务表现,包括对问题进行细化拆分进行精准诊断或者结合其他问题形成关联诊断的阶段性诊断计划,基于诊断计划而建立疗法应用和实施计划，并对诊疗行动进行 P（行动指令记录）、D（任务单记录）、C（执行期限和记录检查）、A（执行和效果评估）的过程管理等方面的任务表现。表现情况如下：

（1）自助（健康问题解决的诊断和治疗）行动管理任务承担表现。

（2）自助（健康问题解决的诊断和治疗）行动管理任务过程表现。

（3）自助（健康问题解决的诊断和治疗）行动管理任务完成表现。

在健康问题解决的行动中，涉及疾病和一般健康问题两类难度不同的问题，前者需要专业的临床医生主导，后者则是个体的主动健康任务。健康诊疗医学认为，疾病在临床治疗期处于危重紧急阶段，主要的治疗手段是药物和手术。但对于慢性病的非危重紧急阶段，疾病可以被解析为一组具体的功能问题，这种解析的任务即健康诊疗学任务，作为一种健康问题解决的高级任务，这一步骤任务需要专业的医务人员来承担，有了这种专业医生的协作，后续就能进行"具体功能—行为—生活—环境"类健康问题诊断和解决的主动健康行动，通过医患联合行动，主动健康行动的任务效能将大大提升。

2. 任务行为的表现非适宜

除过自身健康维护任务以外，个体作为人类社会的一名成员，在高度社会化的生活中，通过劳动和工作创造社会价值获得生存物资，参与各类社会组织和团体，履行组织成员和社会公民义务、享受相应权益等任务，所有任务都会涉及任务承担、任务执行和任务完成的表现。

从任务承担、任务执行、任务完成角度观察研究个体的任务行为，评定任务行为的非适宜表现，是发现和明确个体社会性任务行为问题的一种医学任务。

1）任务承担表现

主动和积极承担：能够正确认识任务内容和责任，并能主动承担并认真负责，是任务行为的良好表现。

被动和消极承担：不能正确认识任务内容和责任，无法主动承担并认真负责，需要外在因素通过强制手段使其被迫接受任务，或者即使个体不愿承担任务但实际上要承担任务结果（含不执行）责任的情况。

2）任务执行表现

操作执行达标情况、记录和信息反馈、效果监测反馈、困难克服表现、方法和手段的应用创新表现、工具和任务环境条件优化表现、寻求帮助、咨询和支持服务情况等。与这些任务执行的积极和良好表现不相符合的行为，即非适宜（非最佳、非积极）表现。

3）任务完成表现

提升任务技能、改善任务环境、分解和调适任务难度、合理安排任务时间、调适任务压力和兴趣、协调任务配合和协作、诊断任务问题、改进任务效能、提升任务完成率等，都是对任务完成的积极表现，相反则是任务完成的非适宜（非最佳、非积极）表现。

（二）任务内容要素

1. 任务目的和动机

根据任务事项的内容，即可确定任务目的和行动的动机，比如发现和明确自身健康问题的任务，目的就是为及早消除问题带来健康损害、彻底解决问题而提供线索，即有的放矢的"靶点和靶向"，动机是健康维护的意义驱动。

2. 任务执行过程要素

每一种任务都有其所属行动事项的内容元素，这种行动内容都会涉及操作步骤和方法手段的应用，其中的技术标准就是对操作步骤和方法手段应用的经验规定，而工具和环境条件则会影响任务的难度和执行效率。

3. 任务管理和控制要素

1）任务执行管控

进度观察和检测、进展和完成评估、质量检查和评估、控制措施。

2）任务质量管控

（1）规定时间内的执行数量、规定时间内的完成数量、完成达标率。

（2）任务责任和义务履行。

（3）任务责任感、义务感、责任义务承担。

（三）任务（行为）问题中的常见表现

1. 任务承担障碍中的常见表现

（1）找借口逃避责任，否定义务。

（2）否定任务的价值和意义，拒绝任务。

（3）质疑任务分配的合理性，拒绝任务。

2. 任务执行问题中的常见表现

（1）偷工减料、敷衍了事、应付差事、认真不足。

（2）克服困难的努力不足、方法和手段的创新应用不足、工具和任务环境条件优化、寻求帮助、咨询和支持服务的行动缺乏等。

（3）任务难度过大、任务过程过于辛苦、任务过程（操作）太烦琐、太麻烦等负向消极的任务感受。

（4）任务兴趣不足。

3. 任务完成问题中的常见表现

（1）对影响任务完成的主观因素"知识、能力、工具和条件创造、态度和信念"的处理。

（2）对影响任务完成的客观因素"技术因素、咨询帮助因素、任务难度设定"等问题的处理。

三、活动行为的非适宜表现

除过任务行为以外，个体在对涉及多人共同从事的事情中，围绕活动的统筹规划，具体到某一次明确主题和时间的活动方案、活动实施、活动品效经营管控等方面的事项和事务处理，所表现出的事务决策、个人资源投入（参与）、事务中表现等情况，即活动行为。未达参考标准的活动行为即活动行为问题，其中的问题表现即非适宜表现。

（一）活动事务知识缺乏

1. 疾病治疗活动中的干预活动学知识缺乏

疾病医学的认识理论中，没有活动学的学科门类，这种缺陷导致其对患者的疾病治疗"活动学"知识教育缺失，使得患者在其疾病治疗（尤其是癌症等重大疾病以及各种慢性病的全病程治疗）活动中，始终无法得到活动学知识的系统教育，这种医学范式的缺陷，是患者活动行为问题的客观环境"医学文化氛围"类因素。

主观方面，表现为在全病程治疗活动中，对干预活动学的系统科学知识素养行为不足，主动健康系统科学的人文底蕴和科学精神不足。

2. 毕生发展中的健康生活学知识缺乏

人类当前的毕生发展素质教育中，没有生命活动健康的《活动学》学科门类，这种素质教育的缺陷导致大众对毕生健康生活和生命意义的干预活动学知识素养意识和行为缺失，使得大众在全生命周期的生存活动中，始终无法得到活动学知识的系统教育，这种人类医学范式的缺陷，是大众活动行为问题的客观环境"医学文化氛围"类因素。

主观方面，表现为在毕生发展的全生命周期中，对健康生存干预活动学的系统科学知识素养行为不足，主动健康系统科学的人文底蕴和科学精神不足。

（二）活动事务认识不足、错误、思维障碍

1. 疾病治疗活动中的干预活动事务认识障碍

疾病医学的认识论中，除过没有生活学的认识理论外，也没有活动行为问题的认识理论，这就导致其医学目的和任务中，缺乏了对患者的活动行为智慧的干预选项。由于在问题阶段的认识缺陷，必然导致发现和明确活动行为问题的诊断方法缺陷。这种因自身的科学范式缺陷而影响对患者的行为干预业务缺陷，是导致患者在疾病的全病程治疗活动中行为障碍的客观环境"医学文化氛围"类因素。

主观方面，表现为在全病程治疗活动中，从疾病发病开始，就缺乏对全病程"生命活动系统问题发展和演变规律"全面认识的动机和目的，缺乏对全病程"干预活动系统最佳运行规律"全面认识的动机和目的，从而让错误的局部和片面认识主导自动思维、创新假设、活动事务行为态度等。

2. 毕生发展中健康生活的干预活动事务认识障碍

由于预防医学和卫生学中缺乏健康生活学的认识理论，也没有活动行为问题的认识理论和医学干预方法理论，这种理论缺失必然导致发现和明确毕生健康生活行为问题的诊断方法缺陷和干预方法缺陷。这种因自身的科学范式缺陷而影响对大众健康行为干预促进的结果，是导致大众全生命周期健康生活行为问题暴露而素质教育却无动

于衷的客观环境"医学文化氛围"类因素。

主观方面，表现为在个体的全生命周期健康生活中，从影响毕生发展的顽固性非疾病类健康问题(如不良习惯、不健康生活习性和心理习性、非适宜的家庭健康环境氛围等)开始，就缺乏对全生命周期"生命活动系统问题发展和演变规律"全面认识的动机和目的，缺乏对全生命周期"健康生活干预活动系统最佳运行规律"全面认识的动机和目的，从而让错误的局部和片面认识主导自动思维、创新假设、活动事务行为态度等。

(三)活动事务的价值感权衡障碍

1. 正向价值意义感不足

基于知识缺乏、认识错误、思维障碍的认知影响，个体对活动事务的正向价值和意义的感受和情感产生障碍。

2. 成本付出障碍

对于参与活动事务所需付出的时间、精力、物资和人力投入，在成本层形成负向价值的感受压力，这种压力因经济或精力因素的影响而波动。

3. 投入产出的价值感权衡错误

正向价值和负向价值的动态权衡结果，体现在活动事务的处理决策中或参与投入中，与个体生命活动的实际损益发生矛盾，即价值感权衡错误。

(四)活动事务的行动意向障碍

个体在干预活动事务处理和活动参与投入中的行动志向和意志倾向，与个体生命活动的实际损益发生矛盾，即行动意向、志向、志趣错误。表现为：不想、不愿、缺乏兴趣、缺乏动机和心理能量。

(五)活动事务的态度和信念障碍

个体在干预活动事务处理和活动参与投入中的态度和信念情况，与个体生命活动的实际损益发生矛盾，即态度和信念错误。表现为态度负向和消极、信念缺乏。

(六)活动事务中的行为方式障碍

1. 活动统筹规划障碍表现

1)疾病治疗活动方面

(1)全病程病情演变(生命活动系统内在变化规律)的系统认识无从建立。

(2)全病程(围住院期/对症治疗/病因干预主题)干预活动系统(信息、控制、运行规律)要素建设完备障碍。

(3)全病程(围住院期/对症治疗/病因干预主题)干预活动系统(信息、控制、运行规律)的良好运行障碍。

2)健康干预活动方面

(1)全生命周期(特定阶段和主题)生命活动系统内在变化规律的系统认识无从建立。

(2)全生命周期(特定阶段和主题)干预活动系统(信息、控制、运行规律)要素建设完备障碍。

（3）全生命周期（特定阶段和主题）干预活动系统（信息、控制、运行规律）的良好运行障碍。

2. 活动方案问题表现

1）疾病治疗活动方面

（1）全病程特定阶段和主题干预活动方案（目标/预期结果、诊疗计划、实施要求等内容设定）缺失，活动实施的内容失控。

（2）全病程特定阶段和主题干预活动方案实施准备缺失，活动开展品效影响。

2）健康干预活动方面

（1）全生命周期（特定阶段和主题）干预活动方案（目标/预期结果、诊疗计划、实施要求等内容设定）内容缺失，活动实施失控。

（2）全生命周期（特定阶段和主题）干预活动方案实施准备缺失，活动开展品效影响。

3. 活动实施问题表现

1）疾病治疗活动方面

（1）全病程特定阶段和主题干预活动实施（劳动生产力组织、干预活动业务运行管控、通用活动要素及生产资料的保障供应）缺失，活动实施的过程失控。

（2）全病程特定阶段和主题干预活动实施要素缺失，活动品效低下。

2）健康干预活动方面

（1）全生命周期（特定阶段和主题）干预活动方案（劳动生产力组织、干预活动业务运行管控、通用型活动要素及生产资料的保障供应）缺失，活动实施的过程失控。

（2）全生命周期（特定阶段和主题）干预活动实施要素缺失，活动品效低下。

（3）活动品效经营问题的表现。

思考：

1. 在生活中常见的症状有哪些？是否能用这样的结构来解释一下？

2. 上述的症状对健康是否有影响？可能引起怎样的健康问题？

第五节　生活问题表现

生活系统按照领域划分包括：基本生活领域、一般生活领域、特定生活领域等。各领域的生活系统中，都会涉及系统目的、系统运行、系统要素协调控制等方面的情况，从姿态方式和活动具有状况，可以划分为生活方式和生活具体情况两方面。

一、饮食营养生活系统问题表现

（一）生活方式问题的表现

1. 不良饮食习惯的表现

后天性、个性化习得性特征的饮食行为惯常化表现。

（1）暴饮暴食：在一餐或一日饮食中，由特定诱发因素引起的饮食量严重超标的进食习惯。

（2）饮食不节：对各餐、每日饮食量和食物种类进行限量节制的行为缺乏。

（3）饮食卫生习惯不佳：习得性的不讲究饮食卫生的表现。

（4）进食速度过快：进食过程中咀嚼动作过少、吞咽过快（狼吞虎咽）的习惯。

（5）喜欢剩饭：喜欢吃剩饭。

（6）贪食习惯：在嗜好的食物诱惑下无法控制进食量的过度饮食习惯。

（7）特定的某种、某类食物偏爱习惯。

（8）特别的味道或调味品的过度偏爱或嗜好。

（9）进食过程不专心（玩游戏、频繁说话、边工作边吃饭）。

（10）饮食缺乏规律。

2. 非适宜饮食习性（与饮食环境相关的行为特征）

表现与种群生活环境和饮食文化密切相关的饮食特性。

1）（北方人）以面食为主食的饮食习性

作为主食的面食在一日能量占比中过高，对个体的糖代谢功能造成高负荷。

2）腊肉、腌菜、烟熏火烤食物的饮食习性

对于炎症体质的个体而言，区域性和家庭内的腊肉、腌菜、烟熏火烤食物的饮食习性是其饮食生活的不利因素。

3）游牧民族以肉蛋奶为主的饮食习性

缺少膳食纤维对肠道微生态功能的维护造成压力或损害风险。

4）海洋地区以水产食物为主的饮食习性

对水产食物过敏或不耐受的个体而言，区域性和家庭内的饮食习性是其饮食生活的不利因素。

3. 非适宜的饮食模式（特定模型下的饮食行为）表现

从食物（种植/养殖）获得、加工制作、储存、消费、每餐食物配比、家庭饮食特有方式等方面，所表现出的以特定行为目的、行动、习性控制为内容的特征性行为。

1）高热量（高脂肪、高碳水化合物、高蛋白）

低纤维饮食模式，对代谢综合征人群而言是非适宜的饮食模式。

2）高碳饮食模式

主食和含糖食物过多造成饮食能量占比中碳水化合物的比例过高，如代谢综合征人群超过60％，一般人群超过65％等。

3）完全素食模式

长期性的饮食生活中，由于饮食信念所决定的排除了肉蛋奶等动物性食物的饮食模式，导致蛋白质摄入中必需氨基酸的缺乏风险。

4）肉食模式

长期性的饮食生活中，由于饮食习性所决定的以肉蛋奶等动物性食物为主的饮食模式，导致胆固醇摄入过多、膳食纤维摄入不足的饮食营养失衡风险。

（二）生活具体问题的表现

1. 摄入问题

超重、肥胖、身体脂肪成分增加、血脂－脂代谢异常、血糖－糖代谢异常、痛风－尿酸代谢异常、肠道微生态紊乱、炎症免疫失衡等，是能量摄入过多、营养素摄入非适宜问题的常见表现。

体重过轻、体重过快丢失、贫血、维生素缺乏症、低蛋白血症、营养不良、机体合成代谢不足、分解代谢增加、负氮平衡、伤口愈合延迟、免疫力下降等，是能量摄入不足、营养素摄入不足问题的常见表现。

2. 需求问题

高体力劳动、快速生长期、孕育期、应激、发热等情况下，机体的能力需求增加。创伤、出血、大量出汗、呕吐腹泻、腹水、透析等情况下，机体营养素快速流失。老年、活动减少、卧床、代谢减缓等情况下，机体营养需求减少。

（三）系统运行调适问题表现

1. 目的失调

在身体系统遭受疾病损害或者治疗损伤时，饮食营养生活的目的中应该增加损伤预防或治疗的内容，对于明确可预知的身体功能损害而未能及时增加适宜的营养生活目标，即饮食营养生活的目的失调。

比如对于恶性肿瘤患者的围化疗期，在明知化疗方案中化疗药物的食欲损伤和肠道黏膜毒性损伤的情况下，在饮食生活的目标中没有针对这一损伤建立防护目标，因此也就没有相应的营养摄入问题诊疗的防护行动。

2. 摄入和需求的矛盾运行失衡

饮食营养生活中的主要矛盾运动是摄入和需求的平衡运行。从饮食营养生活的目的和目标出发，会发现有达成目标的能量摄入和需求失衡、七大营养素的摄入和需求失衡、营养素结构比例的摄入和需求失衡等，这些失衡的表现可以从摄入量与参考值、摄入结构比例与推荐值、目标达成的差距等方面进行表现观察。

比如在抗感染治疗中，要找到并排除饮食营养中的不耐受食物，是饮食营养生活的治疗目标，借此目标则需要在治疗期内观察每日饮食中的食物精准摄入的种类和重量，在限定的饮食计划执行中，可观察的表现则有：一日能量摄入情况、各类营养素摄入情况、密切观察的特定食物摄入情况、炎症指标监测、排便和大便监测等。

3. 系统稳态失调控

饮食营养生活的系统调控中，本能性的调控是基础，习性和习惯调控是生存适应调控，而生命活动健康干预的医学目的调控，则是健康干预层智慧行为调控。

在疾病和治疗影响下，本能性的饮食营养生活系统调控出现紊乱，表现为消化、吸收、蠕动、排泄、肠道微生态、摄入器官结构和功能的损伤改变，食欲异常等。

慢性炎症、代谢紊乱、激素内分泌失衡、血管病变、血压调节紊乱、癌变发生等身体功能的异常改变，常常与非适宜的饮食营养生活习性和习惯有关，这种饮食习性和习惯的生活调节模式非适宜也是一种系统的失调。

对于上述两种系统调控模式的问题，个体利用人类医学文明而进行智慧调控，康复身体本能调控机制，重建饮食习性和习惯，使得饮食营养生活系统与生理系统在系统健康运行中保持高度协同，就成为饮食营养生活智慧调控的任务，与此任务相矛盾的调控行为，即主动健康行动失调控。

二、睡眠和运动等生活系统问题表现

（一）生活方式问题的表现

1. 不良生活习惯表现

（1）熬夜、睡眠时间过晚、作息不规律是睡眠和作息生活中最常见的不良习惯。

（2）睡前的兴奋性活动，包括饮用咖啡、浓茶、酒精等精神兴奋性食品，激烈讨论、辩论、争吵，演唱、激情昂扬的讲话等。

（3）缺乏运动、缺乏户外运动、体育锻炼缺乏、不爱运动等，是现代人最常见的一组不良运动生活习惯。

（4）久坐不活动，是案头工作者的不良习惯。

2. 非适宜生活习性和模式表现

1）户外玩耍剥夺

高节奏的现代人生活，让儿童的户外玩耍时间被剥夺，这种自由地玩耍对儿童而言是建立身体动作协调性和人际协作关系的基本训练，这一缺乏导致的身心功能改变值得深入研究。

2）睡眠剥夺

作业过多和学习时间过长，导致青少年的睡眠时间被剥夺，很多孩子的睡眠时间无法达到9h。

睡眠剥夺就是指不让人有正常节律的睡觉。如果丧失睡眠，那么机体内各系统就会失去平衡，严重时会导致死亡。长期睡眠被剥夺往往可能出现精神分裂症样的症状，严重的可导致死亡。据说从古罗马一直到德国纳粹曾以不让犯人睡觉的酷刑来杀死犯人，这足以证明剥夺睡眠的杀伤力。

3）非适宜运动模式

运动模式单一、易造成运动损伤的项目选择、运动强度与身体机能非适宜、运动时间（如饭后较大强度的运动）和节律（一曝十寒）安排不合理等，是常见的运动模式非适宜。

(二)生活具体问题的表现

1. 运动量和运动强度问题

运动量不足、运动量过大、运动强度不足、运动强度过大、运动方式非适宜、运动项目非适宜等是最常见的运动失衡问题。

美国疾病预防控制中心运动与健康部主任迈克尔·普瑞特博士透露，根据调查显示，全球每年大约有300万人死于不运动。普瑞特说，美国运动医学科学院正在推广"运动是良方"的概念，主要做法是把社区医生调动起来，把运动作为一剂处方开给社区大众，通过运动来提高某一个社区人群的健康水平。调查显示，在越低收入国家，因缺少运动而死亡的比率就更高。

美国研究运动与健康学的教授胡刚透露，缺乏运动以及超重和肥胖是美国社会两大公共卫生问题。根据美国2004年健康行为调查显示，24%的美国人不做任何休闲运动，只有30%的成年人达到美国疾控中心推荐的标准，每天运动30min，每周5次。美国2008年全国营养调查显示，将近68.3%的美国成人是超重和肥胖的。胡刚说："如果每周5天进行半个小时的轻等、中等运动，包括走路、骑车，就可以预防疾病；如果把运动量提高到45min，就可以降低体重，甚至能保持健康体重。"我国的养生专家认为，人的运动量应以每天少于1h，每周3～5次为宜。

世界卫生组织对适量运动的标准：

(1)5～17岁：

每日至少60min中等到高强度身体活动。世卫组织建议儿童和青少年：应平均每天至少进行60min的中等到剧烈强度的身体活动，有氧运动为主。每周至少应有3d，进行包含剧烈强度的有氧运动，以及增强肌肉和骨骼的运动。

需要指出的是，身体活动是指消耗能量的骨骼肌产生的任何身体运动，不单指体育运动、锻炼，还包括玩耍、做家务、步行、工作期间的活动等，只要动起来都有益于健康。

(2)18～64岁：

每周至少150min中等强度身体活动。世卫组织统计数据显示，全球1/4的成年人身体活动量都没有达标。世卫组织最新身体活动指南建议所有成年人：

每周应至少进行150～300min中等强度的有氧身体活动，或每周至少75～150min高强度的有氧身体活动，或中等和高强度两种活动相当量的组合。每周至少有2d进行强健骨骼肌肉活动。

严格限制久坐时间，久坐行为非常不利于我们的健康，每1h起来活动身体1次。

(3)65岁及以上老年人：

世卫组织建议所有老年人定期进行身体活动，不过，老年人应在自身能力允许的范围内进行身体活动，并根据自己的健康水平调整活动强度，在制定任何新的锻炼计划之前，都应咨询医生。老年人应每周进行至少150～300min的中等强度有氧活动，或至少75～150min的高强度有氧活动，还可以将等量的中等强度和剧烈强度的身体活动相结合，可以获得巨大的健康收益。

老年人还应进行中等强度或更高强度的肌肉强化活动，锻炼所有主要肌肉群，每周 2d 或 2d 以上，能给老年人的健康带来额外收益。在每周身体活动中，老年人应进行多样化的身体活动，侧重于中等或更高强度的功能性平衡和力量训练，每周 3d 或 3d 以上，以增强功能性能力，防止跌倒。

测算运动量的方式中，传统上的方法是把运动方式按照运动强度进行划分，如按照轻等强度运动、中等/中度运动、高强度运动等，然后再计算相应程度的运动时间。当前，很多运动器材（如跑步机、运动单车等）都有单位时间内的能量消耗显示值，这些都有利于定量运动的运动量计算。根据不同人群的推荐标准，观察记录运动量，就会发现运动量不足问题，以下是适量运动的参考标准。

1）代谢当量 MET

1MET = 静坐时的能耗。

轻度身体活动 = 1.5 ~ 3MET。

中度身体活动 = 3 ~ 6MTET。

高强度身体活动 > 6MET。

2）以运动时心率作为标准的话，可用以下公式计算

低强度运动时心率保持在每分钟 100 ~ 120 次，感觉身体轻微发热。散步、遛狗、做家务等都属于低强度运动，适合初期参加体育活动或体质较弱的人。中强度运动运动时心率为每分钟 130 ~ 150 次，活动时能感觉到出汗，呼吸比较急促，略感吃力，例如健步走、慢跑、骑自行车、太极拳等。高强度运动心率是每分钟 160 ~ 170 次，感觉大汗淋漓、气喘吁吁。

适宜运动心率：

60 岁以下的人运动时心率 = 180 - 年龄（±10）；60 岁以上的人运动时心率 = 170 - 年龄（±10）。如果在运动后感觉不适、疲倦或运动后 15min 心率仍未恢复到安静状态，即为运动量偏大，应及时加以调整。

3）体重指数（BMI）

BMI 通常可以反映你当前的体重是否适合你的身高，来确定你是否需要加大运动量。对于一般人而言，通常情况下：BMI 指数维持在 18.5 ~ 24.9 之间是一个比较理想的范围。BMI 指数 = 体重（kg）÷ 身高（m）的平方。

4）肌耐力、肌力、柔韧性

肌耐力就是肌肉能够保证有效地收缩舒张的持久力，肌力就是肌肉在一次收缩过程中所能克服的最大外力，柔韧性是指人体一个关节或者是一系列关节所能产生的动作幅度。这 3 项指数通过适量运动应能达标。

5）血压

健康的血压指数，应是合适运动的结果。既不偏高，也不偏低。

2. 运动方式问题

有氧运动、无氧运动、肌肉强化负荷运动、平衡训练运动、柔韧性练习、功能锻炼等是常用的运动模式，非适宜的运动模式选择，即运动方式问题。

表 2-1　不同的运动方式

运动方式	功能
有氧身体活动	身体大肌肉群在一段时间内持续有节奏运动的活动，也称耐力运动，能提高我们的心肺功能，比如散步、跑步、游泳和骑自行车都是有氧运动。
无氧身体活动	短时间内的高强度运动，如举重和短跑，运动过程中氧气需求量超过供应量。
肌肉强化活动	增加骨骼强度、力量、耐力和质量的身体活动和运动，如力量训练、阻力训练或肌肉力量和耐力运动。
平衡训练	以提高个体能力为目的的静态和动态运动，使其能承受自身运动、环境或其他物体引起的姿势摆动或不稳定状态。
柔韧性	与健康和性能相关的身体健康组成部分，指的是关节可活动的范围。每个关节的柔韧性不同，取决于许多特定的变量，包括但不限于特定韧带和肌腱的松紧度。柔韧性练习可以增强关节全范围运动能力。
功能锻炼	可纳入日常任务中的练习，能提高下半身力量、平衡和运动能力。

3. 睡眠时间和睡眠质量问题

睡眠时间不足、睡眠深度不足等常见的睡眠问题。

1）睡眠时间

（1）60岁以上老年人：每天睡 5.5～7h。

并不是所有人都要睡满 8h，尤其是上了年纪的老年人，他们每天只要睡满 5.5h 就可以维持自己的基本的生命活动，睡眠时间稍长一点，可以达到 7h。甚至对这些老年人来说，少睡一会儿还会有益于他们的大脑健康。根据阿尔茨海默氏症协会所展示的数据，如果老年人每天睡觉长达 7h 以上，或者睡眠不足，都会导致注意力下降或者出现老年痴呆，影响到老人们的寿命。所以建议老年人如果晚上睡不好，可以养成午休的习惯来补足睡眠，但是不要超过 1h，以免影响到大脑健康。

（2）30～60岁成年人：每天睡 7h 左右。

对于成年人来说，身上的负担更多也更重，所以他们必须保证自己的优质睡眠时间。也就是在晚上 22：00 到第二天的 5：00，这段时间内人们进入深度睡眠的机会更大，所以会很好地消解白天的疲劳感。不过需要注意的是，女性应该比男性多睡一段时间，最合理的睡眠时间为男性 6.49h，女性 7.5h。如果这个年龄段的人达不到睡眠时间的要求，应该试着改善自己的睡眠环境，进行适当的遮光，并且选用适当高度的枕头，比如说 10～15cm 之间，软硬程度刚好。

（3）13～29岁青年人：每天睡 8h 左右。

一般处于这个年龄段的人，是需要保证自己每天睡 8h 的。而且还要坚持早睡早起，以免打乱人体的生物钟。此外，在休息日的时候也应该避免睡懒觉，否则会影响到大脑健康，对记忆能力也会造成不好的影响。而且年轻人经常熬夜还会导致皮肤出现问题，比如说出现一些痤疮，影响了外在形象。所以年轻人应该确保自己每天睡满 8h。

（4）少年儿童：

对于更年幼的人来说，每天是需要睡到 10h 以上的时间的，如果睡不满就极有可能导致孩子的正常生长发育受到阻碍，而且还会造成免疫力低下。

人要睡觉是一种生理反应，是大脑神经活动的一部分，是大脑皮质内神经细胞继续兴奋之后产生抑制的结果。当抑制作用在大脑皮质内占优势的时候，人就会睡觉。人们在生活中，有工作，有休息；在神经活动中，有兴奋，有抑制。抑制是为了保护神经细胞，以便让它们重新兴奋，让人们继续工作。每天的睡觉时长，孩子们必须达到 11h，小学生 10h，初中生 8h，高中生 7h。

睡觉同时是记忆细胞新陈代谢的过程：老化的细胞将每个记忆信息所使用的排列方式输入新细胞内，以备储存。其中包括运动、语言区、平衡键，以及日常生活中的一些往事和回忆。它们都是物质的，所以也以物质的方式存在。

如果一个人长期睡眠不足，导致记忆细胞无法健康生活，则容易产生某些健康问题，甚至疾病，比如失语症，痉挛，抽搐，或者强制性睡眠导致的休克和昏厥等。时间久了也容易产生癌变。

斯蒂克高德与他的同事马修·沃克一起在美国波士顿的贝思医学中心研究睡眠对于运动技巧的程序记忆的影响。他们让使用右手的受训者使用左手一遍又一遍尽可能快地打一串数字。他们发现，不管这个实验是在一天中的什么时间进行，受训者的精确度都会在 6min 之后提高 60%～70%，而如果受训者在早晨接受实验，12h 之后再重新测试一次，他们的精确度并没有什么大的提高。但是当受训者在晚间受训，并在起床之后再接受测试，他们的速度将提高 15%～20%，精确度将提高 30%～40%。令专家吃惊的是，那些提高程度最大的受训者花费了最多的时间在非快速动眼睡眠上。而其他关于视觉或知觉能力的训练则要求受训者拥有较深的睡眠或同时拥有慢波睡眠和快速动眼睡眠，有些时候，就算是合上眼睛 1h 也会有很大的不同。而其他时候，整晚的良好睡眠是非常必要的。

2）合理睡眠

处理干扰睡眠的情况，例如焦虑、下肢不宁人综合征（忙腿症，症状为不可控制地不停摆动小腿或整个大腿）以及睡眠呼吸暂停症。科学家发现多数哺乳动物（海豚和鲸或许除外）的睡眠被清晰地划分为两个阶段，其中之一表现为眼睛迅速转动，也就是著名的快速动眼睡眠（浅睡），而另一阶段则直接被称为非速眼动睡眠（深睡）。人类通常在 90min 之内完成由快速动眼睡眠过渡到非速眼动睡眠的过程。但根据某些观察，我们实际上在速眼动睡眠过程中花费的时间远大于这个时间。

如果你通过脑电图观察人类在速眼动睡眠过程中的状态，你会发现仪器将显示大脑很多的行为。如果你在这期间把睡眠者唤醒，他们能告诉你他们刚刚梦到了什么。而在非速眼动睡眠过程中的梦的组成不会超过一两幅简单的画面。抛开那些关于梦的神话不谈，对那些试图寻找梦境隐含意义的科学家们来说，他们的工作进程却不容乐观。对于梦的解释最普遍的观点是梦境不过是重复了一小部分先前发生过的事。

脑电图描记器将非速眼动睡眠由浅至深划分为 4 个部分。第 3、4 部分表现为明显的低频率脑电波，被专家称为慢波睡眠。而人类在夜晚的头 3h 花在慢波睡眠状态的时间远大于起床前的 1h。小孩最容易进入慢波睡眠状态，因此在把他们从车里抱到床上去的时候他们总是睡得非常好。另一方面，成年人拥有非常少的慢波睡眠，或许是因为他们在半夜起来的次数总是很多。

在《自然》杂志上发表的一篇文章中，威斯康星州立大学的神经病理学家及精神病学家托诺尼表示大脑中那些在清醒时需要忙碌学习新技能的部分需要更长时间的慢波睡眠，这样才能表现得更好。托诺尼的实验室有 11 名志愿者，他要求他们利用鼠标在电脑屏幕上点击目标。但志愿者们并不知道研究人员利用改变鼠标光标的形式加大了操作难度，他们需要对鼠标进行修正才能成功点击目标。志愿者被分成两组，一组在练习与测试之间拥有充分的睡眠，而另一组则不睡觉。睡觉的一组大脑电波强度远大于另一组人，而他们第二天的表现也出色很多。这到底意味着什么？托诺尼推测慢波睡眠其实削弱了所有神经之间的联系。听起来很有悖常理，但这其实只是一种自我保存。"总的来说，大脑消耗整个身体 20% 的能量。"托诺尼解释道。大多数能量用于神经元的连接，而你学习得越多便拥有越多的神经键。"因此最后，如果你的神经键非常强大，证明你运转大脑将消耗更多的能量。"托诺尼说："或许是另一个 20%。"然而几天后，大脑中一些新的神经键需要更多的能量而身体或许不能给予。因此其中一些神经线连接将会变弱，这被猜测是在慢波睡眠过程中发生的。这种解释仍然是个假设，但托诺尼认为他已经拥有了证据。"在慢波行为中，所有的神经细胞都活跃半秒钟再沉寂半秒钟。"他说："或许睡眠只是重复修剪并加固神经细胞之间的连接以确保我们在学习新东西的同时不至于忘掉以前学过的。当然，我还无法解释为什么这发生在我们不知觉的情况下。或许只是因为在睡觉的时候比较容易操作。"

(三)睡眠和运动等生活系统运行调适问题表现

1. 目的失调

在身心功能发生严重的异常改变时，睡眠和运动等生活系统需要在系统目的上与这些改变尽量协调，产生正向的系统间协同作用，反之则是失调。比如在免疫系统遭受病理损害和严重的治疗损伤后，保持适量的户外运动来维持身体活力，充足的睡眠来提供免疫力恢复所需的机体整体条件等，如果无法满足这种调适要求，则可视为睡眠和运动生活的失协调。

2. 运行失衡

系统目的达成有赖于系统内在的运动行为，睡觉睡眠和适量运动是两大运动行为，达成推荐量的标准即为平衡，反之则视为失衡。

3. 系统稳态失调控

睡眠和运动等生活系统内的自组织稳态是通过层层控制机制来实现的，本能控制是最基础的控制，习性和行为模式以及习惯是第二层习得性控制，文明和智慧作用下的行为控制是人优于其他动物的第三层控制。对不同人群依据科学的参考标准对睡眠和运动生活的系统运行进行医学健康角度的调控，一方面是保持生命活动系统健康的基本要求，另一方面在重大疾病的治疗中常常还是特殊要求，对于未能按照推荐标准而进行的系统调控，就是睡眠和运动生活系统稳态的失调控。

三、熬夜

（一）定义

1. 领域

以个人为实体的健康和健康干预主题领域。

2. 属性

属于 L 类中的运动睡眠生活，是以保持身体健康活力为目的的主题行动。

3. 定义

因各种活动导致晚 11 点后入睡，连续 2 d，即为熬夜。

4. 范围

不包括：偶尔 1 次的晚上 11 点后入睡；抑郁、焦虑等引起的失眠。

5. 编码

L(生活方式)。

6. 局限性

丧失或缺失；降低；过度、超过；差异。

7. 限定值

无：0～4%。

轻度：5～24%。

中度：25～49%。

重度：50～95%。

完全：96～100%。

（二）产生机理

因外力(情绪和事件)导致的不能在 11 点前入睡；同时，健康主体的错误活动知识，如晚上熬夜，白天补觉或我还年轻等认知造成的反复熬夜；最终形成睡眠习性。

（三）表现特征

(1)主观感受或描述：晚上不困、晚上工作更加有思路。

(2)人群特性：年轻人、白领、商务精英等。

(3)出现时间和维持时间：长期持续出现。

(4)反复出现形成负向体验叠加。

(5)感受强度及变化。

（四）对诊断的作用

由症状熬夜可以关联出：

(1)健康主体的生活方式作息习惯非最佳。

(2)健康主体的睡眠行为认知不足。

四、暴饮暴食

(一)定义

是指人在有意识或无意识的状态下，在饮食生活上，单次餐别中所形成的能量摄入远超自身所需的能量的状况。

(二)发生原因与发生机制

1. 心理原因

暴饮暴食可能是最常见的饮食紊乱，其特征是间断性无法控制暴饮暴食(通常是隐蔽进行)，但是与食欲过盛不同，暴饮暴食患者不会强迫自己呕吐或者吃泻药。结果暴饮暴食必然会导致体重极大增加。暴饮暴食症患者发现很难处理伤心、愤怒、抑郁或焦虑的感觉，所以她们就是通过吃东西来排遣。很多人把这个过程描绘成一个恍惚状态，说她们为了不浪费她们吃的食物，她们就是全部塞到嘴里，然后咽下去。所有肥胖的暴饮暴食症者中，约有一半患有抑郁症，而肥胖但不暴饮暴食的人中只有5%被诊断为患有抑郁症。暴饮暴食患者通常精神沮丧，没有自信，可能还会有其他的问题，如恋爱或工作困难。

对于有暴饮暴食症状的个体来说，食物是一种瘾，从某种意义上来说，是最难治疗的一种瘾，因为有酒瘾或毒瘾的人通常可以慢慢完全避免酒和毒品，但是不可能完全放弃食物。当吃得过多成为一种慢性病时，暴饮暴食症患者最后会以暴饮暴食来安排她们的时间。为了吃，她们可能不去上班、不去上学或者避免与人接触，这种隐蔽行为意味着暴饮暴食症患者最后完全把自己孤立起来。吃得过多，对身体的影响是血糖不稳定、对食物的渴求、胃疼、畏热怕寒、头疼、新陈代谢紊乱、月经不调。伴随着肥胖又有其他很多疾病的风险：高血压、高胆固醇、血管阻塞、心脏病、中风、糖尿病、骨质疏松症、慢性肾脏问题或肾脏衰竭以及某些癌症。

2. 生理原因

食欲过盛可能会食欲非常大，但不长胖。食欲过盛患者在的地方，大量的食物会被一扫而空，在她们的房间里会发现空的包装袋和瓶瓶罐罐。有些食欲过盛患者专门吃容易吐出的食物，加工谷物、液体沙司、牛奶饮料或冰激凌这些东西通常比固体食物，如肉或面包，更容易吐出来。吃完饭之后食欲过盛患者通常就躲到洗手间去了，尽管很多人都认为她们是在刷牙，但是洗手间里和她们的嘴里会有呕吐的气味。呕吐之后刷牙，会导致牙齿釉质比正常情况下腐蚀更快，所以食欲过盛者可能牙齿不好(用氟化物清洗嘴巴腐蚀性更小)。

食欲过盛患者一般性格外向、自信、自立，但是内心很焦虑，没有安全感。她们害怕批评，避免不同意见。因为她们很难处理和表达她们的感情需求，所以她们就直接吐出来。大多数食欲过盛者关注吃喝饮食已经很多年了。这可能是源于父母对饮食的担心，或者是瘦削与"被人接受"之间的联系。很多人节食失败的时候，就去用药物催泻，担心没有别的办法可以减肥。矛盾的是，这个时候饮食紊乱可以暂时提高自信，源于一种不该有的成就感。食欲过盛者会撒谎，她们装作不需要节食，就能变得这么苗条。但是，食欲过盛者的安慰来自吃东西，以及催泻的时候的那种宽慰。这种安慰成为控制感情且让她们上瘾的方式。一旦狂吃、催泻的循环开始形成，身体和精神上的后果会破坏她们最初的自我价值感和控制力。

食欲过盛被错误地认为没有厌食症或瘾那么危险，实际上如此食欲过盛尤其有危害。尽管死亡率低，但它会产生严重的精神和身体危害。食欲过盛者把自己同朋友和家庭孤立起来，迷茫、情绪不稳定、易怒，除了等待下次狂吃、催泻之外无法集中精力做任何事情。经常呕吐导致脸颊和下巴部位异常肿胀，会在手后面和指关节长胼胝体。食欲过盛者可能会月经不规律，或者月经完全停止。经常呕吐会导致脱水，会导致钾和钠流失，引起体内电解质失衡。这会导致心跳异常，可能导致心脏衰竭和死亡。呕吐时释放的胃酸会导致牙齿变坏，气味难闻。呕吐还会引起口腔溃疡、嗓子沙哑、胃功能紊乱。长期食欲过盛者还会食管发炎或破裂，甚至胃破裂。

（三）具有医学意义的关联表现与伴随症状

暴饮暴食后会出现头昏脑涨、精神恍惚、肠胃不适、胸闷气急、腹泻或便秘，严重的会引起急性胃肠炎，甚至胃出血；大鱼大肉、大量饮酒会使肝胆超负荷运转，肝细胞加快代谢速度，胆汁分泌增加，造成肝功能损害，诱发胆囊炎、肝炎病人病情加重，也会使胰腺大量分泌，十二指肠内压力增高，诱发急性胰腺炎，重症者可致人非命。研究发现，暴饮暴食后 2h，发生心脏病的危险概率增加 4 倍。发生腹泻时，老年人因大量丢失体液，全身血循环量减少，血液浓缩黏稠，流动缓慢，而引发脑动脉闭塞，脑血流中断，脑梗死形成。

五、久坐久立

（一）定义

长久站立/久坐族，是指那些需要经常坐着上班的一族，长时间面对电脑，长时间开车，他们所表现的特点是每周至少坐 5d，故被称为久坐族。

（二）具有医学意义的关联表现与伴随症状

1. 反复头晕恶心

长时间久坐之后，很多人都会出现头痛、头晕现象，但只要适当休息，这种不适感很快就会消失。

如果反复出现明显的头晕、头痛以及恶心症状时，一定要引起警惕，极有可能是患有颈椎病导致。

一旦患上颈椎病，患者的椎动脉会受到强烈的压迫，从而影响了大脑供血，就会出现脑供血不足现象，而且还会使得大脑处于缺氧状态。

这样一来，久坐人群在日常生活当中经常会出现头晕、头痛、恶心甚至眩晕的症状表现，并且还会伴有颈部、肩部疼痛和僵硬等症状。严重时，还会导致患者的上下肢出现无力麻木感。

2. 长期严重便秘

久坐人群出现便秘的概率会非常高，由于长时间处于久坐状态，身体内的血流速度比较慢，就会影响到胃肠道的血液循环，从而使得胃肠功能下降。

另外，由于长时间久坐，盆腔内的各个器官就会受到严重的压迫，导致肠道蠕动速度快速减慢。这样一来，就很容易出现便秘的情况。

如果久坐人群出现严重便秘现象，并且伴有消化不良、食欲缺乏等症状时，一定要引起警惕，极有可能是患有一些肠道疾病导致。

如果没能快速治疗与调理，肠道黏膜会由于长期接触一些粪便中的代谢产物，患上肠道肿瘤的风险会增加。

3. 腿部水肿

对于长期久坐人群来讲，一旦出现下肢反复水肿现象时，必须要快速调整生活方式。

长时间久坐会使得下肢的静脉回流不畅，使得水分聚集在腿部肌肉内。

这样一来，就会使得腿部和脚部出现一系列水肿现象。

这种情况非常危险，一旦加重，极有可能导致血栓脱落，甚至会引起肺栓塞，使患者的生命受到严重威胁。

4. 经常心悸心慌

久坐对于心血管和心脏的伤害非常大，长时间处于久坐状态，就会影响到整体的血液循环，使得心脏供血受到影响。

并且会使得心脏机能减退，引起心肌萎缩的概率就会增加。

而一旦心脏功能出现问题，患者在日常生活当中就会反复出现心悸、心慌、胸口发闷等一系列不适症状。

六、外餐过多

(一)定义

在外就餐的频率定义比较极端，所谓"很少在外吃饭"指的是每周少于一餐，而"经常在外吃饭"是指每天吃两顿或者更多。

(二)发生原因与发生机制

(1)社交。

(2)工作。

(3)懒惰。

(4)时间缺乏。

七、饮食不规律

(一)定义

饮食不规律就是不在规定的时间内进行食物的摄入。

（二）发生原因与发生机制

1. 零食习惯

吃零食是每个人没办法抵挡的诱惑，是每个人的最爱，就算是大人有时候也是戒不了零食的，因为零食真的是很好吃，不同的零食有不同的美味。但是零食不能多吃，否则对身体有害。

经常吃零食，会破坏正常的饮食制度，打乱胃肠消化活动的规律。经常吃零食，胃肠就要随时分泌消化液，每次又分泌不多，这样到吃正餐的时候，消化液就分泌不充足，不能使食物得到很好的消化，影响正常营养的吸收，容易造成营养不良和胃口不好的现象。

吃零食能加重胃肠的负担，使胃肠经常处于紧张状态中，得不到休息，因而会减弱消化器官的工作能力，引起消化不良。

2. 生活压力

饮食不仅对身体健康起作用，同时也对心理健康起作用，某些食物和饮料可以使人精力充沛，同时也可以使人感到疲惫、沉闷甚至是愤怒。

常发生在有一种强烈的情绪时，或者压抑这种强烈情绪后。比如：考试月、考研考公、找工作、留学、外出上学、工作，等等，通常在一个截至日期之前，你可能产生焦虑、生气、紧张、担心、嫉妒等情绪。

这时你想吃东西，可能是为了缓解压力，也可能是因为自己做得不够好，或者没有信心来惩罚自己。

虽然对于大多数人来说，遇到压力时他们的食欲会减少。因为感到压力时，人体内肾上腺素会快速升高，作为一种身体的保护机制（应激反应）。肾上腺素的升高会导致体内血糖升高，消化系统活动变慢。

肾上腺素和血糖升高会压抑人体的饥饿感，并在进食时增加饱腹感。这种机体的自我保护机制是人体应对危险的一种"战斗模式"（也就是医学上的交感神经系统）。就像打架、逃离危险时，身体需要足够的能量。

但是越来越多的研究表示这种机制实际上有可能导致肥胖。即使人在很多情况下感到压力很大，但其实身体并不需要这些压力反应机制产生的高血糖。那么这些额外的血糖去哪里了呢？如果没有用体力活动消耗掉的话，就会转化成脂肪。

研究表明，那些经常进行节食的人，在面对压力的时候会更脆弱，更容易导致暴食。压力性进食，已经变成又一个破坏掉辛苦维持节食的原因或者借口。而且对一些人来说，节食本身也是一种压力源。

3. 非适宜的家庭生活习惯

现在很多家庭的饮食情况往往是早餐吃不好，中午又马马虎虎吃一口，晚上回家消闲则大吃一顿，随后入睡。过饱易使食物停滞，影响睡眠；另一方面营养过剩可引起肥胖，甚至诱发疾病。

4. 不健康的减重方式/节食

在减肥过程中不吃饭，是一种不科学的减肥方式，会对身体造成不利影响。当身体出现了肥胖的情况时，主要是由于身体饮食过多，脾胃功能虚弱，消化不良，运动减少以后，导致体内脂肪堆积。

5. 饮食失调症

饮食失调症属于轻性精神病。饮食失调症又称暴食症，患者会暴饮暴食，而后以催吐或不正当排泄方式(吃泻药)将未消化完的食物排出，借以维持体重，若无催吐或刺激排泄等行为者通常演变成肥胖症。也可能出现减食甚至不吃的现象，以纤细的身材为目标，但往往导致身体其他器官失效而影响生命。此类疾病在模特界盛行，病因当是瘦即美的世俗观念演变至极。

饮食失调极大地破坏了我们的正常饮食规律，造成身体肥胖或过于瘦弱的不健康体质。饮食失调是精神心理、自身体质和社会环境多种因素的不良反应。

刚开始，患有饮食失调症的人也许吃得少，或吃得多，然后逐渐地吃得越来越少或越来越多，再到无法控制的地步。厌食症患者过度关切自身体重和苗条身材，竭尽全力通过饮食控制体重，并为自己带来苦恼。这就是造成饮食失调厌食症的主要原因。

（三）具有医学意义的关联表现与伴随症状

饮食不规律可导致低血糖、营养问题、肥胖、消化道疾病等。现在饮食不规律的人越来越多，身体健康会受到不良影响，应当尽量注意避免。

1. 低血糖

饮食不规律，饥饿时未及时补充能量，容易发生低血糖的症状，如出汗、心慌、晕厥等。

2. 营养问题

如果经常饮食不规律，该补充的营养未及时补充，长此以往会造成营养不良，导致身体消瘦。

3. 肥胖

饮食不规律，经常不按时吃饭，例如中餐不吃，吃晚餐时可能会吃得特别多，引起过多的热量摄入，继而导致脂肪堆积，引起身体肥胖。

4. 消化道疾病

如胃溃疡，长期饮食不规律，饥饿时未及时进食，胃酸就会侵蚀胃黏膜，引起胃溃疡，甚至可能造成胃穿孔。

5. 其他危害

糖尿病患者需要按时、适量进餐，才可维护血糖稳定，若饮食不规律，容易引起血糖异常波动，不利于血糖的控制，血糖若长期控制较差，可引起糖尿病并发症。

八、运动缺乏

（一）定义

运动缺乏的含义包括久坐习惯、机体缺乏运动应激刺激以及不运动或很少运动。运动缺乏是高血压、冠心病、脑卒中、高脂血症、肥胖及糖尿病等现代生活方式病的一级危险因素，运动缺乏将损害人体健康或引发诸多健康问题。

（二）发生原因与发生机制

1. 身体无法适应运动，放弃

对一个不太运动的人来说，突然运动，身体会不适应。拿跑步来说，跑一两天，身体可能还没反应。如果连着跑 3d，小腿一定难受。

这是身体的正常生理反应。有的人，没法接受这种生理反应，就放弃。其实，这是暂时的，减少运动量，等小腿的肌肉适应了，接着运动就好了。

2. 没看到效果，放弃

有的人心急。看别人一个月减 5kg，自己也期望做到。开始几天，吃无糖无油减脂餐、每天 40min 有氧，做得很认真。一般来说，这样坚持几天是能瘦下来的，但殊不知，每个人的身体情况不一样，有的人就是无法减重，甚至会增重。这样的状况，多令人崩溃，很容易让人放弃。

3. 看到效果，放弃

有的人在预期时间内达到了预期效果，非常开心。同时觉得，效果达到了，就可以放松了。很多人，一放松，就彻底放松，回不去了。

4. 方法不对，受伤了，无法运动

这种情况比较悲催。如做某些运动时由于肌肉力量不够，导致腰椎间盘突出，有的人跑步造成膝盖或者脚踝磨损，稍微动一动都会不舒服，这种情况，就很容易放弃了。

5. 一个人运动太孤独

一个人运动，容易沮丧，沮丧就容易放弃。

九、运动强度非适宜

（一）定义

运动强度是指动作时用力的大小和身体的紧张程度。而运动强度非适宜是指所选取的运动项目所应达到的锻炼强度与身体机能不匹配的现象。

（二）发生原因与发生机制

（1）运动项目知识素养缺乏。

（2）运动时间安排不合理。

（三）具有医学意义的关联表现与伴随症状

1. 急性肾衰竭

当运动过量后，身体就会出现肌肉溶解现象，肌红蛋白会在肾小管中形成结晶，使肾小管形成阻塞，对肾脏的运转有所影响。

2. 贫血

运动量过大也会导致贫血，当然不是平时说的那种贫血，而是所谓的运动型贫血，运动中身体会流出大量的汗液，汗液中包含水分和很多的金属离子，其中就有血液里

的铁离子，那么当运动量过大时，血液里的铁离子就会降低，就会造成缺铁性贫血。

3. 影响内分泌

控制身体激素分泌的是脑垂体，当我们运动量过大时脑垂体功能就会被抑制，这样会导致激素分泌受到影响，身体就会十分疲劳，体力恢复速度也会变差，严重时可能出现抽筋现象。

4. 脱水

在锻炼过程中肾上腺素就会升高，到了夏季运动时就会大量地出汗，汗液里水分占多数，所以汗液的大量流失就会造成身体的水分缺乏，便会出现脱水的现象，尤其是夏季脱水导致的中暑时有发生。

5. 心脏疾病

运动时身体会分泌出肾上腺素，可导致心跳速度加快，如果过量运动，肾上腺素也会分泌过多，心脏的供血功能也会受到影响，就会导致心脏出现一些疾病。

6. 肌肉酸胀疼痛

在运动的过程中，需要掌握正确的方法，适可而止的运动对健康才有好处。如果在运动的过程中出现肌肉酸胀疼痛的情况，需要马上休息，很有可能是运动过量引起的。在运动过量的情况下，身体会产生乳酸，乳酸堆积之后肌肉的酸胀疼痛感相对明显。部分人运动过量之后，局部就会产生明显的疼痛，就需要降低运动强度或者及时休息，以免局部的疼痛不适感加重对健康的影响。

7. 食欲缺乏

总是进行过高强度的运动，可能一段时间后会对健康造成威胁。如果在锻炼之后出现了食欲缺乏的情况，有可能是运动过度引起的。因为在剧烈运动之后通常会出现胃口下降的情况，甚至还会反胃、恶心，这是血液流向了运动系统，内脏血液减少的表现。胃黏膜需要的血液供给不足，通常就会导致食欲下降明显，需要通过合理的休息才能恢复。

8. 睡眠质量下降

运动之后如果出现睡眠质量下降的情况，有可能是运动过度引起的。正常的运动可以增加身体的疲劳感，提高睡眠质量，而部分人运动过度，身体受到了损伤，在恢复的过程中通常就会出现睡眠质量下降的情况。因此运动之后总是发现睡眠质量不佳，需要警惕起来，需要降低运动强度，防止身体受到损伤。

9. 呼吸困难

部分人运动过度之后感觉到呼吸困难，在运动的过程中通常可以促进身体健康，提高心肺功能。运动过量时心脏功能受到影响，反而会出现呼吸困难的情况，甚至会短时间内感觉到胸闷气短。这些都是运动过量引发的不良症状，留意到这种信号时，需要及时调整锻炼计划。

10. 头晕头痛

在运动之后出现了头晕、头痛这种情况，有可能是运动过量引起的。因为在过量运动的情况下，身体过度透支，可能会大量流汗。身体缺乏水分的时候，通常血压、血脂都会发生异变，头晕、头痛症状就会出现，这些都是运动过量引起的。

十、睡眠过浅

（一）定义

睡眠浅属于神经衰弱，是由于自主神经调节紊乱造成的，是由于睡眠没有进入深度睡眠的状态。

（二）发生原因与发生机制

（1）与患者平时不规律作息有关，比如患者经常熬夜或者倒夜班等会导致生物钟紊乱，容易导致患者出现睡眠很浅、睡眠质量低下的问题。

（2）与患者精神、心理因素有关，很多患者随生活压力增大，平时精神处于紧绷状态，心里可能被事情困扰也会导致睡眠比较轻浅。

（3）患者睡眠很浅也与个人性格有关系，比如患者平时性格比较内向，遇事容易紧张、焦虑都容易导致睡眠浅。

（三）具有医学意义的关联表现与伴随症状

1. 倒头就睡

美国神经系统疾病和卒中协会的研究数据显示，躺下后 5 min 内就入睡的人，可能存在严重睡眠不足，甚至睡眠障碍问题。

2. 记忆力下降

出门忘带钥匙，经常丢三落四……这些健忘现象可能是缺觉导致的。充足的睡眠有助于巩固记忆、改善情绪。睡眠不足会造成记忆力下降，逻辑思维不清。

3. 容易饥饿

睡眠不足时，人们会缺乏瘦素和生长素，进而增加人们的饥饿感，使人们难以抵御薯片、汉堡等不健康食品的诱惑。

4. 注意力下降

美国的一项研究发现，睡眠不足会导致注意力下降，削弱人的瞬间决策力。

十一、失眠

（一）定义

常见病症是入睡困难、睡眠质量下降和睡眠时间减少，记忆力、注意力下降等。

现在临床医学科学对失眠的认识存在局限性，但是，临床医学家们已经开始根据临床研究，给失眠进行定义，2012 年中华医学会神经病学分会睡眠障碍学组根据现有的循证医学证据，制定了《中国成人失眠诊断与治疗指南》，其中失眠是指患者对睡眠时间和（或）质量不满足并影响日间社会功能的一种主观体验。

（二）发生原因与发生机制

1. 原发性失眠

通常缺少明确病因，或在排除可能引起失眠的病因后仍遗留失眠症状，主要包括心理生理性失眠、特发性失眠和主观性失眠 3 种类型。原发性失眠的诊断缺乏特异性指标，主要是一种排除性诊断。当可能引起失眠的病因被排除或治愈以后，仍遗留失眠症状时即可考虑为原发性失眠。心理生理性失眠在临床上发现其病因都可以溯源为某一个或长期事件对患者大脑边缘系统功能稳定性的影响，边缘系统功能的稳定性失衡最终导致了大脑睡眠功能的紊乱，失眠发生。

2. 继发性失眠

包括由于躯体疾病、精神障碍、药物滥用等引起的失眠，以及与睡眠呼吸紊乱、睡眠运动障碍等相关的失眠。失眠常与其他疾病同时发生，有时很难确定这些疾病与失眠之间的因果关系，故近年来提出共病性失眠（comorbidinsomnia）的概念，用以描述那些同时伴随其他疾病的失眠。

（三）具有医学意义的关联表现与伴随症状

1. 睡眠过程的障碍

入睡困难、睡眠质量下降和睡眠时间减少。

2. 日间认知功能障碍

记忆功能下降、注意功能下降、计划功能下降从而导致白天困倦，工作能力下降，在停止工作时容易出现日间嗜睡现象。

3. 大脑边缘系统及其周围的自主神经功能紊乱

心血管系统表现为胸闷、心悸、血压不稳定，周围血管收缩扩展障碍；消化系统表现为便秘或腹泻、胃部闷胀；运动系统表现为颈肩部肌肉紧张、头痛和腰痛。情绪控制能力减低，容易生气或者不开心；男性容易出现阳痿，女性常出现性功能减低等表现。

4. 其他系统症状

容易出现短期内体重下降、免疫功能减低和内分泌功能紊乱。

十二、酗酒

（一）定义

饮酒超出适量饮酒或一般社交性饮酒的标准。重度饮酒往往根据超出一定的日饮酒量（如每天 3 标准杯）或每次饮酒量（如一次 5 标准杯，每周至少 1 次）加以确定。

（二）发生原因与发生机制

酗酒可能源于基因受损：许多人有酗酒的不良习惯，喝大量的酒不但对身体会产生不良影响，而且容易导致家庭矛盾，是社会的不稳定因素之一。但是为什么会有人酗酒呢？据新华社报道，芬兰库奥皮欧大学和图尔库大学的基因专家经过长期研究，发现人体内一种基因的变异会导致过量饮酒和酗酒。

这种基因的变异可造成人体中枢神经内神经肽蛋白质缺损，从而使人出现压抑的反应，而这种忧郁不快的心情往往使人不得不借助于杯中之物加以发泄。

芬兰专家的研究结果显示，神经肽数量异常的芬兰男子多好贪杯，饮酒量明显高于正常人。此外，神经肽蛋白的缺损还会对他们的饮食习惯产生更为广泛的影响。

俄罗斯科学院细胞和遗传学研究所的专家波波娃和伊万诺娃认为，单氨基氧化酶基因受损可能是部分酗酒者狂饮无度的主要原因。

（三）具有医学意义的关联表现与伴随症状

1. 增加脂肪

长更多的脂肪。三大杯葡萄酒和回家路上顺便吃下的薯片/比萨饼/烤肉串会使你的身体贴上 0.25kg(1/2 磅)的脂肪。因为你的身体会首先消耗掉没用的卡路里（酒精里含有的），然后把剩下的当做脂肪储存起来。

2. 影响视力

酗酒使视线模糊。酒精麻痹眼部肌肉，这就意味着眼睛无法聚焦，也无法正确地计算出距离远近。同时，它还扰乱大脑的协调系统的正常运转，也就意味着很容易摔倒。

3. 骨质疏松

酒精和骨质疏松症（脆骨病）联系在一起是因为酗酒导致身体养分的加速流失，也就意味着你的骨头正在流失。骨质脆弱，减缓身体中骨质生长细胞的活动。

4. 危害经期

大量饮酒的女性产生经前不快症状的可能性很高，因为酒精的高糖成分会扰乱你的血糖水平，并且夺走你用来和经前不快症状作战的营养。

5. 毁掉肌肤

酒精可能使你看起来更老，因为酗酒使你脱水，肌肤失去弹性，使它加速老化，产生更多的皱纹。

6. 增加痛苦

酒精是一种镇静剂，也就是说开始把你带到一种近乎完美的粉红色的至高虚幻境界，然后又一下子把你拽回到现实之中，紧随其后的就是忧郁不振。

7. 硬化肝脏

被称作肝硬化，当肝细胞死亡后，肝脏组织开始结成硬痂，然后肝脏逐渐硬化。这是长期酗酒的直接后果。

8. 影响消化

饮酒能导致胃病，酒精对消化道黏膜有强烈的刺激作用，因此大量饮酒可能会使你的胸部和嗓子有一种很恶心的灼烧的感觉，不好下咽东西，甚至引起反胃或者反酸。

9. 升高血压

饮酒导致加大血液黏稠度，导致心血管疾病，使心脏病侵袭的可能性增加，这是因为酒精提高一种被称为甘油三酸酯的不良脂肪在血液中的含量。

10. 影响肌肉

长期酗酒会导致肌肉无力，美国研究人员近日在《细胞生物学杂志》(The Journal of Cell Biology)上报告说，他们从分子水平上破解了酗酒伤身的秘密。长期酗酒会影响一种关键的线粒体蛋白，从而导致线粒体无法自我修复，并影响肌肉的再生能力。

思考：

1. 在生活中常见的异常表现有哪些？是否能用系统性的思维来解释？
2. 上述异常表现对其他系统健康可能引起怎样的健康问题？

第六节　环境问题表现

CFB 的环境部分有 5 个成分：工具、产品、物资和技术方面；态度和文化氛围方面；支持和联系服务方面；体制政策方面；生态自然方面。主体对环境作用的不适感即环境相关症状，包括环境态度压力、缺乏支持和鼓励、缺乏可供联系的孤立和孤独感、缺乏适宜的工具条件、非适宜、不安全的生态和自然环境等。

一、工具缺乏或不足的情况和表现

在健康干预活动中，客户端行动所需的任务工具在提供、购置和配备、适宜性等方面的缺乏、非适宜或不足情况，包括：

1. 干预活动参与中的任务操作系统缺失

患者及其家人在疾病治疗活动中承担力所能及任务、操作执行任务、反馈任务执行信息、与医务人员或客户端相互之间进行即时性远程任务协作、管理任务等方面，所需的操作系统缺失，让上述行动的协作效能下降，源于主观能动性作用的活动正向生产力效能下降。

2. 日常生活中及时发现和明确健康问题、原因、表现的工具缺失

无论心理活动问题、生理功能问题还是生活问题、行为问题、环境因素问题等，在日常生活中都会随时发生，医学的起始任务就是发现和明确问题，这种明确任务包括对问题的主客观原因和动态变化的表现进行动态的明确，现代医学习惯上将此第一环医学任务称作诊断，但又没有给大众执行此任务的工具设计和提供，其思想层认识显然存在"假设障碍"和"自动思维错误"。假设障碍体现在：①只有疾病才需要诊断，其他心理、生理、生活、行为、环境因素问题都不需要使用医学诊断；②医学诊断是医师的任务，大众不需要、不能进行日常性、即时性的诊断步骤；③诊断只能是对疾病的定性判定，不能是动态化的具体问题具体分析。自动思维错误体现在：①诊断概念是疾病的发现和明确；②健康问题的发现和明确不是诊断；③诊断只能是定性模式，没有动态化分段制导方式的诊断；④诊断是执业医师的专利，让大众在日常生活中及时发现和明确问题那不是诊断。

临床医学和预防医学的认识局限，导致了为大众提供及时发现具体健康问题的诊断工具的思想缺乏、技术研究缺乏、产品缺乏，这种医学文化的科学范式背景，是诊断工具缺乏的环境因素原因，即诊断工具缺乏的文化背景和前置因素。

3. 解决饮食营养生活问题的工具缺失

在 CFB 分类中，饮食营养生活系统的问题有系统性的分类，方式类是其中的一种，运行矛盾（如摄入和需求失衡）、系统目的（本能目的和高级目的）、系统控制（本能控制、习性习惯模式控制和高级控制）等方面，有着丰富的问题内涵，每个问题的形成和改变（消除方向和恶化方向），都有主观（认识水平、处理态度和信念、主观能动性的能力和信心判断）和客观（工具和技术条件、产品、支持服务）两方面原因，相应都有具体的表现。有了上述的这些认识，就知道营养生活问题解决的工具内涵和需求分类，然后就能观察工具缺失的种类和情况，以及工具缺失或不足带来的行动障碍、行动效能低下、行动兴趣和意愿遏制的现象和表现。

4. 自助诊断、治疗、诊疗行动、干预活动的知识学习工具缺失

健康诊疗医学诞生，填补了人类对现代医学方法、手段、技术自助应用的认识论和方法论空白，弥补了大众在自助诊断、治疗、诊疗行动、干预活动四大医学任务方面的理论缺陷，在此背景下，提供给大众（患者和一般人群）学习养成这种新医学的工具，就显得尤为重要，缺乏适用的工具，必然会导致此项行动障碍、行动效能低下、行动兴趣和意愿遏制的表现。

5. 产业互联网医疗云平台上各类资源应用的工具、技术、业务缺失

人类进入数字信息时代以来，医疗文化和医疗生产力的发展日新月异，适宜大众自助应用的健康诊疗医学诞生，客户端医学行动操作系统的诞生、产业互联网医疗健康云平台技术的出现，让大众使用全球最先进的医疗文化和生产力资源成为可能，但如果发生利用这种资源的工具层、技术层、业务层缺失，就会让这种资源利用被隔绝、阻断和障碍。

二、服务提供不足的情况和表现

在健康干预活动中，市场的医疗服务提供种类和质量无法满足客户端医疗服务正当需求的情况，即医疗健康服务提供不足，包括：

1）干预活动的统筹咨询服务缺乏

对于慢性病和重大疾病患者而言，能否在发病之初或每个重要阶段的特定时间节点上，对全局或者本阶段"治疗/干预"活动的目的和主题内容、风险、品效因素、管控等方面的信息有充足而全面的系统认识，此举对患者和其家庭在主体效能的正向作用发挥方面意义重大。

然而长期医疗，疾病医学对此"知识、认识、统筹行为"干预的医学目的缺失，与此相匹配的业务科目缺失、收费政策缺乏，业务技术、技能、业务系统功能、服务提供所需的专业素质教育和培养缺乏，最终导致需求满足障碍，或者需求永远被压制在潜意识里，最终当国外同行提供这种服务后，患者的此项需求被唤醒，有条件的患者选择到国外就医。

2）居家干预活动方案咨询服务缺乏

许多重大疾病的围住院期，出院后的居家和社区临床延续治疗以及生活系统的协

同调适干预任务艰巨，比如消化道肿瘤大手术后患者，出院时存在摄入器官(消化道、消化腺体、肠屏障、肠道微生态、肠道免疫系统)的病理损伤和创伤性损伤，此时，阻断损伤进程、康复损伤功能、支持残障功能代偿、预防失代偿和再损伤等，就成为临床延续治疗的艰巨任务。然而，这一任务的实施场所是居家和社区环境，其中最重要的疗法的是生活系统的重新适应干预，这就牵涉患者的"知识、认识、态度、信念、任务能力、费用承担"等方面的活动行为相关因素，以及居家业务活动开展的产业互联网云平台、医患双方医学任务操作系统、生活和行为干预的产品和技术等。由于在住院期上述内容没有被有效宣教到患者及其家庭的信念中，居家干预活动的服务需求就无从产生，围住院期的此项业务几乎没有医院提供，如此一来的恶性循环，就让此项业务无从产生。

3) 居家干预活动实施的服务缺乏

缺乏方案，也就没有了方案实施的事情，实施的任务和工作也就无从谈起，这方面的需求就被掩盖，最终导致居家干预活动的"五无"现象：无统筹规划和具体的主题干预活动方案；无须方案实施的劳动者生产力组织；无业务活动云平台、操作系统、活动信息记录系统通用要素的应用；无业务过程有序行动的指令、执行、检查、评估管理；无活动品质、效果、效益的管理、控制和经营事务。

4) 全病程干预活动的品效经营服务缺乏

由于全病程治疗和全局性干预的活动学理论和技术缺乏，长期以来临床医学的治疗活动业务从整体上缺乏各阶段品效经营的业务设计，因此也就无从谈起相应的服务提供。

5) 将疾病化解为具体问题而动态诊疗的服务缺乏

对于慢性病和重大疾病而言，疾病诊疗是临床治疗的核心任务，但是在临床治疗之外的领域，能否将疾病根据不同疾病阶段的病情变化，像庖丁解牛一样解构为一种种、一个个具体的健康问题，包括生理问题、心理活动(概念、思维、假设、认识、态度、信念、情绪、意志、心态、心境、心绪等)问题、生活问题(饮食营养领域的目的、运行、控制、习惯习性模式)、行为和环境问题等等，然后进行分阶段的动态诊疗计划的制定，来动态地线下(Offline)到线上(Online)联合行动(医患双方通过各自的医学行动操作系统进行任务协同)而解决，此举对慢性病和重大疾病的治疗突破，具有颠覆式创新的医学范式革新意义，对于患者而言，则是先进医疗文化服务提供缺失的弥补。

6) 对疾病生活和行为病因进行动态诊疗的服务缺乏

在慢性病流行高发的今天，对生活和行为类病因的认识形成高度共识，然而，能否将生活和行为病因化作一系列具体问题进行分阶段有计划的动态精准联合诊断，借此精准动态的靶向制导而——消除，此举对慢性病的治疗突破无疑也是具有颠覆式创新的医学范式革新意义，对于患者而言，同样还是先进医疗文化服务提供缺失的弥补。

7) 针对重大疾病预防的动态诊疗服务缺乏

在癌症无瘤生存期，在有基因易感性的癌症及其他重大疾病的高危人群中，预防医学能否从医学四大方法学任务角度，提供一套行之有效的动态自助诊疗服务，此举对癌症等重大疾病的一、二级预防无疑也是具有颠覆式创新的医学范式革新意义，对于服务需求者而言，同样还是先进医疗文化服务提供缺失的弥补。

8）针对关键期生长发育问题的动态诊疗服务缺乏

上述的疾病医疗服务缺失问题，在毕生发展的健康生活中同样需要，在 0~3 岁和 4~7 岁的生长发育关键阶段，不光生理性的身体发育问题需要统筹规划，每一次具体主题的干预活动方案服务、实施服务，以及整体上的品效管控和经营服务，心理活动状态和功能方面、生活运行状态和方式方面、行为养成方面、家庭健康生活环境方面等，都需要干预活动层咨询服务和问题解决的动态诊疗咨询服务。这种服务的缺失，对被服务者而言，需求压抑而无从满足，最终导致生长发育问题困扰个体一生。

9）针对家庭健康环境干预和家庭成员主动健康干预的医学服务缺乏

原生家庭的环境健康，影响每个人的一生，家庭主动健康文化是家庭健康环境中的一部分，能否提供适宜的家庭健康环境诊疗服务或干预活动服务，也是在个体健康干预中的服务供给问题。

三、环境因素问题的发生原因

1. 客观提供不足

1）医学的科学范式缺陷

对于患者主动健康自助诊疗行动的工具提供，疾病医学在认识理论和方法学理论方面存在理论障碍，即不支持将疾病化解为具体的功能问题而进行动态化的自助诊疗，这种理论缺陷必然导致应用技术的研发障碍，因此市场长期缺乏个体自助诊断和治疗行动的操作系统工具。

2）技术瓶颈

对于主动健康自助诊疗行动的工具、技术和服务而言，需要健康诊疗医学的理论基础和应用技术支撑才能研发生产，在当前健康诊疗医学诞生的早期，由于缺乏足够的市场应用转化，应用技术的研发进展缓慢，客观上造成了主动健康操作工具的技术瓶颈，这种工具和技术的缺失和服务提供的缺失相互作用、相互影响。

3）产业化生态发展瓶颈

在医疗服务过程中，缺乏对服务对象的"知识教育和认识、态度、信念的宣教干预"和咨询引导，是现有医疗体制、医疗价值观和医疗价值链方面的瓶颈制约。

缺乏对大众在主动健康行动方面采纳健康诊疗医学和相应操作系统等数字化产品的医学思想和价值理论，让全行业受限于理论思想的制约，这就是所谓价值链缺陷导致的供应链和产业链停滞不前现象。

价值链缺陷导致的供应链、产业链停滞不前，使得大众医学工具和应用技术的生产、营销、使用、研发、投资等环节的市场生态环境缺乏。

2. 主观配备障碍

1）缺乏认识

知识缺乏和正确认识所需的环境因素常常导致错误认识，无法形成工具配备的认识基础。

2）缺乏消费习惯和应用习惯

既往生活中缺乏对此类任务的执行习惯，进而缺乏消费习惯。

3）市场宣传推广缺乏

市场宣传缺乏，周围环境中缺乏支持工具使用的正向态度和氛围。

4）态度和信念障碍

假设障碍、错误的自动思维、消极态度等，是影响医学工具配备和技术采纳的中间信念心理因素。

四、疾病医学的科学范式缺陷对大众主动健康行为的影响

疾病医学的科学范式缺陷，导致大众主动健康行动的主体效能障碍。

（一）疾病医学的诊断学范式缺陷对大众主动健康行为的影响表现

1. 医学诊断等于疾病诊断的信念误导

由于诊断一词被牢牢绑定在疾病概念中，导致诊断的方法学本质——发现和明确健康问题，被临床诊断的表象所替代，长久以来，这种错误的科学范式将人类对医学诊断的方法学智慧彻底抹杀，从而让大众彻底丧失对日常生活中主动发现"功能、行为、生活、环境"问题 P、原因 E、表现 S 的主动健康行动信念。

2. 医学诊断等于定性诊断的信念误导

由于疾病临床诊断是定性诊断，而临床诊断几乎垄断了医学诊断的方法学本义，由此导致人类医学对健康问题的诊断长期停留在了定性诊断方面而无法自拔，也让动态诊断和具体问题具体分析的诊断无从产生，此举给大众在日常生活中将疾病化解为具体健康问题而动态诊断和治疗的行动造成巨大的信念障碍。

3. 医学诊断是临床执业医师专利的信念误导

长期以来，无论临床医学还是预防医学，都将医学诊断和治疗指向了疾病概念，导致诊断的医学方法学本质——发现和明确健康问题的任务概念被深深地隐匿，在此基础上形成了医学只能诊疗疾病、只能由临床执业医师诊疗疾病的医学误区，这种误区导致了市场体制和政策上的错上加错，从而让人类医学远离健康问题人人自助诊疗的科学道路，并对大众主动健康行动的自助医学道路形成信念屏蔽。

4. 医学诊断不涉及生活和行为范畴缺陷误导

疾病是功能类的健康问题，由于临床诊断只针对疾病，导致生活、行为、环境问题的独立诊断理论长期缺乏，相应的诊断技术和业务也长期缺乏，这种错误的方法学缺陷，导致在健康问题解决的关口前移中，支持大众对生活、行为、环境问题进行独立诊断和解决的医学职能转变障碍，进而造成这些问题的解决障碍，此举对主动健康行动的主体效能影响巨大。

（二）医学职能缺陷对大众主动健康行为的影响表现

医疗服务长期以来从诊断开始就不支持大众医学行动，导致疾病医学对大众主动健康医学行动的支持职能障碍。

医学作为一门应用学科，除过守底线的疾病医学以外，大量的健康问题完全可以动态精准地自助诊疗，疾病也完全可以化解为一组具体的功能—生活—行为—环境类健康问题而进行动态精准的诊疗，在这种动态精准诊疗中，医务工作者只要转变职能，转身帮助和支持患者自助诊疗，形成覆盖日常生活中的联合诊疗协作模式，人类医学将迎来崭新的局面，大众的主动健康行动主体效能也将迎来全面的支持。

由于当前医学职能仍未出现转变步伐，导致大众自助应用的医学技术和支持服务严重不足，也让主动健康行动主体效能发挥的信念处于负向消极环境中。

第三章　健康状况检查与评定

第一节　健康状况检查特征

一、医学检查和健康状况检查

医学检查是指利用相关技术和设备对信息采集对象或者标本所进行的检查，其目的是发现问题并定性定量描述异常情况，从而能够形成医学诊断结论，或者能够作为一项评价参数应用于对患者的病情变化以及治疗效果评判中。

广义的医学检查包括体格检查和人体测量（一般性和专科特征性）、实验室检查、辅助检查、病理诊断、影像学诊断、基因检测、行为和心理检测和评定，生活观察、监测、调查和评定，环境因素调查、观察、监测和评定等。

在常见的医学检查项目中，检查的对象是标准化的样本，如血清学检查、微生物学检查、免疫学检查等，通过采集人体的血液、组织、分泌物等作为标本，对标本中的活性物质变化情况进行观察，进而作出合理的判断。而在病理检查中，标本则是所选取组织的标准化处理。而辅助检查设备的检查标本，如 B 超、心电图、X 线透视、CT 和核磁共振等检查设备，其检测对象是人体的整体或者特定部位，因此身体即标本。

身体结构和功能的标本是有形化的，然而对个体心理、生活、行为、环境因素的作用等方面的健康情况信息的采集，其标本的建立本身就是"标准化样本建立技术"。CFB 健康状况诊断学中的检查学，重点就在于心理、生活、行为、环境因素作用等方面的健康情况信息的采集和定性定量的评定，标准化样本建立和应用研究是检查学的基础，它不光涉及心理、生活、行为、环境因素等健康状况的诊断确立，也涉及身体结构和功能问题的心理、生活、行为、环境因素原因的动态变化的描述。

功能医学是通过系统性的生理、生化的研究方法来了解病人的病情、症状。通过一些生理、生化标志物的测定、衡量，比如有机酸的检测，来得知每位病人基因学以及生化层面的具体信息，通过掌握这些信息我们可以更好地理解一些疾病。举个例子：比如说高血压或者老年痴呆，可能并不单单是血管的疾病、大脑的疾病，而更有可能是一个全身性的疾病，这个时候从功能医学检查的角度来讲，应该从全身性的角度来考虑，采取生理性的措施治疗这些疾病。

功能医学检查更注重在"治未病"。有些人去医院看病，觉得身体不舒服，但医生查看后没有发现明显的病症，尚不能进行疾病的诊断，此时该患者可能正处于某种"未病"状态。从功能医学的角度来说，通过发现生理、生化层次的功能异常早期改变的诊断，来指导非药物手段的功能干预来改善功能状态，从而使个体的生理功能达到最优状态。

功能医学的检查和传统临床医学的检查在目的上有所不同。大部分的传统临床医学检查其目的是形成疾病诊断，检查通常是帮助医生形成疾病诊断、判断病情变化、评价药物治疗效果和使用指征、指导药物用法用量的手段。而功能医学的检查更多的是基于个体特定健康目标，找出其功能水平及动态变化情况和预期值之间的差距而发现问题。比如一个单纯性肥胖症患者的身体有慢性炎症，而治疗这种炎症需要干预其肠道微生态和炎症免疫功能状态，在这一健康目标下，对肠道内的炎症和免疫状态结合肠道微生态进行动态诊断，此时功能检查的目的就在于描述不同时间段内"肠道微生态炎症免疫失衡"的异常表现情况。

在健康诊疗医学体系下，医学检查不仅包括功能检查（包含心理功能），同时也包括行为检查、生活方式状况检查以及环境检查等。

二、CFB 诊断学的健康问题系统性归因检查特征

CFB 健康问题诊断中，对于任何一个问题的发生原因，在归因检查中都要进行 F、B、L、E 四方面的生命活动系统归因检查。

身体结构和生理功能类原因检查，基于生理学、病理学和功能医学的理论和技术，采用当前现有的医院检测设备几乎没有障碍。然而对于心理、行为、生活、环境因素的检查，尤其是在日常生活中的动态信息采集和结论评定，很多时候需要从零到一地创建检查标本和检测技术。

比如要动态诊断一个人的肠道微生态功能异常问题及原因，除过要动态地检查、监测和评定肠道微生态功能异常的症状和表现外，还要对个体在这一功能诊断活动中的"态度、信念、知识、能力、素养行为、活动要素筹备和参与行为、任务行为、生活调适表现"等方面的主观因素进行动态观察、监测、反馈调查和评定，同时也要对与肠道微生态功能异常相关的环境因素（如抗生素使用）和身体其他功能（如消化功能）进行检查和评定。相比客观因素检查技术的成熟度，主观因素的检查技术需要在诊断实践

中不断创新和成熟发展。

三、CFB 诊断学的生活和行为检查特征

针对生活和行为因素的健康诊断是 CFB 诊断的独特之处，这是在 ICD 诊断所不具备的领域，是人类医学诊断的新颖性创新。

相对于有物质基础的功能诊断，生活和行为具有相对的抽象性，因为生存活动是建立在生命体和外在事物之间的非机体内的系统运动，因此必然和身体与环境因素这两大物质实体及其所蕴含的信息和能量密切相关，从独立个体(生物，尤其是动物、高级动物、人)的生命活动中，将发生在躯体外的生存活动内容按照系统科学规律进行研究和揭示，是健康诊疗医学生命活动系统论、生命活动系统学的新颖性创新。

对生存活动不分领域的系统运行一般规律进行分类，就会发现生存活动的目的性、运行性、控制性等系统元素，也能发现运行方式即生活方式元素，建立标准化的研究模型，是对其运行状况进行定量和定性评定的基础。CFB 生活诊断学是以健康诊疗医学的《生活机理学》和《生活问题机理学》为理论基础的，在健康诊疗医学创立的初期，这两部分的内容都被组合在《生存活动的生活学》中，简称《生活学》。CFB 生活诊断学开辟了个体生存活动领域的健康状况研究工作，等于打开了这一领域生命健康的研究天窗，虽然这一工作当前的水平还处于初级阶段，但在当前的数字信息时代，未来的发展必然会突飞猛进。

在个体的生存活动中，观察研究其应对处理自身生命活动运行状况时的行为表现，就是 CFB 分类中行为部分的分类学内容，对应这部分内容，健康诊疗医学的认识理论中相应开设了《生存活动中的健康行为学》这一科学知识体系的新学科。CFB 行为诊断学重点研究个体在其生命活动中的知识素质养成行为(Bk)、行动技能素质的养成行为(Ba)、活动表现、参与表现、任务表现(Bd)以及特指的主体效能行为(Bdx)等。如何建立行为的观察和研究标准化模型，设定行为观察和检测标本，是行为诊断学的基础工作。这种对生存活动中的健康相关行为的诊断内容，显然和当前医学中的行为医学有着巨大的不同，CFB 生存活动中的健康行为诊断学开辟了个体生存活动领域的行为健康状况的研究工作，等于又打开了一个崭新领域的生命健康的研究天窗，与生活诊断学一样，虽然这一工作当前的水平还处于初级阶段，但在当前的数字信息时代，未来的发展也必然会突飞猛进。

四、CFB 诊断学的环境因素检查特征

针对环境因素的健康诊断是 CFB 诊断的独特之处，也是 ICD 诊断所不具备的领域，是人类医学诊断的新颖性创新。

健康诊疗医学的生命活动系统论和系统学认为，特定而密切关联的环境因素是个体生命活动不可或缺的构成部分，就像人们已经接受肠道微生态是人体一部分一样，对个体生命活动产生能量、信息和直接刺激作用的身体以外的文化和物质环境，同样也是个体生命活动不可或缺的一部分，基于这一认识论基础，健康诊疗医学的认识理

论中，设立了《生活活动的环境因素作用机理学》和《生活活动的环境因素非适宜、非最佳作用机理学》，合称《生命活动环境因素学》。

立足个体的身体系统、生活系统、健康行为和健康干预工程，分别可设立环境因素的标准化观察和研究的定量定性分析模型，即环境因素健康的检测标本。

五、CFB 诊断学的心理系统检查特征

CFB 诊断中，对心理问题的诊断目的常常是出于解决错误行为中的心理因素，比如全病程治疗活动中主体的错误信念所导致的活动行为错误（比如居家干预活动开展的要素筹备障碍、参与行为障碍、态度消极、任务行为障碍等）、主动健康素养行为障碍（知识学习和能力训练的行为障碍）、主体效能改善障碍（等靠要习惯和假设错误、自动思维错误）等。

不同于 ICD 精神心理疾病诊断的是，CFB 心理问题诊断强调在干预活动事务处理和主动健康行动任务中的心理活动情况检查，这种检查以个体在任务和事务处理中的信息反馈、表现观察、问诊调查等方式进行，即从现实生活的业务场景和事件中对心理现象的事实进行近距离的信息采集，而这种信息采集的标本，正好是主动健康行为的标准化任务，因此主动健康行动任务执行单的标准化，成为健康干预活动中心理信息采集的主要标本。

六、CFB 诊断学的生理功能检查特征

（一）功能诊断与疾病诊断的比较

疾病诊断，找的是"疾病"，比如肥胖、癌症、糖尿病、关节炎、心脏疾病、自身免疫疾病等等，健康诊疗医学体系下的功能诊断，找的是"健康"，它主要是对未形成疾病前的生理生化功能异常进行诊断，如消化、吸收和肠道菌群失衡、免疫失衡和炎症、解毒和生物转化失衡、激素和神经递质失衡、氧化还原失衡和线粒体损伤等问题进行诊断，这些失衡是临床疾病发生发展症状和体征出现前的先兆，出现这些失衡源于器官系统的基本生理过程的功能障碍或缺陷。这些也是疾病形成前的潜在原因，任何慢性疾病在发生前均有漫长的功能下降过程，当出现这些功能问题时，医生们就要注意生理功能下降和疾病的发生发展了。

健康诊疗医学体系下的功能诊断，目的是发现人的生理生化功能异常问题，形成明确的功能诊断，从而最大限度地改善和恢复病人的健康状态以及功能活动，防止疾病的发生发展，达到最佳生命线。

（二）CFB 功能诊断

MK - CFB 所定义的功能概念，是基于"生命系统的精神系统"而言的。以生命精神系统的整体运行活动为基础，逐层次地构建运行活动中功能的分类结构。

MK - CFB 定义的功能：个体的生命系统功能、精神系统功能和机体内生态功能，以及在人类社会系统中的功能状态。

生命系统遵循：整体性，层次性，开放性，目的性，突变性，稳定性，自组织，相似性等基本原理。生命系统具有：功能和结构相互联系和制约；信息反馈；竞争协同；涨落有序；优化演化的基本规律。

MK - CFB 将功能进行分类，分为：①身体功能：是指身体各系统的基本生理功能（包括心理功能）；②身体结构：是身体的解剖构成，如器官、肢体以及组成成分；③系统性活动功能：身体在基本功能和解剖结构基础上，还有"生命系统和精神系统"的整体活动和各层级活动的功能，以这种"活动功能的客观存在"为内容，定义和描述的分类和结构，就是系统活动功能。

功能命题：MK - CFB 以个体的生命系统整体"活动状态"为命题范围，采用"负性的"词汇进行"问题"表述，这种表述中最常见的词语包括"损伤、失稳/失衡、（功能或系统再平衡）障碍、（功能改变后）代偿问题"等。表现为"损伤状态、损伤风险暴露、系统活动失稳/失衡、功能过程障碍"等。

功能诊断命题中包含有限定值，其中身体功能限定值是指身体功能状态，所遇到的困难和障碍程度，或负性的改变损伤范围和程度。

功能损伤限定值定量评分：立足功能运行状况的完好状态，对损伤造成的功能丢失程度在生活影响中的表现认识和评价的评分，这种评分的原理是人们对损伤所造成影响的经验和主观感受。

评分示例：

0：没有损伤（0% ~4%）。

1：轻度损伤（5% ~24%）。

2：中度损伤（25% ~49%）。

3：严重的损伤（49% ~95%）。

4：完全损伤（96% ~100%）。

5：损伤，未特指。

第二节　生理功能检查

CFB 功能诊断中的生理部分，分为 9 大部分，分别是：①摄入系统和消化道微生态；②代谢、解毒、生物转化；③炎症、免疫、生长和衰老、损伤和康复平衡；④内分泌、激素、神经递质的平衡；⑤循环和运输平衡、呼吸和气体交换平衡；⑥生殖系统；⑦感觉、情感、神经系统、语言和精神心理活动平衡；⑧身体微观和宏观结构平衡、运动和肌肉协调性平衡；⑨生命系统整体性功能状态。每部分都包含其系统下所对应的功能诊断。

一、摄入系统与消化道微生态检查

摄入系统承担着将食物中的能量和营养素摄入机体内环境的任务，这个任务还被要求同时处理好食物残渣的排泄工作以及阻挡病原微生物和毒素入侵的工作。

上述一项任务和两项工作是身体系统自组织分工给摄入系统的任务，因此也是摄入系统的目的所在。对于上述任务和工作的完成，摄入系统的组织和器官结构负责通过其功能运动来运行实施，在此过程中，构建了肠道微生态系统来辅助自己，因此，肠道微生态可以看做摄入系统进化中的自组织附属结构的有机构成。

从摄入系统的一项任务和两项工作出发，检查其功能表现和结构完好性状况，一方面是本系统内的结构和功能状况检查，另一方面是身体其他功能的相关性检查。

消化和吸收功能的检查，主要是排泄物中的食物消化情况，因此大便和排便情况的检查是常规。其次常见的消化道不适症状和相关的消化不良症状表现也是常规检查的内容。

食物耐受情况的检查，包括特指的食物不耐受检查，食物过敏、食物消化吸收障碍等，这样的检查项目包括血液标本的免疫物质检查、大便检查、排便情况检查等。

微生态是人体内的微生物缓冲系统，这种微生物种群与肠道内的食物残渣以及消化液等，构成了一种生态平衡，这种平衡在人体的免疫系统形成良好协作，维持着机体与外界能量与物质交换中的稳态，当这种稳态被打破时，机体的炎症和免疫失衡在所难免。

一是以摄入结果的评价值、摄入过程的排泄因素和舒适感觉因素等，来衡量摄入功能的状态表现，包括整体和分层级的摄入功能分类结构，即以"完成摄入能量（营养素）为目的"的功能子系统；二是以维持机体内环境平衡，控制毒素进入内环境的状况，来衡量黏膜组织功能、消化道免疫、化学屏障、微生态屏障等功能的状况，构成了摄入系统的"物质交换和内环境稳态控制"方面的功能分类结构，即以"保持自身系统的稳态为目的"的摄入功能屏障子系统；三是对于消化道微生态这种机体内部自组织建立的生态系统，从整体的菌群状况、分段性状况、特异性状况等方面，进行功能结构的分类组织，即以"微生态系统"的功能状况。

整体摄入功能损伤：以个体所摄入的营养物质能否满足机体营养需要、能否达成摄入过程的感觉无异常为基准，对摄入功能异常改变的描述，包括：维持机体营养摄入量的功能受损、摄入过程感觉舒适的功能受损；损伤的性质如结构或功能基础残损、功能障碍（消化、吸收、蠕动/排泄、感觉异常）。不包括：引起损伤的原因；发生损伤的机理。这一部分诊断是从 F101 至 F129，了解即可。

摄入系统屏障功能是机体通过控制消化道黏膜通透性、肠道免疫机制、与消化道微生态的相互作用等，而在机体内环境与肠道环境之间，建立起一种物质和信息交换的控制系统和相应的功能和结构。包括：黏膜通透性、肠组织内免疫功能和作用状态、屏障的微生态因素、食物的生物活动因素相互作用等。这一部分诊断是从 F130 至 F159，了解即可。

消化道微生态环境，是(基于生命系统的营养物质交换而建立的自组织微生态系统)广泛分布在口腔、食道、胃、肠道黏膜中的微生物，与肠道内的组织和食物相互作用而形成的微生物生态系统。这一部分诊断是从 F160 至 F189，了解即可。

二、胃肠道摄入功能损伤的检查

本小节重点讲如何诊断功能问题"胃肠道摄入功能损伤"，以发现、检查、描述、揭示、暴露 5 步骤进行讲解。

首先我们要清楚胃肠道摄入功能损伤这个概念，摄入功能是指从进食开始，将能量及营养素物质摄入到机体内环境的整个过程，即摄入功能。包括消化功能、转运功能、吸收功能、排泄功能 4 种主要的功能组成。胃肠道摄入功能损伤是指发生在胃肠道部位的摄入功能异常改变。

掌握概念后要学会如何发现胃肠道摄入功能损伤这个问题，当出现以下 1 种指征时，一定要高度警惕自己的胃肠道摄入功能是否损伤：①消化功能紊乱：饱腹感强，吃一点就出现饱胀；易饥，吃完很快就饿；吃完饭后胃部胀满、疼痛，甚至恶心、呕吐等症状。②吸收功能差：嗳气、腹部胀痛、大便频繁、大便稀溏，人体由于长期缺乏营养物质补充，会引起营养不良、异常消瘦等。③转运功能异常：胃肠道蠕动功能差，缺乏相应的辅酶，出现胃部、腹部憋胀感，有沉重感等。④排泄功能紊乱：大便性状异常，有时大便干结，有时大便稀薄不成形；排便时间不定；大便次数改变；大便颜色异常。

若有以上指征，须高度警惕！我们需要通过检查、调查、观察来明确问题！

临床检测：腹部 B 超、消化酶检测、胃镜、肠镜检查。

功能行为调查/观察：

1. 生活方面调查

通过《膳食调查》主要调查饮食摄入总量及蛋白质摄入情况。

2. 功能方面调查

《摄入功能损伤评估》，主要评估摄入功能损伤情况。

3. 行为方面调查

主要调查患者关于健康诊疗方面，重点是胃肠道摄入功能方面的知识、能力素养水平，知识、能力素养的高低与摄入功能损伤问题有明显的相关性。

4. 环境方面调查

家庭支持性环境调查；其他支持性环境调查。

通过调查、分析，明确该问题后，用 PES 格式对该问题进行问题描述，这个问题描述是用标准化的语言和信息矩阵来精准、规范化地描述问题，目的是把问题的前因后果搞清楚，以应对规范的解决方法和手段，然后观察问题变化，动态调整。根据患者的阳性指标，用完整的机理学来解释，用证据建立信念，揭示"胃肠道摄入功能损伤"的证据链，揭示原因之间的逻辑关系，分析主要原因，且暴露出当前"胃肠道摄入功能损伤"这个问题的隐匿性、被忽视性、错误应对性。

掌握功能诊断"胃肠道摄入功能损伤"后，以案例的形式进行讲解应用体会。

健康诊疗体系中的功能诊断与临床诊断不同，不需要有非常专业的医学背景，经过系统性专业性规范化培训学习，人人都可以自行掌握健康问题诊断的技能。

三、肠道功能检查

（一）屏障功能

监测肠屏障功能的方法包括肠道通透性检测、肠黏膜形态学检查、血浆内毒素水平、血 D - 乳酸含量、血 DAO 水平等，其中以肠黏膜形态学检查和血 DAO 水平受关注。肠黏膜形态学检查通过普通光镜观察黏膜上皮细胞形态改变、绒毛厚度、隐窝深度等，直接反映肠黏膜结构变化。通过透射电镜或扫描电镜观察肠黏膜上皮细胞超微结构并进行半定量分析，观测微绒毛、细胞间连接、细胞内线粒体改变情况，反映肠黏膜屏障功能可靠指标。肠黏膜形态学检查有创伤性，临床应用受限制。DAO 存在于哺乳动物黏膜或绒毛上层，大部分存在于小肠黏膜绒毛，极少部分存在于子宫内膜绒毛，可将腐胺氧化成氨基丁醛，进一步环化成一种吡咯啉，具高度活性细胞内酶，其活性与绒毛高度和黏膜细胞的核酸和蛋白合成密切相关。血浆 DAO 含量变化在于坏死肠黏膜细胞脱落入肠腔，DAO 进入肠细胞间隙淋巴管和血流，使血 DAO 升高。通过测定血 DAO 含量升高，一定程度反映肠黏膜屏障功能。DAO 既产生于肠道，血 DAO 不会无限制升高或一直维持较高水平，严重肠衰竭时，大量肠黏膜细胞坏死、脱落，DAO 耗竭，血中 DAO 活性反而下降。

（二）微生态功能

人体微生态系统包括口腔、皮肤、泌尿、胃肠道 4 个微生态系统。以肠道微生态系统最为重要、最为复杂。人肠道中的细菌细胞数占人体总微生物量的 78%。肠道菌有 400 ~ 500 种，分为原籍菌群和外籍菌群，原籍菌群多为肠道正常菌群。除细菌外，人体还存在正常病毒群、正常真菌群、正常螺旋体群等，各有其生理作用。肠道菌群最显著的特征之一是它的稳定性，它对人类抵抗肠道病原菌引起的感染性疾病是极其重要的。维持其稳定性是临床治疗的重点。正常生理状态下，正常的肠道菌群对人体的维生素合成、促进生长发育和物质代谢以及免疫防御功能都有重要的作用，是维持人体健康的必要因素，也是反映机体内环境稳定的一面镜子。人刚出生时肠道是无菌的。出生后消化道与外界相通，2 ~ 4h 后，细菌会进入肠道定居繁殖。需氧菌首先进入肠道，消耗肠道中的氧气，为厌氧菌创造了条件。3d 后，厌氧菌、酵母菌、乳酸杆菌定居，增加了肠道内的酸度，接着会有新的细菌即被称为双歧杆菌的厌氧菌定居并大量繁殖，出生后 8d，就会占肠道菌群的 85% ~ 90%。出生后 1 ~ 2 个星期，正常肠道菌群各种数量的比例即成定局，长期定殖，基本终身不会改变，仅在周围环境或外因作用下会引起菌群失调。

常规检查的方法有：黏膜组织学观察、粪便指标、通透性检查、血液指标。

其中，黏膜组织学检查的方法：光镜观察、透射电镜观察、电镜观察、尤斯室，需要取回肠或结肠标本进行。

粪便检查的方法：粪便细菌培养、粪便细菌 DNA 指纹图谱、肠道分泌性 IgA 测定。

通透性检查的方法：聚乙二醇法、糖分子探针、同位素。

血清检测是诊断肠道屏障功能的重要依据，其指标有：D－乳酸测定、二胺氧化酶（DAO）测定、细菌内毒素测定、聚合酶链反应法（PCR）、脂肪酸结合蛋白（FABP），需要微量采血即可。

四、炎症和免疫功能检查

（一）炎症的检查

致炎因子和炎症介质。

表 3－1　致炎因子和炎症介质

功能	炎症介质种类
血管扩张	组织胺、缓激肽、PGE2、PGD2、PGI2、NO
血管通透性升高	组织胺、缓激肽、C3a、C5a、LTC4、LTD4、LTE4 PAF、活性氧代谢产物、P 物质、血小板激活因子
趋化作用	C5a、LTB4、细菌产物、嗜中性粒细胞阳离子蛋白、细胞因子（例如 IL－8）
发热	细胞因子（IL－1、IL－6、TNF 等）、PG
疼痛	PGE2、缓激肽、P 物质
组织损伤	氧自由基、溶酶体酶、NO

1. 细胞释放的炎症介质

1）血管活性胺

包括组胺和 5－羟色胺（5－HT）。组胺主要存在于肥大细胞和嗜碱性粒细胞的颗粒中，也存在于血小板。

引起肥大细胞释放组胺的刺激包括：①创伤或热等物理因子；②免疫反应，即抗原与结合于肥大细胞表面的 IgE 相互作用时，可使肥大细胞释放颗粒；③补体片段，如过敏毒素（anaphylatoxin）；④中性粒细胞溶酶体阳离子蛋白；⑤某些神经肽。在人类，组胺可使细动脉扩张，细静脉内皮细胞收缩，导致血管通透性升高。组胺可被组胺酶灭活。组胺还有对嗜酸性粒细胞的趋化作用。

5－HT 由血小板释放，胶原和抗原抗体复合物可刺激血小板发生释放反应。虽然在大鼠其作用与组胺相似，但在人类炎症中的作用尚不十分清楚。

2）花生四烯酸代谢产物

包括前列腺素（PG）和白细胞三烯（leukotriene，LT），均为花生四烯酸（arachidonic acid，AA）的代谢产物。AA 是二十碳不饱和脂肪酸，是在炎症刺激和炎症介质（如 C5a）的作用下激活磷脂酶产生的，在炎症中，中性粒细胞的溶酶体是磷脂酶的重要来源。AA 经环加氧酶和脂质加氧酶途径代谢，生成各种产物。

炎症刺激花生四烯酸代谢并释放其代谢产物，导致发热、疼痛、血管扩张、通透性升高及白细胞渗出等炎症反应。另一方面，抗炎药物如阿司匹林、吲哚美辛和类固醇激素则能抑制花生四烯酸代谢、减轻炎症反应。

3）白细胞产物

被致炎因子激活后，中性粒细胞和单核细胞可释放氧自由基和溶酶体酶，促进炎症反应和破坏组织，成为炎症介质。

活性氧代谢产物：

其作用包括 3 个方面：①损伤血管内皮细胞导致血管通透性增加。②灭活抗蛋白酶（如可灭活 α1 抗胰蛋白酶），导致蛋白酶活性增加，可破坏组织结构成分，如弹力纤维。③损伤红细胞或其他实质细胞（血清、组织液和靶细胞亦有抗氧化保护机制，故是否引起损伤取决于两者之间的平衡状态）。

中性粒细胞溶酶体成分：

因中性粒细胞的死亡、吞噬泡形成过程中的外溢及出胞作用，溶酶体成分可外释，介导急性炎症。其中中性粒细胞蛋白酶，如弹力蛋白酶、胶原酶和组织蛋白酶可介导组织损伤。阳离子蛋白质具有如下生物活性：①引起肥大细胞脱颗粒而增加血管通透性；②对单核细胞的趋化作用；③起中性和嗜酸性粒细胞游走抑制因子的作用。

4）细胞因子

细胞因子（cytokines）主要由激活的淋巴细胞和单核细胞产生，可调节其他类型细胞的功能，在细胞免疫反应中起重要作用，在介导炎症反应中亦有重要功能。

IL-1 和 TNF 的分泌可被内毒素、免疫复合物、物理性损伤等多种致炎因子刺激，可通过自分泌、旁分泌和全身作用等方式起作用。特别是它们可促进内皮细胞表达黏附分子，增进白细胞与之黏着。也可以引起急性炎症的发热。TNF 还能促进中性粒细胞的聚集和激活间质组织释放蛋白水解酶。IL-8 是强有力的中性粒细胞的趋化因子和激活因子。

5）血小板激活因子

血小板激活因子（platelet activating factor，PAF）是另一种磷脂起源的炎症介质，乃由 IgE 致敏的嗜碱性粒细胞在结合抗原后产生。除了能激活血小板外，PAF 可增加血管的通透性、促进白细胞聚集和黏着，以及趋化作用。此外还具有影响全身血流动力学的功能。嗜碱性粒细胞、中性粒细胞、单核细胞和内皮细胞均能释放 PAF。PAF 一方面可直接作用于靶细胞，还可刺激细胞合成其他炎症介质，特别是 PG 和白细胞三烯的合成。

6）其他炎症介质

P 物质可直接和间接刺激肥大胞脱颗粒而引起血管扩张和通透性增加。内皮细胞、巨噬细胞和其他细胞所产生的一氧化氮可引起血管扩张和具细胞毒性。

2. 血浆系统中的炎症介质

体液中产生的炎症介质，在血浆中有 3 种相互关联的系统，即激肽、补体和凝血系统，为重要的炎症介质。

1）激肽系统

激肽系统的激活最终产生缓激肽（bradykinin），后者可引起细动脉扩张、内皮细胞收缩、细静脉通透性增加，以及血管以外的平滑肌收缩。缓激肽很快被血浆和组织内的激肽酶灭活，其作用主要局限在血管通透性增加的早期。

2）补体系统

补体系统由一系列蛋白质组成，补体的激活有 2 种途径，即经典和替代途径。在急性炎症的复杂环境中，下列因素可激活补体：①病原微生物的抗原成分与抗体结合通过经典途径激活补体，而革兰氏阴性细菌的内毒素则通过替代途径激活补体。此外，某些细菌所产生的酶也能激活 C3 和 C5。②坏死组织释放的酶能激活 C3 和 C5。③激肽、纤维蛋白形成和降解系统的激活及其产物也能激活补体。

补体可从以下 3 个方面影响急性炎症：①C3a 和 C5a（又称过敏毒素）增加血管的通透性，引起血管扩张，都是通过引起肥大细胞和单核细胞进一步释放炎症介质；C5a 还能激活花生四烯酸代谢的脂质加氧酶途径，使中性粒细胞和单核细胞进一步释放炎症介质。②C5a 引起中性粒细胞黏着于血管内皮细胞，并且是中性粒细胞和单核细胞的趋化因子。③C3b 结合于细菌细胞壁时具有调理素作用，可增强中性粒细胞和单核细胞的吞噬活性，因为在这些吞噬细胞表面有 C3b 的受体。

C3 和 C5 是最重要的炎症介质。除了前述的激活途径外，C3 和 C5 还能被存在于炎症渗出物中的蛋白水解酶激活，包括纤维蛋白溶酶和溶酶体酶。因此而形成中性粒细胞游出的不休止的环路，即补体对中性粒细胞有趋化作用，中性粒细胞释放的溶酶体又能激活补体。

3）凝血系统

Ⅻ因子激活不仅能启动激肽系统，而且同时还能启动血液凝固和纤维蛋白溶解两个系统。凝血酶在使纤维蛋白原转化为纤维蛋白的过程中释放纤维蛋白多肽，后者可使血管通透性升高，又是白细胞的趋化因子。

纤维蛋白溶解系统可通过激肽系统引起炎症的血管变化。由内皮细胞、白细胞和其他组织产生的纤维蛋白溶酶原激活因子，能使纤维蛋白溶酶原转变成纤维蛋白溶酶，后者通过如下 3 种反应影响炎症的进程：①通过激活第Ⅻ因子启动缓激肽的生成过程；②裂解 C3 产生 C3 片段；③降解纤维蛋白产生其裂解产物，进而使血管通透性增加。

（二）免疫检查

免疫功能测定，是总淋巴细胞计数（TLC），是反映免疫功能的简易指标。TLC = 白细胞总数 × 淋巴细胞（%）/100；TLC 理想计数 > 1200×10^9/L。

1. 方法及内容

总淋巴细胞计数评价标准：理想百分率 > 90% 为正常；80% ~ 90%、60% ~ 80% 和 < 60% 分别为轻、中和重度免疫功能减退。

2. 迟发性皮肤超敏反应

迟发性皮肤超敏反应（DCH）是观察患者对纯制蛋白衍生物链激酶/链道酶（SK/SD）、腮腺炎病毒和白念珠菌等抗原的反应。正常人检验前臂皮内注射后24h测量形成的硬结大小，正常人硬结圈直径应＞5mm，若直径＜5mm，则提示细胞免疫功能降低而易感染。

3. 氮平衡

是评定蛋白质热能营养状况的指标，反映摄入蛋白质能否满足机体需要及体内蛋白质合成与分解代谢情况。

氮平衡（g/d）＝摄入氮（g/d）－排出氮（g/d）＝摄入蛋白质（g/d）÷6.25－（尿总氮＋1.5）＝摄入氮（g/d）－［尿尿素氮（g/d）＋3.5g］；或是蛋白质摄入量（g）/6.25－（粪氮＋尿总氮）。

评价标准：结果为负数是负氮平衡，为零或正数则是正氮平衡。

4. 免疫检查内容

免疫球蛋白G（IgG），免疫球蛋白A（IgA），免疫球蛋白M（IgM），免疫球蛋白D（IgD），免疫球蛋白E（IgE），心肌肌钙蛋白T（cTnT），肌红蛋白（Mb），类风湿因子（RF）。

1）免疫球蛋白G

正常参考值：IgG 7.0～16.6g/L。

（1）IgG增高：① IgG、IgA、IgM在机体的防御中发挥重要作用。若IgG、IgA、IgM几种不同的免疫球蛋白均增高称之为多克隆性增高，常见于各种感染，特别是慢性感染、自身免疫性疾病如系统性红斑狼疮（SLE）、淋巴瘤、肺结核、肝脏疾病和寄生虫病等。② 单一的免疫球蛋白增高，又称单克隆性增高，主要见于免疫增殖性疾病，如多发性骨髓瘤等。

（2）IgG降低：可见于各种先天性或获得性体液免疫缺陷、联合免疫缺陷等。

2）免疫球蛋白A

正常参考值：0.7～3.5g/L。

（1）IgA增高：见于IgA型分泌型多发性骨髓瘤（MM）、系统性红斑狼疮、类风湿关节炎、肝硬化和肾脏疾病等。

（2）IgA降低：多见于反复呼吸道感染、原发性和继发性免疫缺陷病及自身免疫性疾病等。

3）免疫球蛋白M

正常参考值：0.5～2.6g/L。

（1）IgM增高：见于病毒性肝炎初期、系统性红斑狼疮、类风湿关节炎、肝硬化等。

（2）IgM降低：可见于IgA型多发性骨髓瘤、先天性免疫缺陷病、免疫抑制疗法后、淋巴系统疾病和肾病综合征等。

4）免疫球蛋白D

正常参考值：0.6～2.0mg/L（ELISA法）。

IgD 增多见于 IgD 型多发性骨髓瘤病；流行性出血热、过敏性哮喘、特应性皮炎等也可见 IgD 升高；妊娠后期、大量吸烟也可见 IgD 生理性升高。

5）免疫球蛋白 E

正常参考值：0.1～0.9mg/L（ELISA 法）。

（1）IgE 升高：见于变态反应性疾病、寄生虫感染、急慢性肝炎、系统性红斑狼疮、类风湿性关节炎等。特别是 IgE 型多发性骨髓瘤病病人，IgE 增高可作为临床确诊依据。

（2）IgE 降低：多见于先天性或获得性丙种球蛋白缺乏症、恶性肿瘤、长期使用免疫抑制剂等。

6）免疫球蛋白 T

正常参考值：0.02～0.13μg/L（ELISA 法）。

意义：肌钙蛋白为发现的心肌蛋白标志物，具有高度心肌特异性。主要用于诊断心肌缺血性损伤，包括心绞痛、可逆性心肌组织损伤、不稳定型心绞痛、心肌梗死等。

7）风湿因子

正常参考值：阴性（速率散射比浊法）。

（1）类风湿疾病时，RF 阳性率可达 70%～90%，类风湿性关节炎的阳性率为 70%。

（2）其他自身免疫性疾病均有较高的阳性率。

（3）微生物和寄生虫的感染及部分结缔组织病也可出现类风湿因子阳性。

五、瘦体组织减少检查

首先我们要清楚瘦体组织这个概念，瘦体组织也称之为骨骼肌，它参与人体的所有活动，与机体健康、生活能力和生活质量密切相关。瘦体组织占人体将近一半的质量，其质量大小与蛋白质的合成和分解代谢密切相关，并且受到多种信号途径的调控。当出现以下其中 1 种指征时，一定要高度警惕自己的瘦体组织是否在丢失。

指征 1 主观感受：乏力、活动能力减弱、易感冒、易感染或感染迁延不愈。

指征 2 握力下降：骨骼肌与握力成正相关系。

指征 3 体重下降：大部分患者出现瘦体组织丢失的同时伴随体重的下降。

指征 4 下肢水肿：瘦体组织减少与患者的蛋白摄入、转化、吸收关系密切，若患者长期蛋白摄入不足，会出现瘦体组织的减少，可伴随水肿。

若有以上指征，须高度警惕！我们需要通过检查、调查、观察来明确问题！

1. 检测

1）体成分/肌肉含量检测

检测人体成分和肌肉含量情况如何。

2）生化检查

主要是肝功的检查，总蛋白、白蛋白、前白蛋白的情况，来间接判断机体瘦体组织的情况(由专业的人士/主管医师判断)。

2. 调查/观察

1)生活方式因素调查

通过《生活方式调查》和《膳食调查》主要调查饮食摄入总量及蛋白质摄入情况。

2)行为因素

主要调查患者关于瘦体组织方面的知识、能力素养水平,知识、能力素养的高低与瘦体组织减少问题有明显的相关性,健康素养高的人群患病率低于健康素养低的人群。

通过调查、分析,明确该问题后,用 PES 格式对该问题进行问题描述,这个问题描述是用标准化的语言和信息矩阵来精准、规范化地描述问题,目的是把问题的前因后果搞清楚,以应对规范的解决方法和手段,然后观察问题变化,动态调整。根据患者的阳性指标,用完整的机理学来解释,用证据建立信念,揭示"瘦体组织减少"的证据链,揭示原因之间的逻辑关系,分析主要原因,且暴露出当前"瘦体组织减少"这个问题的隐匿性、被忽视性、错误应对性。

六、气体交换功能检查

(一)气体交换

肺功能检查是呼吸系统疾病的必要检查之一,主要用于检测呼吸道的通畅程度、肺容量的大小,对于早期检出肺、气道病变,评估疾病的病情严重程度及预后,评定药物或其他治疗方法的疗效,鉴别呼吸困难的原因,在诊断病变部位、评估肺功能对手术的耐受力或劳动强度耐受力及对危重病人的监护等方面有重要的临床价值。

1. 肺容积功能

1)潮气容积(VT)

(1)概念:为一次平静呼吸进出肺内的气量。

(2)临床意义:影响潮气容积的主要是呼吸肌功能。

(3)参考值:成人约 500mL。

2)补呼气容积(ERV)与补吸气容积(IRV)

(1)概念:补呼气容积为平静呼气末再用力呼气所能呼出的最大气量,补吸气容积为平静吸气后所能吸入的最大气量。

(2)临床意义:当吸气肌与呼气肌功能减弱时补呼气容积与补吸气容积减少。

(3)参考值:补呼气容积:男性 1603mL ± 492mL,女性 1126mL ± 338mL。

补吸气容积:男性 2160mL,女性 1400mL。

3)深吸气量(IC)

(1)概念:为平静呼气末尽力吸气所能吸入的最大气量。

(2)临床意义:影响深吸气量的主要因素是吸气肌力。胸廓、肺活动度降低与肺组织弹性回缩力增高和气道阻塞等因素也可使深吸气量减少。

(3)参考值:男性 2617mL ± 548mL,女性 1970mL ± 381mL。

4)肺活量（VC）

（1）概念：肺活量是最大吸气后所能呼出的最大气量。

（2）临床意义：肺活量降低主要见于各种限制性通气障碍的疾病，其次见于呼吸肌功能障碍；气道阻塞对肺活量也有轻度影响。

（3）参考值：男性4217mL±690mL，女性3105mL±452mL；实测值/预测值<80%为异常，60%~79%为轻度降低，40%~59%为中度降低，40%为重度降低。

5)功能残气量（FRC）与残气容积（RV）

（1）概念：功能残气量是指平静呼气后残留于肺内的气量，残气容积是指最大呼气后残留于肺内的气量。

（2）临床意义：增加，提示肺内充气过度，见于阻塞性肺气肿和气道部分阻塞；减少，见于弥漫性限制性肺疾病和急性呼吸窘迫综合征。

（3）参考值：FRC：男性3112mL±611mL，女性2348mL±479mL。

RV：男性1625mL±397mL，女性1245mL±336mL。

6)肺总量（TLC）

（1）概念：深吸气后肺内所含全部气量。是肺活量与残气容积之和。

（2）临床意义：TLC增加，主要见于阻塞性肺气肿；TLC减少，见于限制性肺疾病。

（3）参考值：男性5766mL±782mL，女性4353mL±644mL。

2. 肺通气功能

1)肺通气量

（1）概念：肺通气量包括每分钟静息通气量（VE）和最大通气量（MVV）。

（2）临床意义：MVV降低见于气道阻塞和肺组织弹性减退；呼吸肌力降低和呼吸功能不全；胸廓、胸膜、弥漫性肺间质疾病和大面积肺实质疾病。

（3）参考值：男性（104±2.71）L/min；女性（82.5±2.17）L/min，低于预计的80%为异常。

2)用力肺活量（FVC）

（1）概念：是指深吸气至肺总量后以最大用力、最快速度所能呼出的全部气量。临床上常用的指标是一秒钟用力呼气容积（FEV1.0）以及一秒钟用力呼气容积与用力肺活量的比值（FEV1.0/FVC%）。

（2）临床意义：阻塞性通气障碍：FEV1.0/FVC%均降低；限制性通气障碍：FEV1.0/FVC%增加。

（3）参考值：FEV1.0：男性（3197±117）mL/s，女性（2314±48）mL/s；FEV1.0/FVC%：>80%。

3)最大呼气中段量（MMEF或MMF）

（1）概念：是由FVC曲线计算得到的用力呼出肺活量25%、75%的平均流量。

（2）临床意义：MMF降低反映小气道阻力增加。

（3）参考值：男性（3452±1160）mL/s，女性（2836±946）mL/s。

七、肾交换功能检查

肾脏是人体最重要的器官之一，其功能主要是分泌和排泄尿液、废物、毒物和药物；调节和维持体液容量和成分（水分和渗透压、电解质、酸碱度）；维持机体内环境（血压、内分泌）的平衡。

变态反应、感染、肾血管病变、代谢异常、先天性疾病、全身循环和代谢性疾病、药物、毒素对肾脏的损害，均可影响肾功能，主要表现为肾功能检查指标的异常，在临床诊断和治疗上具有重要的意义。

1. 血清尿素（速率法）

血清尿素是人体蛋白质的代谢产物，主要是经肾小球滤过而随尿液排出体外，当肾实质受损害时，肾小球滤过率降低，致使血液中血清尿素浓度增加，因此通过测定尿素，可了解肾小球的滤过功能。

成人：$3.2 \sim 7.1 \mu mol/L$。

婴儿、儿童：$1.8 \sim 6.5 mmol/L$。

2. 血肌酐（Taffe 法）

血清肌酐浓度可在一定程度上准确反映肾小球滤过功能的损害程度。肾功能正常时，肌酐排出率恒定，当肾实质受到损害时，肾小球的滤过率就会降低。当滤过率降低到一定程度后，血肌酐浓度就会急剧上升。

男性：$62 \sim 115 \mu mol/L$。

女性：$53 \sim 97 \mu mol/L$。

3. 血 β_2 - 微球蛋白（检测方法不同，参考值不同）

血 β_2 - 微球蛋白是由淋巴细胞、血小板、多形核白细胞产生的一种小分子蛋白，其绝大部分在近端肾小管吸收。

血清：$2.14 \sim 4.06 mg/L$。

4. 尿酸

尿酸是体内嘌呤代谢的终末产物。主要经肾脏排泄，因而测定尿酸能够了解肾脏的功能。

男性：$150 \sim 440 \mu mol/L$。

女性：$95 \sim 360 \mu mol/L$。

第三节 心理问题检查

心理是生命体在其生理基础上的灵性化信息处理活动，从感知觉组织和器官的信息采集开始，引发了 2 种信息处理的功能机制，一种是概念化的抽象意义处理，即理性知识的认知功能活动；一种是与本体（我）损益有关的感受情感信息处理，即感受和情感的功能活动；在上述意识活动中，由本体心灵驾驭意识活动的功能叫意志活动，涉及了注意、关注、意志等意识和精神力量的控制作用，这是心理功能的第三方面。心灵素质是信息系统的硬盘和缓存，文化、经验、能力素质和智力水平，是后天习得性的素质和智慧，而核心信念即信息处理中对信息意义的底层判断标准，是心灵素质的一种特质，本体的特征性塑造、发展和稳态维护，即人格和自我。心理活动的状态中，兴奋性状态以情绪的涨落为内容，称为心境状态，简称心境；心理活动运行中矛盾冲突与协调统一，包括精神心灵的统一和分裂，也包括本体与社会在系统协同上的矛盾冲突，是心态的又一方面；心理活动的有序运行和井井有条，是心理的秩序状态。态度是 3 种心理功能运行结果的基本状态，即认识倾向、情感倾向、意志倾向的综合性基本心态。由于心理活动的观察和研究通常需要通过生命体征和行为标本来进行，因此，传统心理学认为行为是心理的一部分，这种认识的局限性在于忽视了客观存在的生存活动系统，健康诊疗医学的生命活动系统论认为，行为和生活是生命活动中相对独立的子系统，对其中的健康状况有必要进行概念分类和问题研究。

行为问题的存在和影响，远远高于所谓的"心理问题"。比如你对一个事情怎么看/怎么想、怎么说/怎么表述、身体动作上怎么应对等，都是行为内容，这其中存在的问题就是行为问题。行为问题发生在治疗活动中，尤其是住院治疗期间，叫住院期治疗活动中的行为问题，对一个治疗项目或活动安排怎么看/怎么想、怎么说/怎么表述、身体动作上怎么应对等，是基本的行为，如行为问题涉及参与其中并全身心投入此刻的活动情境中的困难和障碍，就叫活动参与行为问题，在活动中处理行动事务时所遇到的困难或障碍，是行动行为问题……

心理系统的功能检查，在体征层包括心率和脉搏、血压、呼吸节律、血管扩张、汗毛耸立、出汗情况、皮肤肌肉抖动、五官（尤其是眼睛）和面部表情，语言表述中的语气、语调、用词用语等。对于情绪的神经递质和激素相关性检查，也是必要时的检测措施。基于行为的事实标本采集，最常用的是心理量表，然而，心理量表中所采集的事实信息，通常和事实还有一段距离，最理想的行为事实的信息采集，是行为场景、事件、人在情境中的即时性表现信息如实记录等。

一、疾病治疗和健康干预活动中的心理问题检查

（一）认知问题的检查和发现

认知问题是影响个体在健康干预活动中的活动行为的最常见问题。

建立关键认知的检查模型，从 3 方面检查认知问题：

1. 活动认知问题

从治疗或健康干预活动的：①全局统筹；②每一次具体化的干预活动方案建立；③居家干预活动实施；④活动的成本控制和效益经营等方面，进行活动认知的"调查、观察记录、检查"。

2. 诊疗行动认知问题

从诊疗行动的：①问题（原因、表现）发现和明确任务；②问题解决（干预治疗）和效果评判任务；③诊疗行动过程有序管理任务等方面，进行行动认知的"调查、观察记录、检查"。

3. 主动健康主体效能认知问题

从个体在干预活动中的：①知识学习素养行为；②技能发展素养行为；③活动参与表现和开展表现；④任务和行动表现等方面，进行主动健康主体效能认知的"调查、观察记录、检查"。

表 3－2　认知问题检查

检查科目		正确认识参考/实际表现异常描述
活动事务认识统筹事务	健康状况/病情演变规律把握任务	活动统筹事务认识调查问卷 结果描述： 活动统筹事务认识观察单 结果描述： 活动统筹事务认识问诊检查流程 结果描述：
	干预活动系统规律掌握任务	
	主体效能调适任务	
	阶段和全局干预活动的筹备工作	
检查结果问题提示： 可明确的认知问题： 可能存在的认知问题：		

表 3－3　认识问题的发现——认知问题监测

发现指征		错误认知的监测范围
常见错误认知	错觉、感知觉混淆	疗效、全局疗效概念、居家治疗活动活动统筹、活动方案、活动实施、诊疗行动管理、健康问题诊断、动态诊断、功能诊断、心理诊断、生活诊断、行为诊断、精准诊断、环境因素诊断、数字疗法、营养疗法、生活调适疗法、宣教疗法、咨询疗法、心育锻炼……
	概念混淆和错误	
	理解错误	
	假设错误	
	逻辑错误	
行为问题和认知冲突提示： 行为问题中的认知问题指征： 活动行为障碍、诊断、治疗、行动管理行为障碍中的认知错误指征。 认知冲突中的问题指征： 听不懂、误解、不明白、争辩、怀疑/质疑/疑问、不同意见、不同见解、概括总结偏差、推论错误、解释错误。		

（二）概念化认知状况检查

无法对认识"对象（事物）"形成概念判断，即"认识对象是什么"的命题障碍（知其然的理性认知障碍)。如"心理系统"是什么？心理活动的本质是什么？心理现象"害怕"的心理机制是什么？

对事物产生概念的认知环节及功能障碍

对简单事物产生命题判断的过程，对其中主要矛盾产生概念的过程。

比如：在思考癌症的治疗问题时，对"癌症治疗效果"这个命题(事物)，能否抓住"癌症疗效"这个核心词，进行"概念"的分类认识：

1)"癌症疗效"术语的领域范畴

医学领域。

2)"癌症疗效"术语的性质/属性

癌症患者的医学干预"成效结果"。

3)"癌症疗效"的术语定义

医学对罹患癌症的人，在其生命活动危机系统性难题的干预活动中，所取得的"成效结果"。

4)"癌症疗效"的术语编码

CHIA-O，干预活动目标、总体目标、干预活动效果分类。

5)"癌症疗效"的范围(包括和不包括)

包括：

干预活动全局总体"成效结果"。

临床阶段"干预活动成效结果"。

临床主题(手术/化疗/靶向/生物/放疗/中医/新辅助/姑息)"干预活动成效结果"。

无瘤生存期对因治疗主题(内环境诱发因素、免疫失控因素)"干预活动成效结果"。

功能损伤干预主题(病理损伤、治疗损伤、继发再损伤等)"干预活动成效结果"。

其他特指非特指的干预主题(心理功能、主动健康行动、家庭自助医学干预系统建设、自助诊疗医学素养行为等)"干预活动成效结果"。

6)"癌症疗效"的局限性(问题范围)

无效、低效、效果一般、效果非最佳。

阶段性，非全局效果。

药物，非疗法综合效果。

单一主题，非系统性总主题效果。

暂时性，非长期性效果。

对症效果，而非对因效果。

干预显性危机(无瘤)，未对隐性"危险"进行干预的效果。

仅有临床医学"主题"疗效，忽视"全方位总体疗效"。

住院(治疗活动方式下)疗效，而非包含居家(治疗活动方式)疗效的全局疗效。

7)"癌症疗效"的限定值(定量评价)

(1)4分，全局最佳疗效的"最优解"。

全局最佳疗效的干预活动统筹规划，每一阶段和关键主题的干预活动方案定制科学合理，临床医学最佳疗效的干预活动品效 + 健康诊疗医学居家干预活动的最佳品效 + 客户端最佳主体效能发挥。

（2）3分，全局最佳疗效的"次优解"。

全局最佳疗效的干预活动统筹规划，每一阶段和关键主题的干预活动方案定制科学合理，临床医学最佳、良好疗效的干预活动开展品效 + 健康诊疗医学的居家干预活动良好疗效 + 客户端良好主体效能发挥。

（3）2分，全局最佳疗效的干预活动统筹规划缺乏，未达到每一阶段和关键主题的干预活动方案定制科学合理标准，全局疗效一般 + 客户端良好主体效能发挥一般。

（4）1分，全局最佳疗效的干预活动统筹规划缺乏，居家干预活动方案定制缺乏，临床治疗活动有序开展，居家干预活动品效失控、客户端主体效能发挥一般。

（5）0分，临床治疗活动未按标准开展，非临床（居家段/非临床主题）干预活动缺如，客户端主体效能发挥几无。

（三）知识化认知检查

按照某一特定"知识学问（含理论）"形成正确认知的功能障碍。

如，在发现自己心理功能问题时，不能使用"事物内在矛盾运动"知识，把自己的心理活动看成一种事物，从而认识"心理活动内在矛盾运动"问题，而是选择从所识记的"心理问题"认识出发，去发现问题，结果无法全方位系统性地发现问题。

（1）健康问题自助诊断（发现明确）认知障碍。

（2）健康问题自助解决（干预处理）认知障碍。

（3）系统性健康难题长期性解决活动（干预活动）认知障碍。

（四）规律化理性认知障碍检查

基于逻辑规律、认识论科学规律、方法论科学规律、系统科学规律、其他科学规律而形成正确认知（知其必然）的功能障碍。如，在认识自己的心理问题时，不能从自己的错误认知结果出发，用逻辑推导出过程问题，或者在推导中出现逻辑错误的障碍。

再比如，在认识自己的生命危机问题时，不能从生命活动"复杂巨系统"的系统科学规律出发，看到危机本质、看清危机内涵，深刻理解危机化解的最优方案，而是走向系统认知的反面，忽视对系统危机和其本质的系统规律认知，只抓"应急处理"并"得过且过"，以侥幸心理和片面认识而草率处理和应对危机。

1. 遵从逻辑规律的认知障碍

逻辑包括知觉辨别、类同比较、比较推理、系列关系推理、抽象推理运算等。

逻辑有其自身的规律，不管使用什么概念和命题，进行何种推理和论证，都必须遵守最基本的逻辑规律；否则，人们的思维就会出现错误。常见的逻辑错误有偷换概念、偷换论题、自相矛盾、模棱两可、循环定义、同语反复、概念不当并列、因果倒置、循环论证、推不出等。

1）同一律问题和偷换观念、偷换论题

在同一思维过程中，每一个思想必须与其自身保持同一，这是同一律的要求。可用公式表示：A 是 A，A 表示一个概念或命题。一个概念反映什么对象就反映什么对象，在同一语言环境中，它不能既反映此类对象，又反映彼类对象。在概念上有意识地违背同一律的要求而出现的逻辑错误，逻辑上称之为"偷换概念"。

例如：司马光说："我要去看花灯。"

司马光夫人说："家中这么多灯，何必去看？"

司马光夫人说："我要去看游人。"

司马光说："家中这么多人，何必出去看？"

其特点是有意不明确某个概念的含义，进而在这个概念中塞进新的含义。商家"买一赠一"的促销广告，玩的就是"偷换概念"的把戏。两个"一"的概念内涵大不相同，"买一"的"一"是你要买的东西，比如：一件西服；"赠一"的"一"，如果你也理解成一件西服，那就太幼稚了，这个"一"有可能是一根领带或一个精美的袋子而已，绝不会是一件西服。

在概念的运用方面，有的人是不了解某个概念的确切含义，以至在后面运用这一概念时改变了这一概念的含义。这种错误叫做"混淆概念"。

同一律还要求，在同一思维过程中一个命题肯定什么就肯定什么，否定什么就否定什么。一个命题必须具有确定的"真""假"意义。我们把不自觉地违背同一律的逻辑错误称为"转移论题"。其表现为在说话或论述中，把所要说明或论证的问题无意识地变成了另外的问题。比如小孩子讲话，前言不搭后语，即属于此。

例如："我以为中学生没有必要学习地理。整个国家的地形和位置完全可以和这个国家的历史同时学习。我主张可以把历史课和地理课合并，这样对学生是方便的。"

对于在命题上有意识地违背同一律的要求而出现的逻辑错误，逻辑上称之为"偷换论题"。其表现是有意识地改变论题内容，偷梁换柱，从而达到某种目的。例如清朝时，某一书生坐于高台之上读书，台高风大，吹得书页哗哗乱翻，书生随口吟出两句诗："清风不识字，何故乱翻书？"居心叵测之人有意歪曲"清"字的含义，诬陷书生讽刺清廷没文化，犯了大不敬罪。

2）自相矛盾

在同一思维过程中，两个互相矛盾或互相反对的思想不能都是真的，其中必有一个是假的，这是矛盾律的要求。可用公式表示：A 不是非 A，A 表示一个概念或一个命题。一个概念不能既是它，又不是它，就好像一个人，不能既是人又不是人；一个命题不能既肯定某一对象又否定这一对象。违反矛盾律的要求而出现的逻辑错误，称之为"自相矛盾"。比如那个著名的卖矛与盾的楚人的笑话：他夸口自己的盾非常坚实，任何东西都不能穿过；又夸口自己的矛锐利无比，能刺穿任何东西。他犯的错误就是典型的自相矛盾。再如有人说"一个月来，这个问题时刻缠绕着我，而在非常繁忙或心情非常好的时候，我又暂时抛开了这一问题，顾不上去想它了。"既然是"时刻缠绕着我"，就不会出现"顾不上去想它"的情况，说话的人也犯了"自相矛盾"的错误。

3）模棱两可

两个相互矛盾的思想不能都是假的，其中必有一个是真的，这是排中律的要求。

可用公式表示：A 或者非 A，A 表示一个概念或一个命题。在同一思维过程中，如果 A 不反映某一对象，那么非 A 便反映这个对象。比如这个人是学生，他要么属于"中专生"，要么属于"非中专生"，二者必居其一，不能同假。

任何命题或者肯定某对象具有某种情况，或者否定某对象具有这种情况，二者必居其一，两个相互矛盾的命题不能同假。它要求在两个相互矛盾的思想中，必须旗帜鲜明地承认一个是真的。如果违背了这一要求，既不承认这个，又不承认那个，含混模糊，那就犯了"模棱两可"的逻辑错误。由于这种逻辑错误的特征是对两个相互矛盾的思想都予以否定，因此，又有人把这种错误称为"模棱两不可"。

楚人夸口自己的矛与盾，当别人反问他：用你的矛穿你的盾如何时，他既没有做出"我的矛能穿过我的盾"的回答，也没有回答"我的矛不能穿过我的盾"，这就表示他既否定了 A 又否定了非 A，从逻辑上讲，他的沉默就违反了排中律。也就是说，楚人回答任何一句都违反了矛盾律，一句不回答又违反了排中律。

人们对一组矛盾的命题缺乏足够的认识时，不能明确地肯定什么或否定什么，这种情况不能诊断为违背了排中律。比如"火星上有生命"，"火星上没有生命"，这是一组矛盾命题。虽然其中必有一真，但人们却不能明确表态。另外，对于不是矛盾关系的概念或命题，都加以否定，也不是违反了排中律。如"今天不会下雨也不会下雪"。"下雨"或"下雪"不具有矛盾关系，所以可以同时否定。

4）循环定义、同语反复

用 A 定义 B，然后又用 B 定义 A 即循环定义。

例如：如果把丈夫定义为妻子的爱人，那么，妻子就是丈夫的爱人。

用 A 去解释 A 本身，即同语反复。

例如：乐观主义就是用乐观主义对待生活。

定义是揭示概念内涵的逻辑方法，就是用简明的语句概括地说明对象的本质属性。定义由被定义项、定义项和定义联项 3 部分组成。被定义项就是通过定义来揭示其内涵的概念；定义项就是用来揭示被定义项内涵的概念；联结被定义项和定义项组成定义的概念是定义联项。下定义有一定的规则，它要求定义项不能直接或间接地包含被定义项。如果直接包含被定义项，那就犯了"同语反复"的逻辑错误；如果间接包含被定义项，那就犯了"循环定义"的逻辑错误。例如"顶针就是一种运用顶针手法的修辞格"。用"顶针手法"去说明"顶针"，这等于什么也没有说。这一定义就犯了"同语反复"的错误。再如"如果把'奇数'定义为'偶数加一'，那么'偶数'是'奇数加一'得到的数"。用"偶数"解释"奇数"，用"奇数"解释"偶数"，这一定义就犯了"循环定义"的错误。

5）概念不当并列

并列问题属于概念划分的范围。所谓划分，是明确概念外延的逻辑方法，即依据某一概念，把一个概念分为若干子概念。划分由 3 部分组成，即划分的母项、划分的子项和划分的标准。其中，被划分的对象称为划分的母项；从母项中划分出来的概念，称为划分的子项；划分的依据通常是事物的某一属性，称为划分的标准。在对一个属概念进行划分时，可以把划分后得到的子概念作为母项再进行划分，这称之为"连续划分"。不管把一个概念划分成多少层次，每一次划分都必须遵循划分规则，即在一次划分中必须遵循同一个标准。根据不同标准划分的概念不可以并列，如果在同一次划分中并列了不同层次的概念，就会犯"概念不当并列"的逻辑错误。例如"我喜欢读外国作品、古典作品、小说、散文、唐诗等"。这句话对作品的分类用了多个标准，它把用不同标准划分的概念并列在了一起，犯了"概念不当并列"的错误。

6）因果倒置

例如：为了加快中国的发展，必须大力发展航天工业。因为在发达国家，航天工业发展很快。

关系是事物之间普遍联系的一种方式。如果一个现象的存在必然引起另一种现象发生，那么这两个现象就具有因果关系，其中，引起某一种现象产生的现象叫做原因，被引起的现象叫做结果。原因和结果在因果链中是相对的，此事的结果可能是彼事的原因，但就这一对因果来说，它又是绝对的，原因就是原因，结果就是结果，既不能倒因为果，也不能倒果为因。

例如，19世纪英国有一位改革家发现，每个勤劳的农夫，都至少拥有两头牛；那些没有牛的，通常是些好吃懒做的人。因此，他的改革方式便是国家给每一个没有牛的农夫两头牛，这样，整个国家就没有好吃懒做的人了。这位改革家就犯了因果倒置的错误。农夫因勤劳才拥有两头牛，不是因拥有两头牛而变得勤劳。这种改革的结果自然还是勤者自勤，懒者亦懒。

7）循环论证

论证就是用几个真实命题确定另一命题真实性的过程。论证有一条重要原则，即论据的真实性不应依赖论题的真实性。论题能否确立依赖论据的真实性来论证，如果论据的真实性反过来以论题的真实性为依据，那就等于什么也没有论证。违反这一规则所犯的逻辑错误，称为"循环论证"。

例如，曾经有人反对哥白尼的太阳中心说，他们认为宇宙是有限的。其论据是宇宙在一昼夜之间绕地球一周，而论据的真实性又依赖"宇宙是有限的"这一论题（因为如果宇宙是无限的，就不能理解为什么无限的宇宙能在一昼夜之间绕自己的中心——地球运转一周）。这就犯了"循环论证"的错误。

8）推不出

论证的另一条重要规则是要求从论据出发能合乎逻辑地推出论题，即论据和论题之间要有必然的联系。

违反这条规则就会犯"推不出"的逻辑错误。有以下几种常见的情况：

（1）推理形式不正确：

从论据不能必然地推出论题。例如："他近视得很厉害，一定很聪明。""近视"跟"聪明"之间没有必然的联系，我们不能以近视为依据，证明他是否聪明。这个论证实际上运用了如下推理：

所有的聪明人都是近视眼，他近视得很厉害，所以，他一定很聪明。这一推理违反了3段论的推理规则：中项至少要周延一次。两个前提中的"近视"，表述方式都是肯定的，均不周延，所以这个推理形式是无效的。

（2）论据和论题毫不相干：

论据和论题在内容上毫无关系。例如："他学习不用功。因为，只有学习用功，才能考上大学。"在这个论证中，论据"没有考上大学"是真实的，但论据和论题没有逻辑上的必然联系，所以从此论据出发是推不出"他学习不用功"的结论的。

（3）论据不足：

所引用的论据对于确定论题的真实性而言是必要的，但不充分。例如"如果天下雨，地就会湿。现在地湿了，因此，一定是下雨了"。"下雨"是"地湿"的充分条件，但"地湿"不是"下雨"的充分条件，不能依据"地湿"这个条件，推出"下雨"的结论。

（4）理由虚假：

论证论题的理由虽摆出来了，但却是虚假的。例如：《狼和小羊》这则寓言故事，狼要吃小羊的理由是：小羊站在下游喝水污染了它在上游的水。这个理由显然是站不住脚的。

9）以偏概全

这是不正确构造简单枚举归纳推理时出现的逻辑错误。

例如：我听说有人癌症好了，所以癌症是小病。

10）盲目个别化

以偏概全的反面，又称"没有真正的苏格兰人"，即拒绝承认共性，把一切个体的问题都归结为个体本身的问题，这个个体不能代表整体。

11）滑坡论证

将对方不极端的观点推演到极端。

例如："你的菜里面没有肉啊""难道要给你杀一头牛才满足吗？"

12）人身攻击

指责提出观点的人品质/能力有问题。例如：某人进过监狱，因此他的学说有问题。

13）以人取言

人身攻击的反面，即通过认可支持者的身份（如专家、群众等有正义性的身份）来认可理论。

14）利益评价

认为一个理论将会带来损失，所以它不是真理。

15）动机指责

认为提出这个观点有个人目的。

例如：你这么说肯定是被收买了。

逻辑检验即运用逻辑手段对理论或假说进行逻辑判断的方法和过程。其目的是弄清被检验对象与现有理论和经验之间是否存在逻辑矛盾。逻辑检验的步骤有三：

1）检验被检对象内部的逻辑一致性

从逻辑上说，如果一个学说系统的内部存有相互矛盾的命题，便可引出任何结论；因而，被检验对象内部的一致性，是其真理性的必要条件。

2)对被检对象进行外部考察

揭示它与其他理论是否有逻辑上或经验上的矛盾，考察在它与其他理论的关系上是否有逻辑的或经验的根据。这一步的主要内容有：被检验对象与原有理论在逻辑上是否一致；它是从原有理论中分化派生出来的还是对原有理论的概括和提高；与原有理论相比，它在形式上和逻辑上是更简明还是更复杂；它与已有经验是否相符。

3)对被检对象进行动态考察

即推测其理论意义、实践意义与发展前景。

2. 遵从认识论规律的认知障碍

认知从觉识信息开始，经过觉知、想象、概念(语言)、知识、理论的理解思维逻辑处理，然后再进行推论、总结、分类、归纳、假设、评定、判断、解构、组织、分析等逻辑思维的信息加工处理，形成认知结果而存储于记忆中。

认知过程的错误：

1)觉识错误或偏差

即在对外界事务和刺激的感官信息处理中与事实不符合的偏差或错误，比如被假象蒙骗、对食物的感觉误判等。

2)知觉异常

人在特殊生理情况下或在精神疾病中对客观事物进行知觉时，形成扭曲映像的过程与状态。

在精神病学中称为知觉障碍。知觉异常就性质来分有两大类：①幻觉。即作为刺激物的客体不存在时，主体的大脑自动激活并产生映像。不同的感受器产生不同种类的幻觉，如幻听、幻视、幻嗅、幻动、幻痛等。②错觉。即作为刺激物的客体存在，但主体的大脑被动激活后所产生的映像是扭曲的、变形的或变性的。错觉也按不同的分析器分为若干类。知觉异常就产生的原因来分也有两大类：①生理性(或功能性)知觉异常。②病理性知觉异常。前者多为一过性的知觉异常改变，后者则为某些精神病和神经病的症状。

3)想象异常

高级动物和人都能够根据某种意义、概念、知识和理论等认知内容在脑海中形成图像，即想象力。

想象力是在大脑中描绘图像的能力，当然所想象的内容并不单单包括图像，还包括声音、味道等五感内容，以及疼痛和各种情绪体验都能通过想象在大脑中"描绘"出来，从而达到身临其境的体验。比如当你说起汽车，我马上就想象出各种各样的汽车形象、声音、质感等来就是这个道理。想象力是在你头脑中"描绘"画面的能力，就好像是一只画笔，凭借人的意志，什么东西都可以在头脑里画出来，清晰的、色彩鲜艳的、天马行空的……想象力是人大脑中一种强大的功能，属于右脑的形象思维能力。

想象力是活物与死物的根本区别。在人类中主要为右脑，随着人类大脑进化愈加形象化，主要分布于大脑最外层，属于最高级思维。

哲学方面，想象力是感性和知性之间的一种中介性先天能力。在人的判断认识方面起着不容忽视的重要作用。

心盲症，又称想象障碍，是一种病症。症状为无法在脑海中形成图像。2009年，美国布鲁顿帕克学院的比尔·福（Bill Faw）报告说，他调查的2500人中约有2%的人无法想象画面。虽然这个比例看似很高，但总体来说，心盲症很少引起研究者或公众的注意。因为只是闭眼时无法在脑海中想象具体事物的形象，并不会影响生活。他们一样可以脑补，脑子里有声音，就像是广播剧一样，一样可以做梦，但是睡醒时，无法提取梦里的任何画面。当他们思考人脸、风景时，是一种概念，无法用语言表达。

4）概念定义异常

概念是抽象认知的基础，也是逻辑思维的出发点。概念由定义、编码、范围、性质、领域、局限性和限定值7个元素构成，分类是基于概念七元素的学问，分类学是研究概念种类的学科。

概念能力是概念技能的基础，前者有赖于概念知识的学习和实践经验积累的素养过程，后者是概念能力的实践应用技能。

概念技能是指管理者统观全局、面对复杂多变的环境，具有分析、判断、抽象和概括并认清主要矛盾，抓住问题实质，形成正确概念，从而形成正确决策的能力，也就是洞察组织与环境要素间相互影响和作用关系的能力。也就是说，概念技能是感知和发现环境中的机会与威胁的能力，理解事物的相关性并找出关键影响因素的能力，以及权衡不同方案优劣和内在风险的能力。

常见的概念和定义能力异常包括：

定义和编码困难、定义障碍；概念性质表述困难、障碍；概念领域表述困难、障碍；概念范围表述困难、障碍；概念的局限性表述困难、障碍；概念的定量评定表述困难和障碍等。

情景、情境、现象、景象等事物的概念化抽象认知错误、困难、障碍。

5）知识和理论不足或应用不当、错误

在正确的概念认知之后，设计知识和理论的认识应用和方法应用，正确地辨别知识和理论的正确应用和错误应用，是认知和思维正确的基础。

记忆错误和理解错误是知识和理论应用错误的原因。执行和实施问题、评论和判断问题、解构组织和分析问题、假设、设计贯彻问题等，则是知识和理论应用困难和障碍的主要原因。

6）思维过程的自动化、惯性化问题

人从概念确认到知识和理论应用，通常会习得性地养成形成一种快捷方式，从而节省思维能量增加思维效能，这种快捷方式就是自动思维。从概念开始就发生错误或偏差的自动思维，即错误或偏差的自动思维，将自动思维应用到非适宜方面时，就会出现自动思维非适宜。

在思维过程中，沿着原有的轨迹和惯性而自动思维，就是惯性思维，经验思维或经验主义也是一种惯性思维。

7）思维环节问题

即推论、总结、归纳、分类、解释、举例、说明等问题，以及假设、评定、判断、解构、组织、分析等问题。

在思维的逻辑过程中，每一个环节的异常都会造成认知结果的偏差。

3. 遵从方法论规律的认知障碍

在解决问题的行动中，对行动对象在问题阶段、任务、工具、手段和方法的范畴、原则、理论和方法技巧的论述，就是方法论。

问题发现和明确与问题解决和解决效果评估，是问题阶段的两大内容，在医学领域对应的任务分别被命名为诊断和干预疗法，由于认识范畴的局限，医学把健康问题局限在身体系统，从而只能发现、明确身体系统一部分严重紧急的问题（疾病）形成，在医学任务上造成诊断局限或任务缺陷，进而带来疗法应用局限和任务缺陷。在诊断和治疗任务局限到疾病后，由于临床诊断理论的影响，造成了问题发现和明确以至解决的非动态原则缺陷。基于这些缺陷的存在，疾病医学诊疗理论的缺陷也暴露无遗。

由于疾病医学在方法论方面的上述缺陷，导致了疾病医学人员在健康问题认识上的缺陷，形成相应的认知障碍，这种认知障碍是后天素养行为造成的，而非器质性功能问题，这些问题通过科学批判的方法论素质教育即可纠正。

4. 遵从系统科学规律的认知障碍

由于系统科学的素质养成问题而造成的系统范畴和系统理论认知不足、错误或障碍，同样也是非器质性功能问题，这些问题通过科学批判的方法论素质教育即可纠正。

1）常见的生命活动系统认知不足、错误或障碍

（1）生存活动系统认知不足、错误或障碍。

（2）健康行为的系统认知不足、错误或障碍。

（3）心理系统认知不足、错误或障碍。

（4）环境作用系统认知不足、错误或障碍。

（5）生命活动系统的总体认知不足、错误或障碍。

2）问题表现

（1）对系统目的、运行、控制的要素认识不足、概念障碍、知识障碍。

（2）对系统疆界、运行场所、整体和部分认识不足、概念障碍、知识障碍。

（3）对系统的信息论、控制论、协同论、耗散结构论、突变论、系统论等理论的认识不足或学习缺乏、理解缺乏、实践应用缺乏。

（4）在健康干预活动中，忽视生存活动系统、心理活动系统、健康行为系统、环境因素作用系统问题的发现、明确和动态、自助、精准的诊断、治疗、诊疗行动管理等。

（5）缺乏干预活动系统规律的认识和研究，缺乏相应的知识体系学科化发展，缺乏相应的理论和实践在医教研业务中的应用等。

5. 遵从其他科学规律的认知障碍

认识论、进化论、还原论、分类学等方面的思维科学规律的素养不足，会导致此类认知问题的发生。

(五)正确认知障碍即认知错误

1. 觉识错误

错识、误识、幻觉、表层识、现象识。

2. 认知错误

错误类型(局限性)程度(限定值)性质。

(1)错误辨识和记忆。

(2)错误理解：

解释、说明、举例、比较、推论、总结、分类。

(3)错误应用：

评价和判断、解构组织和分析、执行和实施、假设、设计、贯彻。

(4)错误性质和原因：

① 非故意错误：

A. 思维方式(过程/习惯/习性)错误：自动思维、习惯性思维、非最佳思维习性、非最佳中间信念、非最佳核心信念等。B. 思维逻辑(智力素质)错误。C. 知识缺乏(无明/无知)、不足、错误。D. 概念理论(念觉)缺乏、不足、错误。E. 原理和规律遵从顺序(择法觉)错误。

② 故意错误：

A. 意气用事。志向和志趣信念作祟而导致的错误。B. 感情用事。自尊和尊崇信念作祟。

3. 常见认知错误"表现"

(1)见解错误：对所见事物在由识到知过程中发生错误。

(2)误解：解释/解析错误。

(3)错误认为：识记错误、理解错误、应用错误。

(4)歪曲、扭曲、偏见/偏颇、片面/以偏概全、静止/孤立/非动态变化的认知、去掉前提的断章取义错误。

(5)误导。

(6)悖论。

(7)概念理论规律偏差。

4. 常见认知错误类型

(1)概念和命题错知。

(2)知识和一般理论错知。

(3)规律和原理层错知。

(4)特指的逻辑、智力、智慧类错误认知。

(5)其他特指非特指错误认知。

（6）觉识认知环节错误：单一感官层的感觉障碍、多感官协同层觉识整合障碍、感觉冲突，统一性觉识形成障碍。

（7）命题障碍：无法正确建立如下命题，或对如下命题中的核心词的概念分类认知障碍。

癌症患者最佳主动健康行动道路是什么？癌症患者的居家治疗活动"主题"是什么？有哪些？癌症患者的最常见认知障碍是什么？

二、检查技术

（一）技术分类说明

1. 任务承担信念检查

检查主体对所安排任务在承接、承担方面的主观意志指标表现情况，定量评定其信念程度的动态波动情况和特定时段内的总体加权平均水平。

2. 任务负责态度检查

从责任感和负责行为的构成要素角度，检查主体对所承担任务在任务期内的"感受倾向、认识倾向、行动意向"方面的指标表现情况，定量评定其任务负责态度的动态波动情况和特定时段内的总体加权平均水平。

3. 任务执行的自律/自控性检查

检查主体对所承担任务在任务期内的"执行自律/自控性"指标情况，定量评定其任务执行的自律/动态波动情况和特定时段内的总体加权平均水平。

4. 任务能力精进情况检查

检查主体对所承担任务在任务期内的任务能力精进指标表现情况，定量评定其动态波动情况和特定时段内的总体加权平均水平。

5. 任务相关的生活方式调适检查

检查主体在任务期内对其生活方式与任务的适宜性方面的调适指标表现情况，定量评定其动态波动情况和特定时段内的总体加权平均水平。

6. 任务的适宜环境因素调适检查

检查主体在任务期内对其可调控的环境因素与任务的适宜性方面的调适指标表现情况，定量评定其动态波动情况和特定时段内的总体加权平均水平。

7. 任务相关的习惯和行为模式重建检查

检查主体在任务期内将任务列为"惯常化"或列入"固有行为模式"中的行为指标表现情况，定量评定其动态波动情况和特定时段内的总体加权平均水平。

8. 任务难度/工作量/压力情况的适宜性检查

检查主体在任务期内，对特定任务的难度感受指标和工作量、压力指标的表现情况，定量评定其动态波动情况和特定时段内的总体加权平均水平。

9. 任务过程质量和结果质量检查

检查主体在任务期内，对特定任务的执行质量指标和完成结果指标的表现情况，定量评定其动态波动情况和特定时段内的总体加权平均水平。

（二）方法和技术设计

1. 观察法

是指研究者根据一定的研究目的、研究提纲或观察表，用自己的感官和辅助工具去直接观察被研究对象，从而获得资料的一种方法。科学的观察具有目的性和计划性、系统性和可重复性。常见的观察方法有：核对清单法；级别量表法；记叙性描述。观察一般利用眼睛、耳朵等感觉器官去感知观察对象。由于人的感觉器官具有一定的局限性，观察者往往要借助各种现代化的仪器和手段，如照相机、录音机、显微录像机等来辅助观察。

1）自然观察法

自然观察法是指调查员在一个自然环境中（包括超市、展示地点、服务中心等）观察被调查对象的行为和举止。

2）设计观察法

设计观察法是指调查机构事先设计模拟一种场景，调查员在一个已经设计好的并接近自然的环境中观察被调查对象的行为和举止。所设置的场景越接近自然，被观察者的行为就越接近真实。

3）掩饰观察法

众所周知，如果被观察人知道自己被观察，其行为可能会有所不同，观察的结果也就不同，调查所获得的数据也会出现偏差。掩饰观察法就是在不为被观察人、物或者事件所知的情况下监视他们的行为过程。

4）机器观察法

在某些情况下，用机器观察取代人员观察是可能的甚至是所希望的。在一些特定的环境中，机器可能比人员更便宜、更精确和更容易完成工作。

5）函数值域观察法

通过对函数定义域、性质的观察，结合函数的解析式，求得函数的值域。

2. 调查法

调查法是通过各种途径，间接了解被试心理活动的一种研究方法。

1）行动行为类调查

（1）一般行动行为能力调查评估。

（2）任务行为能力调查评估。

（3）参与行为调查评估。

（4）诊疗行为调查评估。

（5）活动开展行为调查评估。

2）知识素养类调查

（1）活动开展健康行动知识调查。

（2）诊疗健康行动知识调查。

（3）主动健康行动知识调查。

（4）健康行动的基础知识调查。

3）能力素养类调查

（1）基本能力调查。

（2）健康一般行动能力。

（3）活动开展的能力。

（4）主体效能精进能力。

3. 测试法

为了达到设想的目的，制定某一计划全面或比较全面地收集研究对象的某一方面情况的各种材料，并做出分析、综合，得到某一结论的研究方法。

三、部分心理指标及其测量方法

表 3 - 4　心理指标及其测量仪器

心理指标及其测量仪器				
分类	仪器	测量内容	适用范围	简介
感觉类	闪光融合频率计（亮点闪烁仪）	人的感知觉、人的作业能力与疲劳	可测量闪光融合临界频率。测试被试的注意程度和视觉疲劳及精神疲劳度	①亮点闪烁频率：4～60Hz，0.1Hz分挡连续可调；3位数字显示闪烁频率，精度为0.1Hz。②亮点颜色：红、黄、绿、蓝、白5种。③亮点直径：2mm。④亮点观察距离：约500mm。⑤背景光：白色，强度分4挡可调，1、1/4、1/16与全黑。⑥亮点光强度7挡：1，1/2，1/4，1/8，1/16，1/32，1/64。⑦亮点闪烁亮黑比：1:3；1:1；3:1共3挡
知觉类	时间知觉实验仪	人的知觉、人的作业能力与疲劳	可用复制法测试被试者辨别时间长短的能力；用调整法测量对声、光节拍的估计误差；也可用恒定刺激法测量被试者对声、光节奏反应的差别阈限；可以控制被试按一定节奏进行时间知觉的训练	①设有6种实验功能；分成两大类。实验A类是时间长短复制法实验，实验B类是节拍快慢调整法与恒定刺激法测定节奏差别阈限实验。②刺激方式：声、光刺激可单独或同时呈现；声光刺激闪烁频率相同，范围为1～255次/min；声和光持续时间均为180ms。③实验次数：除实验类型确定次数固定、不限外，10次、20次可选。④自动显示和打印实验结果

表 3 - 4(续)

心理指标及其测量仪器				
分类	仪器	测量内容	适用范围	简介
注意类	注意力集中能力测定仪	人的注意能力	测定被试的注意集中能力,可做视觉、动觉协调能力的测试与训练	①定时时间:1~9999s。②正确、失败时间范围:0~9999.99s,精度1ms。③最大失败次数:999次。④测试盘转速:10r/min、20r/min、30r/min、40r/min、50r/min、60r/min、70r/min、80r/min、90r/min共9档。⑤测试盘转向为顺时针或逆时针。⑥测试板:三块可方便调换,图案为圆点、等腰三角形、正方形。⑦干扰源:喇叭或耳机噪声,音量可调。⑧数字显示:8位。⑨测试棒:L行,光接收型。⑩箱内光源:环形日光灯,22W。⑪外形尺寸:320mm×320mm×140mm。⑫微型打印机(选购),可打印实验条件,正确、失败时间及失败次数
	注意分配实验仪	人的注意能力	可测量被试同时进行两项工作的能力即注意分配值的大小。可用来研究动作、学习的进程和疲劳现象	①光刺激:8个发光管环形分布,8个光反应键与之对应。②声刺激:高、中、低3声,3个反应键与之对应。③以上两种刺激可分别出现,也可同时出现,用功能选择开关选定测试状态。④操作的单位时间为:1~9min共9挡。⑤自动计算注意分配量Q值
	注意广度测试仪	人的注意能力	可测量被试的注意广度,即注意范围。可用来研究人的学习和工作效率能力	①呈现圆点数目:5~16点,随机呈现。②呈现屏:16×16红色光点阵显示屏,大小120mm×120mm,显示屏可翻转折叠。③速示时间:0.01~9.99s。④实验次数:12~996次。⑤被试应答键盘。⑥自动显示连续应答50%以上正确率的最大圆点数,即注意广度值
	复合器/警戒仪	人的注意能力	可测定人持续性注意的心理学特征,可以广泛应用于以监视、检测、搜索等任务形式的职业能力测定与练习	①刻度盘每周100格,对应100个光刺激。②光刺激顺时针移动速度:3挡,高速30r/min、中速20r/min、低速15r/min,即2、3、4s/r。③设定声刺激的位置:0~99。④自动计算判别差异值

表 3 - 4(续)

心理指标及其测量仪器				
分类	仪器	测量内容	适用范围	简介
人体生理测量类	皮肤电测试仪	人体生理测量	测量情绪、紧张和唤醒水平的强度	①液晶显示皮肤电实时变化，显示图形与数值，液晶尺寸：单色，58mm×42mm；128×64 点阵。②实时采样周期：1s，实时显示实验时间。③显示120s 内的皮肤电变化图形。④测量范围：皮肤电示意值 0～999，相应皮肤电阻 2kΩ～2MΩ。⑤随机配 200g 医用导电膏（液）。⑥仪器尺寸：180mm×120mm×130mm。⑦电源：AC220V，50Hz
	数字皮温计	人体生理测量	测定人体各部位的皮肤温度，检查人体心理的放松与紧张程度，测定人的情绪波动及性格特征	数字万用表改装而成，3.5 位液晶显示器，电源为 9V 叠层电池，取样率：2.5 次/s
	数字皮阻计	人体生理测量	心理学教学实验和科研的常用仪器，测量人的皮肤电阻	显示器：3.5 位液晶显示器；最大指示值：1.999 或 19.99；测量范围：0.01～19.99MΩ；取样周期：1s；电源：9V 叠层电池
人格特点	棒框仪	人的个性特征	测量倾斜的框对判断一根棒的垂直性影响的程度。可通过被试的认知方式来测量个体人格特性	①一个放在平台上的观察筒，棒与框在和平台垂直的面板上，棒与框倾斜度可调。②垂直面板背面刻度180°，最小读数 0.5°。③平台上有水平仪。④仪器无须电源条件

第四节　生活检查

　　生活是生存活动系统中的运行部分，在 CFB 分类中，基本生活领域，如饮食营养生活、身体劳作休息的运动生活、精神心理系统的睡眠和作息生活等，是生活的基本领域。家庭生活、人际生活、学习和工作生活等，是一般生活领域。而文化、经济、市场、政治、法治等方面的生活，则是特殊领域的生活。每一个生活子领域都可以看做是一个自系统，都有系统目的、运行内容、系统运行和调控的方式等。

生活和行为信息的采集有相同之处，都涉及了场景、事件、人在情境中的即时性表现信息如实记录等关键要素，由此可见，行为和生活的观察和检测标本建立，对心理、生活、行为的检查评定具有通用价值和意义，是医学检测的重要领域。随着数字化时代的到来，数字监测记录仪器的广泛应用，越来越多地提供了可供选择的检测方法和技术手段，而"场景、事件、人在情境中的即时性表现记录"的样本标准研究，成为诊断技术的关键之处。

一、生活标本概念

（一）生活标本的定义和分类

（1）为标准化的检查生活系统异常情况，建立标准化的检查对象即生活标本。

（2）生活系统模型理论和生活标本分类。

1）生活系统目的标本

生活系统承担着生命体处理生存活动问题的任务，良好地适应环境而做出相应的生活调适，就是系统目的。

特殊情况下的生活目的：是指当身体系统或者环境系统发生灾难性巨大改变的特殊情况时，生活目的的重建。

一般情况下的生活目的：是指非特殊情况下，自然而然存在着的生物本能层生活目的。

2）生活系统基本运行标本

为达成生活目的，系统所需的运动行为，比如饮食营养生活的一般目的是维持机体能量和营养素的需要，达成这一目的的运动行为就是摄食行为。

（1）一日摄食行为，一周、一月、一年的摄食行为，即时间周期性的摄食行为，就是一个标准元素。

（2）基于原始的生命体本能食欲反馈机制，机体一餐和一日的食物需求得以呈现，即本能需求反馈行为，又是一个标准元素。

（3）摄食和需求反馈构成了饮食营养生活的基本运行标本。

（4）场景、事件、矛盾标本：人在身体系统发生重大变故或生存环境发生重大变化的背景下，涉及了特别的场景标本（如术后摄入器官残障、疫情隔离等），此时，某种常规事件也会频繁出现（如摄入功能残障后机体代偿所需的饮食营养生活系统协同调适事项），成为事件标本，发生的矛盾（如残障失代偿后的饮食营养生活调适行动，与主体对此的"消极态度和信念缺乏"发生矛盾）也是标本。

3）生活系统稳态运行的协同调适标本

生命活动系统的稳态运行，在漫长的进化过程中产生了一整套的系统协同调适的控制机制，反馈性的功能表现和本能性的自组织反应是系统协调控制的基础，在此基础上建立的生物习性（种群特定）以及个体化的生活习惯和生活模式，形成了系统控制的第二层次，高级的社会人文教化和主动健康行为智慧，则形成了生活系统控制的第三层次。

上述生活系统协调控制的三层次模型，是一种生活系统控制的理论模型，对应则形成生活系统协调控制的观察标本。

（二）生活标本的标准化研究

1. 特殊生活目的的标准化研究

1）残障后的生活目的适宜性改变研究

在机体发生残障后，尤其是摄入系统功能残障后，饮食营养生活目的中要相应增加对残障代偿进行辅助的相应改变，研究并揭示其中的规律，对生活目标重建具有指导意义。

2）化疗和放疗期内的生活目的适宜性改变研究

治疗损伤可能涉及摄入系统、代谢功能、炎症和免疫紊乱、内环境恶化等情况，对此，饮食营养生活目的需要增加减少损伤的防护目的以及损伤过后的快速康复目的，研究并揭示其中的规律，对生活目标重建具有指导意义。

2. 生活运行（如摄入和需求）的标准化研究

在身体系统改变发生后，药物和物理性的治疗因素将导致机体外因性的再损伤，生活系统对此要做出系统适应，需要外在因素的巨大改变，比如需要专业人士的跟踪指导、特殊食品的个性化定制提供、动态诊疗医患协作的信息化工具等，研究并揭示其中的规律，对生活运行的方法和手段具有指导意义。

3. 生活调控的标准化研究：

身体系统的改变，带来机体对环境作用需求的改变，这些改变反过来要求生活系统在系统稳态调控方面进行高级调控。

人文教化调控，就是对习性、习惯和个性化生活模式的干预改善，而智慧化的主动健康调控，则需要通过构建最佳目标、最佳运行定量标准、最佳智慧化控制机制，形成良好的生活系统稳态智慧化调控。

（三）生活标本理论对生活状况和方式检查的意义

基于上述生活系统的标准化研究和标本技术，生活系统的运行问题和具体表现就有了观察和评定的标准，生活状况和方式的医学检查，就有了丰富的内容。

二、生活因素的检查特征

CFB 诊断学认为，个体在其健康问题发生和处理中的"主观因素"，对问题彻底解决和改变方向的影响是决定性的。比如对于围住院期的恶性肿瘤患者，流调显示"能量摄入不足问题"的发生几乎 100%，其中一部分导致营养不良等功能损伤，另一部分导致严重并发症和不良结局的营养风险，有所谓"1/3 的癌症患者是饿死的"这样的说法。在"能量摄入不足问题"的发生和难以消除的原因中，主观因素往往是决定性的，正所谓外因是通过内因产生作用的。也就是说，导致"能量摄入不足问题"难以消除的是主观因素，即主体在问题的发生、诊断、消除中，在"态度、信念、知识、能力、素养行为、活动要素筹备和参与行为、任务行为、生活调适表现"等方面，存在主观能动性的障碍，不明确诊断这些主观因素的动态变化，或者未能深刻揭示和暴露主观因素的强大作用，只强调"病理和治疗对食欲和摄入系统的功能损伤"这些客观因素，导致临床营养学只会使用食物营养素治疗来解决营养问题，从而形成抛开内因只抓外因的矛盾处理错误，这种错误的广泛存在和难以纠正，反映出疾病医学模式、疾病医学文化、疾病医学的科学范式的缺陷。

主观因素指个体的生活因素、行为因素和心理因素。

生活因素中，生活方式广为人知，它是生活看上去的样子，即姿态范畴内容。而生活目的、生活运行、生活系统调适控制等，则是生活具有和存在的范畴内容，这一部分则鲜为人知。要观察、监测、检测、检查和评定生活因素的实际状况，需要建立标准化的内容观察模型，这就涉及了生活检查和评定的标本技术，这是生活诊断学的应用技术研究任务。

表 3 – 5　生活系统检测评定模型

生活系统检测评定项目和测评参数（以饮食营养生活为例）			
评定分项		观察、检测标本	
生活系统存在和具有的内容	系统目的：原始/调适	一餐/一日进食情况	动作特征
	运行：食物储存/准备和摄食	某阶段摄食情况	进食量（能量/营养素）及影响因素
	系统调控：食物种类选择和摄食量	食谱/食物种类	饮食态度与信念
生活方式	习惯：摄食/食物选择/准备	摄食动作/买菜做饭情况	知识和能力
	个人生活习性和固有模式	饮食动机和驱力	系统调适控制模式
		外因影响/敏感模型	

举例：

一个消化道恶性肿瘤患者，在手术和放化疗的围住院期，在身体系统发生癌变和经历治疗损伤的事件中，生活系统的"目的、运行、调控模式、方式"在事前和事后的系统状况检测评定，采用"饮食营养生活系统检测评定项目和测评参数"模型检测后，再使用：身体系统"巨变"前后，饮食营养生活系统的调适测评工具，形成生活系统的调适评定。

表 3 – 6　生活系统的调适测评表

身体系统"巨变"前后，饮食营养生活系统的调适测评
系统目的调适检查（具备打"√"）： ①防治身体损伤□；②辅助支持残障代偿□
基于"损伤防护和辅助残障代偿"目的的系统运行调适： ①选择功能适配食物和营养素□；②能量和营养素摄入需求平衡任务逐日落实□
与"损伤防护和辅助残障代偿"目的非适宜生活方式纠正： ①习惯纠正□；②饮食模式纠正□；③习性纠正□

表 3 - 6(续)

身体系统"巨变"前后，饮食营养生活系统的调适测评
"损伤防护和辅助残障代偿"目的下系统调控机制的再调适： ①本能食欲控制的损伤防护□；②重建生活方式控制□；③营养平衡的逐餐逐日每周控制标准设定和控制方法手段设定□
总共 10 个选项，每项 1 分，共 10 分。 6 分为及格，7~8 分为良好，9~10 为优异

第五节　行为检查

一、行为检查原理

行为因素的检查特征

1. 在健康问题发生和处理的行为因素中，主要观察点在以下几个方面

(1)对健康问题"发现和明确"的行动表现。

(2)在健康问题"发现和明确"后，采取正确措施解决问题的行动表现。

(3)在健康问题"明确和解决"的动态循环中的行动表现。

(4)在复杂健康问题需要采纳干预活动方式解决中的行动表现。

2. 观察的内容包括

(1)知识学习的素养行为。

(2)能力具备的素养行为。

(3)任务行为。

(4)参与行为。

(5)活动"筹划、方案建立、实施、经营"行为。

(6)主动健康主体效能行为表现。

3. 行为观察、检测、检查的标准化模型(标本)研究

立足健康问题处理的行动表现，建立行为标本模型，是行为诊断学的重要任务。

在日常生活中，选择一个确定的时间段，设定某类流行高发的健康问题，建立日常生活中健康问题的处理行为标本，如：

在儿童 2~3 岁阶段，家长对孩子的注意力问题、兴趣问题、情感表达问题、体重体成分发育问题、身高/体格发育问题、肠道微生态问题等，在问题知识、问题发现技能、问题明确技能、问题解决知识和技能、问题解决中的咨询行为、问题处理的态度和信念等方面的表现，进行标准化的记录和描述，形成行为的评定模型。

表 3 - 7 问题处理行为标准化记录和描述模型

2～3岁儿童生长发育问题处理行为标准化记录和描述模型	
问题内容	观察、检测标本
注意力、兴趣、情感表达异常	异常/问题知识和知识学习表现
体重、体成分、身高/体格发育异常	问题发现的能力和能力提升表现
肠道微生态和排便、肠功能异常	问题发现后的信息记录和保存行为 对反复出现的问题进行原因明确的行为
炎症和免疫功能异常	在问题解决行动中的咨询、动态诊疗循环表现
饮食生活异常	在问题处理中医学方法应用的态度和信念表现

举例:

一个体重超重者,长达10余年的超重问题处理中,经过行为评定模型的测评,形成如下结果:

表 3 - 8 素养行为(Ba、Ba)测评表

超重10年患者(×××)的体重干预行为测评 I(具备打"√"):

一、素养行为评分(总计30分),测评分 =( )分

1. 体重异常(超重)知识学习结果评分

(每项3分,0分完全不具备,3分都具备,1、2分折中)

1)问题知识(超重问题的 CFB 概念知识)□

2)原因和表现(CFB 诊断)知识□

3)解决障碍和困难知识(系统性原理揭示 CFB 诊断知识)□

4)行为误区知识(违背系统性原理的问题解决错误行为现象暴露)□

2. 体重异常(超重)问题明确/精准再明确的素质和素养行为

(每项3分,0分完全不具备,3分都具备,1、2分折中)

1)对超重进行复杂问题的具体化解构的"再精准明确"知识和技能水平□

2)学习和发展"超重再精准明确"知识与技能的素养行为□

3)学习和发展超重问题解决的行动学(诊疗学/方法学)知识与技能的素养行为□

4)学习和发展超重问题解决的干预活动学知识与技能的素养行为□

3. 测评者主客观平衡加分(6分)

0分:得分合理不加分;6分:得分过低;1～5分:得分平衡调适。

表 3 - 9　活动行为 **Bd** 测评表

超重 10 年患者(×××)的体重干预行为测评 Ⅱ(具备打"√")
二、活动(事务和任务)行为评分(总计 50 分),测评分 = (　　　)分
1. 解决问题方法应用中的行为 (每项 4 分,0 分完全不具备,4 分都具备,1、2、3 分折中) 1)目标设定逻辑符合系统规律(如单纯的体重或摄入量控制目标违背系统规律)□ 2)有的放矢,方针靶点明确,疗法的使用基于动态诊断靶点□ 3)疗法实施任务有标准、有检查、能控制□ 4)疗效和疗法的动态评估与诊断周期同步□
2. 解决问题的行动符合医学诊疗行动管理的方法原理 (每项 4 分,0 分完全不具备,4 分都具备,1、2、3 分折中) 1)有动态诊、动态疗的诊疗循环设计的任务行为或参与行为□ 2)有动态诊断、干预疗法、行动管理的计划(任务)行为或参与行为□ 3)落实动态诊疗行动计划的管理行动(任务行为或参与行为)□ 4)有动态诊疗行动管控的工具、技术、专业服务、产品支持等要素具备任务行为或准备行为□
3. 解决问题的干预活动行为 (每项 4 分,0 分完全不具备,4 分都具备,1、2、3 分折中) 1)有体重干预活动的科学统筹(内容筹划、资源筹措、要素筹备)行为□ 2)能科学合理地设计每一次干预活动方案□ 3)认真贯彻方案于活动实施中,在活动要素齐备中良好地进行品效管控□ 4)有良好的活动效益经营内涵□
4. 测评者主客观平衡加分(2 分) 0 分:得分合理不加分;1~2 分:得分调适

表 3 - 10　主动健康主体效能行为测评表

超重 10 年患者(×××)的体重干预行为测评 Ⅲ(具备打"√")
三、解决问题中的主体效能行为评分(总计 20 分),测评分 = (　　　)分
(每项 4 分,0 分完全不具备,4 分都具备,1、2、3 分折中) 主体效能的知识水平因素□ 主体效能的核心信念(认识论和方法论正念、遵循规律的情感尊崇、追求价值根本的人格志向志趣)智慧因素□ 主体效能的"假设、自动思维、态度"中间信念(心理活动的习惯和习性)因素□ 主体效能的"任务能力、工具和技术条件、支持和联系服务、态度和氛围环境"因素□ 主体效能的"精进、行舍、笃定行为模式"因素□

表 3 – 11   综合测评结果

超重 10 年患者(×××)的体重干预行为综合测评结果
一、素养行为评分(总计 30 分),测评分 = (   )分 结论提示 知识缺乏(知识学习结果评分 < 4 分);知识不足(知识学习结果评分 < 10 分) 知识和技能素养行为障碍(评分 < 4 分);知识和技能素养行为不足(评分 < 10 分)
二、活动行为评分(总计 50 分),测评分 = (   )分 结论提示 解决问题的基本行动方法行为:疗法行为严重不足(< 5 分),疗法行为不足(5 ~ 12 分) 解决问题的行动管理方法行为:诊疗行为严重不足(< 5 分),诊疗行为不足(5 ~ 12 分) 解决问题的干预活动方法行为:活动行为严重不足(< 5 分),活动行为不足(5 ~ 12 分)
三、主体效能行为评分(总计 20 分),测评分 = (   )分 结论提示 主体效能的知识水平:缺乏(0 ~ 1 分)、不足(2 ~ 3 分) 主体效能的核心信念 – 智慧:严重不足(0 ~ 1 分)、不足(2 ~ 3 分) 主体效能的中间信念(心理习惯/习性):严重不足(0 ~ 1 分)、不足(2 ~ 3 分) 主体效能的"能力和环境因素":严重不足(0 ~ 1 分)、不足(2 ~ 3 分) 主体效能的"精进 – 行舍 – 笃定行为模式":不足(0 ~ 1 分)、非最佳(2 ~ 3 分)
总测评得分:(   ),(满分 100 分) 结论提示 素养行为(30 分):严重不足(< 8 分);不足(8 ~ 20 分);非最佳(< 28 分) 活动行为(50 分):严重不足(< 15 分);不足(15 ~ 36 分);非最佳(< 47 分) 主体效能行为(20 分):严重不足(< 5 分);不足(5 ~ 15 分);非最佳(< 19 分) 健康干预行为整体表现:严重不足(< 28 分);不足(28 ~ 72 分);非最佳(73 ~ 94 分)

4. 行为的限定值评分法

正态分布原理:

正态分布(Normal distribution),也称"常态分布",又名高斯分布(Gaussian distribution),最早由棣莫弗(Abraham de Moivre)在求二项分布的渐近公式中得到。C. F. 高斯在研究测量误差时从另一个角度导出了它。P. S. 拉普拉斯和高斯研究了它的性质。是一个在数学、物理及工程等领域都非常重要的概率分布,在统计学的许多方面有着重大的影响力。

正态曲线呈钟形,两头低,中间高,左右对称,因此人们又经常称之为钟形曲线。

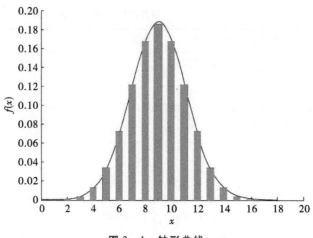

图 3 - 1　钟形曲线

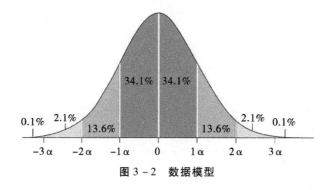

图 3 - 2　数据模型

数据：

最大双相分布数值 34.1 × 2 = 68.2%

次级双相分布数值 13.6 × 2 = 27.2%

二级四项分布数值合计 68.2% + 27.2% = 95.4%

低概率区 2.3% × 2 = 4.6%

0 ~ 4 分的正态分布法应用模型：

在现实的生活中，对于预设行为的分布统计，要比自然分布更贴近实用性的操作，比如教学的考试评分中，通常会以 60 分为及格，85 分以上为优秀，这种评分显然掺杂了社会情感因素的成分，出于易于操作的考虑，限定值评分法在正态分布原理的基础上，进行适宜操作的设计，这种设计并非完全源于自然法则，而是参考自然法则的社会化设计。

以下是 CFB 诊断学的 0 ~ 4 分健康状况限定值评分模型，它将两端的低概率区分布扩增 2.5%，次级相分布率扩增 8%，相应压缩中间区分布 68 - 24 = 44，它适用于一般情况下的概念的限定值评分应用：

0 分：完全缺失，分布率(0 ~ 4.9)%；(2.4 + 2.5)。

1 分：严重不足；分布率(5 ~ 26.9)%；(2.4 + 2.5 + 8.4 + 13.6)。

2 分：不足；分布率(27~73)％；[68-(8.4+2.5)×2]。

3 分：轻度不足(73.1~95.1)％；(73.1+13.6+8.4)。

4 分：完全达标(95.1~100)％；(95.1+2.5+2.4)。

二、行为评定模型

（一）一般健康素养行为模型

健康诊疗医学模式主张教育和培养大众及其家庭集体，养成用方法学思维指导行动的健康干预行为模式和健康生活行为模式。

它是一种用科学的方法学思维指导主动健康行动的行为模式。

1. 健康问题阶段

提出问题、明确问题、解决问题、解决问题的方法检验的范畴、原则、理论、手段的知识素养、能力水平、行动表现以及环境因素表现。

2. 行动的任务

分配/分工、执行管理的 PDCA、效能管控、行为规范管理的范畴、原则、理论、手段的知识素养、能力水平、行动表现以及环境因素表现。

3. 行动的工具

需求/要求、适配情况、任务效能影响、持续改进的范畴、原则、理论、手段的知识素养、能力水平、行动表现以及环境因素表现。

4. 行动的方法技巧

方式、主体效能因素、环境效能因素、管理效能因素范畴、原则、理论、手段的知识素养、能力水平、行动表现以及环境因素表现。

（二）健康干预活动参与期望行为模型

1. 活动开展行为和参与行为

整体的(如全病程)治疗/干预活动开展"计划"的良好接受、在某一具体的干预活动中，目的(及主题和目标)的良好接受、在交由个体(或其监护人)自行主导的干预活动中，按照推荐"方案"(标准化业务模式要求及开展策略)而理想的行动状况。

2. 实施行动参与

1)计划性(参与)

对目的、主题、目标的明确，需要组织各方专业人士进行工作，形成"适宜个体、具有个性化"的各方向的行动指导原则。

基于目标的行动第一步：首先是"诊"的计划。

基于"可预知"的活动相关重要事项的计划安排。

2)执行性(诊疗任务参与)

采集信息、核实信息、找问题、确定问题。

解决问题的方案/处方、相关准备、执行。

监测：①问题变化；②治疗方案的执行情况；③治疗效果评价参数。

评估与改进：①监测结果/结论（问题改变和治疗效果）；②采取的行动。

3）流程化行动的检查与控制（参与）

检查：上述行动是否依照流程步骤的顺序而行动。

控制：采取行动控制上述行动的步骤有序。

4）改进活动（参与）

找到问题，针对问题分析（归因），形成 PES 矩阵化认识、实施改进活动。

（三）目标达成策略参与中

（1）活动品质策略（依据品质构成模型而建立的策略）：由标准化的业务技术模式所决定。

包括：干预目的/主题目标的科学性、合理性，如是否符合"多学科、多途径、整体性"参数、行动的规范性（是否遵照诊疗技术规范、操作流程）、活动的连续性（是否有全程视野下的干预活动连续性计划、标准化业务模式技术方案）。

（2）活动效率、效果、效益策略。

（3）各方生产力发挥的行动积极性、能动性策略。

第六节　环境因素检查

一、生命活动的环境因素分类

1. 人文性的物质因素

包括产品、工具、技术提供，易得性和可及性情况。

2. 人文性的态度氛围因素

对个体行为和心理产生明确的"态度、信念和行为导向"作用的影响力个体和集体（家庭、社团、群体）。

3. 人文性的支持和联系服务因素

对个体行为和心理产生明确的"行动信心、行动困难和快乐感受、行动兴趣和医院维持等"作用的人际联系支持、咨询指导支持、帮助和鼓励服务等。

4. 人文性的社会因素

对个体行为和心理产生明确影响的体制、政策、市场的价值链、供应链、产业链生态等因素。

5. 生态和自然因素

直接作用于身体产生作用，比如空气污染、花粉、噪声、辐射、水污染、食物链、疫情、高温、水灾、地震、海啸等。

二、环境因素检查的评定模型

为标准化的检查环境因素作用的非理想情况，建立标准化的检查对象和评定模型即环境因素标本，需要建立相应的环境因素作用状况评定模型。

（一）影响身体系统和生存活动系统的环境因素评定模型

在 CFB 分类中，影响生命活动身体（结构、生理和心理功能）系统、生活系统、行为系统健康的环境因素包括 4 种成分：

1. 身体结构和生理功能健康的环境因素评定模型

主要研究生态和自然方向的环境因素作用状况。

2. 心理活动健康的环境因素评定模型

主要研究社会环境方面的环境因素作用状况。

3. 生活系统健康的环境因素

主要研究产品、技术、工具、社会、生态等方面的环境因素。

4. 健康行为的环境因素评定模型

主要研究教育、医疗和科学文化、医疗和健康干预活动、医疗和健康的社会人文等方面的环境因素。

（二）影响健康干预活动系统工程的评定模型

1. 影响干预活动五要素的评定模型

1）活动统筹规划（要素筹备）和方案准备因素

比如一个人罹患癌症，在确诊后往往没有第一时间进行活动统筹规划及要素筹备行动，在居家干预活动中也常常没有方案准备。

2）劳动者生产力组合因素

比如在围住院期的居家干预活动中，对于复杂而艰巨的（功能损伤继续治疗、残障代偿、生活调适等）干预任务，需要有适宜的劳动者生产力组合来承担这些任务。

3）活动"信息系统、操作系统、业务平台"要素

比如居家干预活动的复杂任务，需要客户端（患者及其家人）承担基本任务，云医生远程承担线上可实施的任务，后台和线下医生分别承担相应的专业支持任务等，要组织管理和实施上述任务，前提是"信息系统、操作系统、业务平台"的要素具备。

4）有序行动过程管控因素

多人、远程的协作，需要在指令、操作、检查、评估方面的流程化管控。

5）干预活动品效管控因素

从信息记录和统计报表出发，采纳形成活动品效的掌控。

2. 影响健康干预系统工程的评定模型

1）信息工程技术及相关因素

健康诊疗医学的干预活动学中，提出了干预活动系统工程的理论，其中信息工程强调活动信息记录和处理的范畴、原则、理论和技术要求等。

2）控制工程技术及相关因素

在干预活动系统工程的理论中，系统控制的多层次控制理论要求前馈性的控制、行动过程的流程控制、行动反馈控制等理论。

3）运行工程技术及相关因素

在干预活动中设计方方面面的行动运行，处理好每种运行矛盾在生活中的工作。

3. 影响干预活动业务流程的环境因素评定模型

1）活动统筹影响的环境因素评定模型

主要研究在干预活动统筹咨询、资源和活动要素筹措和筹备方面的环境因素作用情况。

2）活动业务方案制定的环境因素评定模型

主要研究在具体每次干预活动开展实施前方案建立方面的环境因素作用情况。

3）活动实施过程和品质的环境因素评定模型

主要研究在具体每次干预活动开展实施中的环境因素作用情况。

4）活动效益经营的环境因素评定模型

主要研究在具体每次干预活动以及总体干预活动开展效益经营方面的环境因素作用情况。

（三）特定环境因素的评定模型

家庭作为个体生命活动的重要环境包含了诸多的环境因素，建立家庭环境评定模型，无论对身体系统、生活系统、健康行为还是干预活动系统工程等，都有重要的独立因素意义。

三、环境因素评定分析技术

（一）环境因素问题的表现评定

在环境因素的诊断中，基于环境因素的评定分析模型，设定预期值标准，然后据此进行限定值评分，形成不同程度的定量定性评定结果。

（二）环境因素原因评定

在评价某种健康问题的发生和纠正中，环境因素的负向作用和正向作用情况，同样需要事先设定预期值标准，然后据此进行限定值评分，形成不同程度的定量定性评定结果。

第七节　肠道微生态评定技术

肠道微生态系统是由肠道菌群及其所寄居的肠道环境所组成，该系统的平衡对维持机体的健康有着重要的意义。因此，找到一个能全面地评价肠道微生态状况的体系就显得尤为重要。以下就目前已报道的对于肠道菌群、肠黏膜通透性、肠道菌群代谢产物和肠道免疫指标的主要评价方法进行综述和总结，为后续研究提供参考。

一、大便观察法

英国布里斯托大学(University of Bristol)的希顿（Heaton）和路易斯（Lewis），首篇于 1997 年发表在《北欧肠胃病学杂志》（Scandinavian Journal of Gastroenterology）上。

分类法：

表 3 – 12 布里斯托大便分类法

1.坚果状便便		硬邦邦的小块状，像兔子的便便
2.干硬状便便		质地较硬，多个小块黏着在一起，呈香肠状
3.有褶皱的便便		表面布满裂痕，呈香肠状
4.香蕉状便便		质地较软，表面光滑，呈香肠状
5.软便便		质地柔软的半固体，小块的边缘呈不平滑状
6.略有形状的便便		无固定外形的粥状
7.水状的便便		水状，完全是不含固态物的液体

第一型（羊粪球状）：一颗颗硬球（很难通过）。

第二型（麻花状）：麻花状，但表面凹凸。

第三型（香肠状）：香肠状，但表面有裂痕。

第四型（香蕉状）：像香肠或蛇一样，且表面很光滑。

第五型（棉花糖状）：断边光滑的柔软块状（容易通过）。

第六型（软稠状）：粗边蓬松块，糊状大便。

第七型（液态状）：水状，无固体块（完全液体）。

第一型和第二型表示有便秘；第三型和第四型是理想的便形，尤其第四型是最容易排便的形状；第五至第七型则代表可能有腹泻（新生儿正常是第六型）。

二、肠道菌群检测

肠道菌群失调是指肠道正常细菌间的比例发生重大变化并引起某些临床症状而言。正常情况时肠道各种非致病菌间有相对固定的比例，并可分解某些物质、产生人体需要的某些维生素、抑制某些致病菌繁殖等，对维持人体消化道正常生理功能有益。

肠道菌群检测指标：

1）细菌总数

观察菌群涂片首先要总览细菌总数。了解涂片上细菌的数量是增多还是减少，有无优势菌或真菌。细菌总数过多的情况较少见或不易引起重视。菌群失调时细菌总数多在正常、减少或消失。

细菌总数评定标准：每油镜视野细菌数评价。

<10：显著减少。

11~100：明显减少。

101~500：略微减少。

501~5000：正常。

>5000：增多。

2）观察革兰氏阳性、阴性杆菌及球菌的比率改变

革兰氏阳性杆菌∶革兰氏阴性杆菌∶革兰氏阳性球菌∶革兰氏阴性球菌（包括球菌/杆菌）的比率反映了粪便菌群的质素，它一般不受粪便稀释或浓缩的影响，所以较细菌总数有更大的意义，更能反映菌群的本质和预后。

选定有代表性视野中的部分区域做细菌分类计数，需要数100~200个细菌以求得比例。不同年龄的人的比例都不一样，一般杆菌与球菌比例约为75∶25。

菌群失调的程度可分为三度：

Ⅰ度（轻度）：为可逆性轻度菌群失调，去除致病因素后即可恢复好转，症状消失，临床上多见于急性疾病引起的肠道功能紊乱。

Ⅱ度（中度）：菌群失调较重，去除病因常不能恢复，多有慢性肠道症状。

Ⅲ度（重度）：菌群失调，表现为菌群交替或二重感染。详细地了解粪便性状并结合实验室检查可以确定一些有特异性诱因的菌群失调，如志贺菌、沙门菌、空肠弯曲菌、艰难梭菌和轮状病毒感染等。

各度之间并没有一个明显的、指标性的分界线，要严格地区分是有困难的。检验者应根据病人年龄、粪便性状、病情表现、用药治疗等情况，综合判断是否为菌群失调。

三、黏膜通透性检查

对肠屏障功能的深入研究表明，胃肠道除了有消化和吸收功能外，在肠源性高代谢、肠源性感染和免疫方面均有重要作用。在营养不良、严重感染等情况下，肠道黏

膜的结构和功能可能受到损伤，导致肠屏障功能障碍，肠道细菌移位，严重者可导致多脏器功能障碍的发生。营养不良引起肠上皮细胞 DNA 含量减少，蛋白质合成及细胞增生降低，黏膜萎缩，减弱了肠黏膜屏障功能；同时肠黏膜分泌减少，失去了黏液的附着屏障；蛋白质与能量不足降低机体蛋白质水平，引起淋巴细胞减少、免疫球蛋白水平下降，巨噬细胞功能不良，甚至影响肠道和全身的免疫功能。肝癌时肠屏障会发生一系列改变：十二指肠远端由紧密连接的肠上皮细胞间隙增宽，微绒毛变短、变粗等超微结构异常，肠道通透性显著增加，导致机械屏障改变。胃酸、胆汁、溶菌酶、黏多糖和蛋白分解酶等物质减少，化学杀菌作用减弱，导致化学屏障改变。由于肝癌患者结肠内占优势的厌氧菌如双歧杆菌、真杆菌、拟杆菌数量显著减少，大肠埃希菌、变形杆菌属等需氧菌及梭菌等厌氧条件致病菌显著增多，导致生物屏障改变。肠内容物中分泌型 IgA(sIgA)的浓度明显降低，肠黏膜上皮固有层内 CD4＋、CD8 T 细胞数明显减少，CD4/CD8 比值明显下降，且小肠上皮内淋巴细胞(IEL)数量显著增加，导致免疫屏障改变。

1) D - 乳酸检测

人体内的 D - 乳酸主要是由胃肠道细菌发酵产生，当某种因素引起肠道通透性升高时，肠道中细菌产生的大量 D - 乳酸透过受损的肠黏膜经循环进入血液，使血液中 D - 乳酸水平升高。如果动态检测其数值的变化，就可以反映肠道屏障功能的改变。因此血浆 D - 乳酸可以作为反映肠道屏障损伤的有效标志物。

2) 内毒素检测

内毒素是革兰阴性菌细胞壁的脂多糖(LPS)成分。正常情况下，内毒素少量间歇地由肠道吸收，经门静脉进入肝脏后被枯否细胞清除。当肠黏膜通透性增高时，导致细菌和内毒素移位，血浆内毒素水平增高。血浆内毒素水平检测被推荐为肠屏障功能障碍的主要诊断依据之一。

3) 糖吸收试验

糖吸收试验包括口服惰性水溶性探针分子，如糖和放射性标记的 EDTA，这些分子通过肠黏膜吸收进入血液，并在尿液中恢复原状。

在用于测量体内肠道通透性的分子中，乳果糖和甘露醇被认为是测试小肠通透性的理想物质。甘露醇是一种小分子的单糖，在绒毛顶端有允许这种小分子渗透的通道，所以它可以通过小肠上皮细胞屏障进入血液，由肾脏排出体外。乳果糖是一种分子双糖，不能穿过这些肠上皮直接的小通道，但可以穿过绒毛基部和地穴中较大的通道。由于甘露醇和乳果糖被结肠细菌部分降解，它们在结肠通透性测定中的应用受到质疑。在模拟大鼠结肠微生物环境中培养后，仍保留 25.9% ±23% 的甘露醇和 25.9% ±10% 的乳果糖；因此，这种细菌代谢不应改变这些糖的累积尿液排泄量。

结肠细菌不能发酵人工双糖三氯蔗糖和铬标记 EDTA(51Cr - EDTA)，因此被认为是表征结肠通透性的理想材料。进行回肠造口术的患者通过尿液中相当比例的口服三氯蔗糖，表明它在小肠中被吸收。根据对成人乳果糖、甘露醇和三氯蔗糖的 24h 排泄情况的研究，发现随着时间的推移，所有 3 种分子的累积回收率相似，证实三氯蔗糖在结肠中没有选择性吸收。

许多以前的研究只使用一个探针来测试渗透性；然而，传统上认为使用一个探针分子不能解释迁移的个体差异，这会影响渗透性测量的结果。相反，使用两个不同大小的分子试图纠正组间比较的渗透性测量，假设一个人的传输曲线对溶液中所有分子的影响相似。建议使用单糖和双糖（如甘露醇和乳果糖）分别测试肠道通透性。

有几项研究使用尿糖排泄（USE）试验来记录肠易激综合征通透性的改变。自从采用两个或三个糖排泄试验并使用糖之间的排泄率校正探针吸收部位的潜在差异以来，体内渗透性测量的方法学上没有改进。定时收集尿液对测量小肠通透性很重要，超过50%的口服糖类在2h内到达结肠，比通常用于估计小肠通透性的3h、5h或6h要快得多。

Rao等人进行了两项研究以验证使用试验作为测量小肠和结肠黏膜通透性的方法，特别是确定在健康患者和腹泻型肠易激综合征患者中测量小肠通透性的最佳时间。另外，比较腹泻型肠易激综合征患者与健康志愿者以及溃疡性或显微镜下结肠炎阳性患者与对照组患者的小肠和结肠通透性。纳入阳性对照组的目的是确认使用试验的敏感性足以检测假定肠屏障破坏的患者的通透性变化。

他们的实验发现，在治疗或非活动性溃疡性/显微镜下结肠炎（与结肠通透性增加相关的疾病）的阳性对照组中观察到8～24h尿糖类排泄的预期增加。与健康对照组相比，腹泻型肠易激综合征患者8～24h尿乳果糖排泄量增加，反映出结肠黏膜通透性增加。虽然8～24h尿甘露醇排泄量高于健康对照组，但这并没有达到显著性水平。

在先前的几项基于尿液收集的时间的研究也记录了肠易激综合征的小肠和结肠通透性增加。0～2h尿甘露醇排泄增加反映了肠易激综合征的小肠通透性增加，根据同步闪烁扫描数据记录糖的位置。他们还观察到，肠易激综合征患者口服甘露醇后2～8h尿甘露醇排泄量增加，这可能反映了腹泻型肠易激综合征患者小肠黏膜通透性增加。

Keita和Soderholm总结了神经免疫与上皮细胞在屏障功能调节中的相互作用。来自迷走神经和/或交感神经传出纤维或肠内神经的神经冲动通过直接作用于上皮细胞或通过与免疫细胞的相互作用影响黏膜屏障功能。神经介导的屏障激活包括促肾上腺皮质激素释放激素或胆碱能途径。此外，肠易激综合征动物模型和一些肠易激综合征患者的黏膜肥大细胞释放多种介质，如类胰蛋白酶、肿瘤坏死因子 - α、神经生长因子和白细胞介素，影响细胞间和/或细胞旁通透性。这些神经激素和炎症对通透性的影响表明，优化体内通透性测量是重要的，因为在体外黏膜活检中测试通透性时，其中一些影响可能会丢失，这也可能容易受到取样偏差的影响。

证据表明三氯蔗糖的吸收和排泄特征与甘露醇相似。van Elburg等人报道了乳果糖和甘露醇使用试验的重复试验性能。他们以乳果糖和甘露醇为探针分子，测定了儿童和成人糖吸收试验的参考值。试验的重复性良好并有良好的线性关系。糖吸收试验的验证使该试验成为一种简便、无创、可靠的糖肠通透性试验，可用于临床实践。考虑到可能的干扰因素，糖吸收试验可作为儿童和成人不同病因肠病的诊断试验和治疗干预的评价。糖吸收试验的研究可以阐明肠道通透性在多种胃肠疾病病理生理中的作用。

使用两种不同分子大小的糖进行的无创和相对简单的测量增加了该方法的潜在实用性。非活动性溃疡性结肠炎和显微镜下结肠炎患者结肠通透性的预期增加，并确定了腹泻型肠易激综合征患者的小肠和结肠通透性增加。该方法可用于研究肠易激综合征患者的黏膜功能、食物过敏（包括面筋不耐症）以及针对黏膜病理生理学的治疗，如抗炎剂、肥大细胞稳定剂，以及使用非吸收抗生素或益生菌调节微生物菌群。

尿糖对体内肠道通透性的影响：肠易激综合征腹泻和对照组的验证和比较，Rao等人验证尿糖排泄作为小肠和结肠通透性的体内试验，并比较了12位腹泻型肠易激综合征患者与12位阳性和阴性对照组的通透性。与健康组相比，非活动期或治疗期溃疡性或显微镜下结肠炎在8~24h内的尿乳果糖和甘露醇排泄量增加（但与腹泻型肠易激综合征无关），腹泻型肠易激综合征和健康人在0~2h和2~8h的尿甘露醇排泄量以及8~24h的乳果糖排泄量存在显著差异。0~2h和8~24h的尿糖分别反映小肠和结肠通透性。腹泻型肠易激综合征与小肠和结肠黏膜通透性增加有关。

四、黏膜形态改变

黏膜形态改变包括黏膜破坏、纠集、平坦和增粗迂曲，通过钡餐造影和纤维内镜检查、病理检查等手段检测。

黏膜破坏是指黏膜皱襞消失，形成杂乱无章的钡影，与正常的黏膜皱襞的连续性中断。黏膜纠集是指皱襞从四周向病变区集中，呈车辐状或放射状。常因慢性溃疡产生纤维结缔组织增生，瘢痕挛缩所致，有时浸润型癌也可产生类似的改变，但黏膜僵硬而且不规则，并有中断现象。

黏膜平坦是指条纹状皱襞变得平坦而不明显，甚至完全消失。

黏膜增宽迂曲也称黏膜皱襞肥厚，表现为黏膜皱襞的透明条纹影增宽，常伴有皱襞迂曲和紊乱。常为黏膜和黏膜下层的炎症、肿胀及结缔组织增生所致，多见于慢性炎症和静脉曲张。

空肠黏膜皱襞高凸而密集，通常显示为羽毛状，其长短、粗细、形态和方向可随时改变。收缩时呈与长轴平行的细条状；充分舒张时可呈弹簧状；当钡剂主流已通过而黏膜面仍附着少量钡剂时，常表现为大小较一致的细小条状且分布均匀的钡影。少数也可表现为雪花状。

回肠黏膜皱襞较少而平坦，肠腔充盈饱满而黏膜纹不明显，偶见横行或纵行黏膜纹，近空肠部分有时显示为羽毛状影像，回肠末段常显示纵行黏膜纹。

大肠黏膜钡剂灌肠充盈像上，直肠以上肠管，特别是盲肠、升结肠和横结肠可见结肠袋，表现为大致对称的袋状突出，之间由半月皱襞形成不完全的间隔。钡剂排出后的黏膜像上，可见不规则交互排列的黏膜皱，黏膜纹变异较大，但正常时都是连贯完整、粗细相仿且边缘清晰的。

溃疡周围组织的黏膜纹常呈放射状向溃疡口部纠集，与恶性溃疡不同，一般走向口部时逐渐变细，到达口部边缘，无中断，表明黏膜无破坏。部分溃疡周围组织肿胀较重，而使黏膜纹尖端可以增粗或展平、消失，达不到口部，但仍比较整齐，无蚕蚀、狭窄、融合或明显扭曲等恶性溃疡的表现。无论是增粗还是不增粗的黏膜纹都是柔软的，随着胃的蠕动、收缩等，黏膜纹的粗细和形态可以变化。

1）Crohn 病

早期黏膜下层水肿，黏膜纹增粗、变平或消失；病变进一步发展，黏膜下层大量肉芽组织增生，黏膜纹可呈卵石样或息肉样充盈缺损；溃疡形成后，也可呈放射状向溃疡集中。

2）小肠功能紊乱

小肠功能紊乱可以是单纯性的，也可以是继发于器质性的病变，主要指小肠的吸收、分泌和运动功能的失常。小肠功能紊乱可以伴发于腹部病变，如胃肠道炎症、肠系膜或腹膜病变，以及肠寄生虫病等；也可单独存在，常见于食物过敏、神经系统疾病和精神异常等。小肠功能紊乱常涉及广泛的肠段。临床上主要表现为腹部原发病变的症状；单独存在者也可有腹痛、腹胀、腹泻与便秘交替等胃肠道消化不良的表现。

3）腹型过敏性紫癜

过敏性紫癜（allergic putpura）是一种血管变态反应性出血性疾病。其发病机制可能为各种刺激因子，包括感染原和过敏原作用于具有遗传背景的个体，激发 B 细胞克隆扩增，导致 IgA 介导的系统性血管炎。可由感染、食物、药物诱发，特别是一些含特殊蛋白的食物，如海鲜食品等。病理检查示血管壁灶性坏死及血小板血栓形成，重者有坏死性小动脉炎，出血及水肿。血管炎常累及皮肤、胃肠道、关节和肾脏，临床上一般以皮肤紫癜为首发症状，常有腹痛、关节痛及肾脏病变等。这些症状可先后、全部或部分出现，紫癜出现率为 97%，腹痛 68%，关节肿痛 57%，肾脏病变 46%。胃肠道症状突出时称为腹型过敏性紫癜，以腹痛为首发症状者容易误诊为消化道疾病或急腹症。

4）溃疡性结肠炎

急性期多发性溃疡形成，排空后可见黏膜有许多小刺形成；溃疡进一步发展。其间水肿的黏膜可形成息肉状改变；水肿明显时，黏膜呈粗大的颗粒状，形成对称、一致的隆起性充盈缺损，在肠外壁呈现花边状或指印状外缘。

亚急性期，黏膜的颗粒状、结节状及息肉状改变更加明显，严重者结肠袋常有变形、粗大、不规则，甚至僵直。

五、黏膜细胞破坏后所释放酶的检测

肠胶质细胞（enteric glial cell，EGC）作为肠神经系统（enteric nerve system，ENS）中最为丰富的细胞类型，不仅对肠神经细胞在营养支持及保护方面发挥重要的作用，同时也在维持 IEB 功能稳定性方面发挥关键的调节作用。有研究表明，EGC 的异常与多种肠道疾病引起的肠黏膜通透性增加及 IEB 功能障碍关系密切，敲除 EGC 的小鼠可引起暴发性肠道炎症以及 IEB 功能瓦解。严重创伤、肠道梗阻及大型手术所诱发的急性小肠缺血再灌注（ischemia reperfusion，I/R）损伤是临床上救治的重要难题之一，特别是近年来的一些大型血管手术的开展及联合器官移植、心肺转流等各种特大型手术的日益增多，极易引起小肠低血流缺血和再灌注导致的增多的促炎症介质释放，诱发急性小肠 I/R 损伤，这已成为影响手术预后评判和患者生存的重要因素。大量的研究已显示，急性小肠 I/R 损伤已成为当今临床上导致肠黏膜屏障功能受损，甚至诱发多器官障碍的重要原因之一。

二胺氧化酶是人类和哺乳动物小肠黏膜上层绒毛中具有高度活性的细胞内酶，在组胺和多种多胺代谢中起作用，其活性与黏膜细胞的核酸和蛋白合成密切相关，能够反映肠道机械屏障的完整性和受损伤程度。血中二胺氧化酶检测方法简单且应用广泛。

六、肠道菌群代谢产物检测

肠道菌群代谢的主要底物是食物中不能被小肠消化吸收的碳水化合物、蛋白质和肽类。食物中的膳食纤维可以被细菌发酵和利用，产生单糖和寡糖分子，或乙醇、乳酸、琥珀酸等有机酸，并进一步形成乙酸、丙酸、丁酸等短链脂肪酸。这些短链脂肪酸不仅是宿主及微生物的能量来源，而且能被多种外周组织代谢利用。食物中的蛋白质可被肠道细菌分解产生肽和氨基酸。其中，缬氨酸、亮氨酸、异亮氨酸等支链氨基酸可被细菌进一步代谢形成支链脂肪酸，而苯丙氨酸、色氨酸、酪氨酸等芳香族氨基酸的细菌代谢产物是酚类和吲哚类物质。此外，人体中多种维生素如维生素 K 和部分 B 族维生素等的合成也与肠道菌群代谢相关。

肠道菌群不仅能够代谢宿主自身无法代谢的物质，而且可以参与宿主的代谢，并与宿主发生共代谢关系，形成一系列肠道菌群 – 宿主共代谢产物，如胆固醇和胆酸代谢、激素代谢等均是肠道菌群和宿主共同协作完成的。到目前为止，研究证实与肠道菌群代谢及其与宿主共代谢有关的代谢物主要包括短链脂肪酸、胆酸(特别是次级胆酸)、胆碱代谢物(如三甲胺 – N – 氧化物)、酚类、苯基(或苄基)衍生物、吲哚类、多胺类、脂类(如共轭脂肪酸)、维生素类、激素类等多种类型。

基于气相色谱 – 飞行时间质谱联用技术(GC – TOF/MS)的高通量绝对定量检测 150 种重要肠道菌群代谢物的微生物代谢组学分析方法，能够在 15min 内对血清、尿液、粪便或者细菌(如大肠杆菌)等样本中的肠道菌群代谢物进行全自动化学衍生和定量分析。这些代谢物包括氨基酸、脂肪酸、有机酸、酚类、苯基或苄基衍生物、吲哚等，涉及与肠道菌群代谢相关的多条重要代谢通路。研究团队还构建了上述代谢产物的氯甲酸甲酯和氯甲酸乙酯衍生物数据库，库中收录的所有代谢物均具备上述两种衍生物的质谱碎片和保留指数的完整信息。这两种衍生产物质谱碎裂模式的分析，不仅大大提高了代谢物鉴定的准确性，也为推测未知化合物结构提供了参考。该方法已在线发表于国际分析化学类主流期刊 Analytical Chemistry。该自动化分析平台的建立对于人类肠道微生态与健康和疾病关系的研究意义重大。

由于肠道菌群 – 宿主共代谢产物结构和性质的复杂性和多样性，要想用尽可能少的检测平台同时测定众多的共代谢物在技术上具有很大的挑战性。鉴于这类代谢产物大部分极性强、难挥发的特点，应用专属性的全自动化衍生方法，能够选择性地对菌群 – 宿主共代谢物进行高效衍生，有效排除外源性药物和其他糖类物质的干扰，该方法操作简便，利于大批量样本的处理。这套基于 GC – TOF/MS 平台高通量绝对定量检测生物样本中肠道菌群－宿主共代谢物的方法具有实用性强、分析时间短、检测通量高等特点，可以对微生物－宿主共代谢物进行快速准确定性定量分析。

将代谢组学与微生物组学及分子生物学手段相结合，寻找代谢表型变化与菌群结构变化的共变异，鉴定和识别对宿主生理代谢影响显著的功能细菌，在系统生物学水平上建立宿主代谢与肠道菌群的关联模型，可以客观地检测肠道微生物的代谢组分及浓度变化，展示肠道菌的代谢状态，从而让我们更深入地研究肠道菌群和宿主之间关联的复杂代谢体系，了解肠道微生物群如何通过自身代谢及与宿主共代谢来影响宿主的代谢状态。

微生物代谢组学分析平台的构建，为研究代谢表型动态变化和微生物组成变化的相关性提供了分子机制的依据。通过分析菌群和宿主在代谢水平上的相互作用，观测关键代谢产物的变化规律，便于科研工作者更深入地了解肠道菌群复杂的作用机制，这种系统生物学的研究模式能够加速非侵入性疾病诊断工具的开发，促进个体化医疗进程，提高个体化食疗的效果，加速实现肠道菌群研究到临床转化的精准医学进程。

乳果糖氢呼气试验测定口－盲肠通过时间检测胃肠动力功能，也可同时诊断小肠细菌过生长。口服 10～20g 乳果糖后，每隔 10～30min 检测 1 次氢呼气浓度。一般以呼气中氢浓度增值大于 5ppm 或 10ppm 所对应的时间作为判断标准。氢浓度增高持续时间应不少于 30min。如果时间氢浓度曲线呈双峰，则第一峰仅反映小肠细菌过度生长，第二峰为结肠峰，是判断口－盲肠通过时间的依据。

参考标准，药后：H2＜10ppm。

七、肠道免疫指标的检测

胃肠道可容纳人体淋巴细胞总数的 70%，使其成为人体最大的免疫器官。固有层包含树突状细胞(DC)，这是重要的 APCs。以及内脏相关淋巴组织(GALT)，包括派尔集合淋巴结(PP)和上皮内淋巴细胞(IELs)。PP 在细菌负荷较大的回肠中更为常见，是重要的诱导位点，其中包含诱导抗原特异性反应所需的所有免疫反应细胞。微褶(M)细胞上有特殊的滤泡上皮细胞，能够将抗原从管腔中提取并运输到免疫器官。M 细胞是一把双刃剑，因为它们介导抗原传递至黏膜淋巴组织以启动免疫反应，但也可以作为微生物的进入点。最后，适应性免疫系统通过分泌免疫球蛋白(Ig)等效应因子进入肠腔，对抗病原体附着和黏膜组织的入侵，从而促进肠道屏障防御。

1)T 细胞 CD4＋

T 细胞主要位于肠道 LP 中，多为效应 T 细胞或记忆 T 细胞。CD4＋T 细胞的应答因肠道菌群的定植生态位、抗原类型和代谢特性而有很大差异，这导致了不同 T 细胞亚群的产生和某些 T 细胞亚群的功能可塑性。经过微生物群的激活，抗原呈递细胞(APCs)呈递，如树突状细胞(DC)、CD4＋T 细胞分别分化为 Tregs 和各种 T 辅助细胞(Th)。已有研究表明，丁酸通过不同程度地调节 Th1 和 Th17 细胞分化以及促进 IL－10 的产生来控制 T 细胞在诱导结肠炎中的能力。Th17 产生的 IL－17A、IL－17F 和 IL－22 依次刺激 IECs 产生抗菌肽(AMP)，并以非炎性的方式维持肠屏障的完整性。此外，Th17 细胞对于 T 细胞依赖性(TD)高亲和力细菌特异性 IgA 的产生至关重要。

表 3-13 胃肠道微生态功能评定表

胃肠道微生态功能评定表				
姓名：	性别：	年龄：	体重： kg	身高： cm
疾病诊断：		科室：		
住院日期：		手术日期：		测评日期：
评估工具：肠道微生态功能评定表				
适用对象：适用于因肠道微生态功能紊乱导致其他疾病或不适症状的人群				
1. 大便情况评分				
	3 分	1 分	0 分	1 分	3 分
形状	坚果/羊粪状	香肠/链条状	香蕉状	粥状/挂壁	水样便
颜色	黑色/褐色	偏绿色	黄/浅棕色	油腻发亮	大便带血
气味	恶臭	刺鼻酸味	无明显臭味	烧焦味	腥味
大便次数	>3 次/d	1~3 次/d	1 次/d	1 次/3d	>1 次/3d
2. 微生态相关症状评分				
进食量	0 分：无异常 1 分：正常~80% 3 分：60%~80% 5 分：<60%			
食欲/饱腹感	0 分：无变化 3 分：食欲下降，有饱胀感 5 分：厌食			
不适症状	腹胀、真菌性口炎、黏膜发红发痒、周期性阴道感染、男性股癣疼痛、指甲周期性真菌感染、周期性脚臭、全身水肿、无明显原因的疲劳、无明显原因的意志消沉、由黏膜分泌黏液引起的慢性鼻塞、特想吃糖和其他精加工制作的碳水化合物、长期使用类固醇激素病史、经常使用抗生素病史、肥胖、糖代谢异常			
	说明：0 分：无不良症状；3 分：不适症状数≤2 种/偶有不适，可以承受；5 分：不适症状数≥3 种/症状频繁，承受压力大			
3. 生化指标				
血常规		尿常规		便常规	
D-乳酸		二胺氧化酶		内毒素	
空腹血糖		血脂五项		C-反应蛋白	
血尿酸		其他			
说明：0 分：正常； 3 分：指标异常数≤2 种； 5 分：指标异常数≥3 种				
摄入功能损伤综合评估：（ ）分，（ ）级				
评分说明：以上所有项的评分之和为胃肠道微生态功能综合评分	结果判定及诊疗建议： 1.（.1）级，≤3 分：胃肠道微生态功能损伤无/低，建议治疗期间保持常规随诊与评估； 2.（.2）级 4~6 分：轻度胃肠道微生态功能损伤，营养师与主治医生、药师进行联合干预，改善症状； 3.（.3）级 7~10 分：中度胃肠道微生态功能损伤，营养师与主治医生、药师进行联合干预，改善症状； 4.（.4）级 11~20 分：重度胃肠道微生态功能损伤，营养师与主治医生、药师进行联合干预，改善症状； 5.（.5）级 >20 分：极重度胃肠道微生态功能损伤，营养师与主治医生、药师进行联合干预，改善症状。			

2）肠源性 Foxp3 +

Treg 细胞不同于其他器官，具有肠道特异性表型和功能。Tfh 细胞的消融导致 PPs，GCB 细胞数量减少，并显著改变肠道微生物组的组成。因此，Tfh 细胞活性对于肠道中多种微生物群落的产生很重要。Tfh 细胞在 PPs 中产生的 IL - 21 对于驱动小肠中的 GC 反应和高亲和性 sIgA 产生至关重要。在稳定状态下，黏膜适应性免疫细胞，特别是 Tregs 和 Tfh，以及 sIgA 与 IEC，DC 和 ILC 协同作用，有助于肠道生态环境的耐受性状态，维持肠道稳态以及宿主与微生物群之间的相互关系。

肠道菌群调节肠道黏膜适应性免疫和免疫细胞之间的相互作用。肠道微生物群的组成部分和代谢物可以调节先天和适应性免疫反应从而维持稳态和失调状态。在稳态条件下，微生物群和微生物代谢产物通过 Treg 和 sIgA 促进肠道免疫耐受。DC 有助于通过 IL - 10 分泌诱导 Treg 和 sIgA 的产生。细菌成分（例如 SCFAs）是 Tregs 和 B 细胞的有效诱导剂，并促进 CD8 + 产生 IFN - γT 细胞。PP 中 Tfh 分泌的 SCFA 和 IL - 21 有助于细菌特异性 sIgA 的分泌。分段丝状细菌诱导 SFB 特异性 Th17 细胞产生。Treg 通过 TGF - β 介导调节 DC 和 Th17 细胞。DC 和 sIgA 负调节 Th17 细胞的功能。

第八节　自动思维的观察和评定技术

在心理学里的自动化思维是一个比较大的概念，指的是我们日常工作生活中不需要有意识努力思考就会自动出现的想法，比如看到 A 就产生 B 的想法，基于这种想法的延续，引发情感和情绪反应、意志和态度反应以至于行为的发生等。习惯性思维相比狭义的自动思维又多了一层假设习惯、概念化习惯、经验使用习惯和思维模式特征等方面作用，因此，习惯性思维可以看作是一种广义的自动思维。

一、自动思维分类

《心理学名词》第二版对自动思维的定义：由特定刺激自然触发的、导致不良反应的个人信念或想法。在 CFB 分类中，对自动思维的分类包括：

1. 引发情绪和情感不良反应的自动思维

如引发了担忧和害怕类情感反应的自动思维，可使用如下观察记录和分析表进行观察：

表 3 - 14　情绪和情感反应自动思维观察分析表

场景、事件、时间	感觉体验内容	当时想法的回忆
举例：晚上睡觉前接收到敏感事件的信息刺激	引发焦虑反应，失眠	基于敏感信息开始，不由自主地思考相关事件处理中的种种不足和错误

2. 导致认知过程问题的自动思维

可使用如下观察记录和分析表进行观察：

表 3 – 15　认知自动思维观察分析表

场景、事件、时间	认知问题发生	对当时想法的回忆
举例：说起自助诊断，马上想到不可能	自动思维认定的诊断概念，只能是疾病诊断，只需诊一次	诊断的概念被定义为疾病诊断，由此不假思索地沿袭疾病诊断的知识和经验，形成后续的一连串思维和结论

3. 导致意志问题的自动思维

比如，对外强迫（如家长对孩子）问题的产生，通常是由某种自动思维引发的。

表 3 – 16　意志自动思维观察分析表

场景、事件、时间	意志强迫问题发生	对当时想法的回忆
举例：在孩子要求按照自己的意图处理自己的某项学习和生活事务时	与自动思维认定且固化的控制程序冲突	想到孩子的这种意图是错的，马上想到一连串的失控风险问题，紧接着是不假思索的否定和劝解

4. 导致行为问题的自动思维

比如，被动健康问题通常也是自动思维引发的。

表 3 – 17　行为问题自动思维观察分析表

场景、事件、时间	被动健康问题发生	对当时想法的回忆
举例：在临床治疗任务结束后，医生对癌症患者交代预防复发的注意事项	认为可执行的有效预防复发的方法，就是一些具体而简单的做法	患者急于想知道一蹴而就、一劳永逸、简单直接可立竿见影的方法，对于遵循科学规律的主动健康行动注意事项，缺乏认真思考和求解志趣

5. 导致态度问题的自动思维

比如，在院后居家干预活动业务介绍中，患者的接受态度，也是由自动思维所决定的。

表 3 – 18　态度问题自动思维观察分析表

场景、事件、时间	态度问题发生	对当时想法的回忆
举例：出院前的院后居家干预活动业务介绍	患者的自动思维是遇到了商业化业务推介，于是快速形成防范态度	一听到业务推介的内容，立刻启动对商业行为的防范思维，马上想到并产生一系列的抵制行为

6. 导致假设问题的自动思维

比如，在遇到需要创新假设的行动时，自动思维所形成的假设障碍。

表 3 – 19　假设问题自动思维观察分析表

场景、事件、时间	创新假设的障碍问题	对当时想法的回忆
举例：咨询师对刚住院患者进行主动健康行为宣教，刚说出了自助诊断任务	假设给自己安排了遥不可及、莫名其妙的任务	刚一听出诊断任务，马上想到并产生一系列的负向假设，立刻产生了抵制行为

7. 与人格特质相关的自动思维模式

比如，自信和自强的人格特质形成中，有赖于正向积极的自动思维习惯的建立。

表 3 – 20　人格特质自动思维观察分析表

场景、事件、时间	人格志向问题	对当时想法的回忆
举例：住院期间，咨询师要求患者练习对营养失衡问题的观察和控制	患者对这样的任务丝毫没有兴趣和志向	刚一听出任务内容，马上想到任务带来的困难和麻烦，以及这些任务会冲抵自己当下的志趣和志向行为

8. 与心灵素质相关的自动思维模式

比如，核心信念的完善和发展，有赖于自动思维的不断修正和改善。

表 3 – 21　心灵素质自动思维观察分析表

场景、事件、时间	心灵素质问题	对当时想法的回忆
举例：住院期间，咨询师要求患者练习对全局最佳疗效的系统工程维度思考、观察和分析	由于缺乏系统科学素质和科学精神，患者对这样的任务在核心信念层抵触	刚一听出任务内容，马上会产生情感厌恶、志向抗拒、认知抵触

　　自动思维指人在特定情境中所产生的想法，而这个想法导致了情绪、行为或者生理反应，自动思维强调了这种想法的自动产生这一性质，自动思维也被一些心理咨询理论称为"自我陈述"或者"自我对话"，其实两者说的是一个东西，后者强调的是这种想法对自我的暗示和影响这一性质。在这里自动思维就是情绪和情境的中介，关注这种思维引发个体消极情绪、生理反应和不良行为反应的想法，至多扩展到所有引发这种反应的想法，而不包括那些不产生上述反应的想法。

　　就像人的记忆有文字和图像两种主要类型一样，自动思维同样有两种表现形式，就是文字和图像，我们在回忆时想法可以用文字或语言表达出来，这是一种最常见的自动思维方式，另一种表现形式是画面，当我们想做某事时头脑中突然出现一个画面，并且感到悲伤之类的负面情绪，这时自动思维的表现形式就是画面，这种画面一般被称作"意象"。觉察自己的想法，在自己的想法一出现时就能觉察到它，从而发现想法和情绪感受之间的关系。

表 3 - 22　意象描绘观察分析表

场景、事件、时间	感受、情感、情绪反应	当时的意象浮现
举例：当老师说出明天要去郊游的话题时	A 同学立刻兴奋起来；B 同学却兴趣不大	A 和 B 同学脑中浮现出了不同的意象

二、自动思维观察和分析

自动思维类似于"直觉"，也是一种思维的快捷方式，它让人们能够迅速地对所面临的特定事项做出快速的认知结论，从而指导相应的事项处理行为。

自动思维错误，必然导致行为错误，因此，在纠正错误或不良行为中，让"主体"发展自己认知错误或不当行为中的自动思维问题，是心理认知疗法的任务。

以下通过自动思维观察和分析，来教大家掌握这种认知疗法。

第一步，建立对典型的"场景、事件、自动思维现象"的观察：

比如在出院前场景－院后治疗任务的医生嘱托事件中。

对于医生交代的院后居家"功能损伤＋饮食营养失衡"的继续治疗任务。

患者的典型自动思维现象观察。

第二步，典型的自动思维现象样本建立：

正确的思维是对院后居家"功能损伤＋饮食营养失衡"的继续治疗任务进行认真思考，从任务的居家干预活动性质、所涉及的事务内容和难度、专业人士介入进行组织实施的要求、信息和控制的系统工程基础建立、业务过程品效管控等方面，进行意义的考虑。

表 3 - 23　意象描绘

正确的思维内容和沟通	自动思维的简略内容和沟通
任务性质思考	是一件事情，而非一项干预活动
所涉及的事务内容和难度思考	吃好，日常生活问题
对专业人士介入进行组织实施的考虑	没有必要，顶多是必要时问医务人员
信息和控制的系统工程基础建设考虑	省略，不会思考
业务过程品效管控等方面的考虑	省略，不会思考
问，如何才能完成好这一艰巨任务？	问，医生那该怎么吃、吃什么好？
思维出发点：复杂问题需要科学应对	思维的出发点：例行公事，交代一下

把功能损伤和营养失衡的继续治疗任务简化理解为吃好休息好，并根据经验积累想象出这是需要认真对待的生活问题，从而与正确的诊疗行动偏离，形成错误的自动思维。

第三步，暴露自动思维问题和后果：

使用图文或者视频宣教素材，通过对比正确和错误的思维内容，帮助患者认识自己的自动思维和正确思维之间的差距，从而产生更深层次的认真思考。

第四步，引导分析。

理解环错误：患者方在对"继续治疗任务"的理解中，首先，没有意识到这是一个复杂任务，要完成好需要"特别的能力和条件"；其次，也没有意识到这项任务的重要性(影响什么，和本阶段疗效的因果关系)。

错误思维原因/原理：习惯性、直觉性地将这些任务"想象成"只是"一般生活问题"。任务"概念和知识"不足，而思维并未对此有"注意"，同时来源于社会生活中(环境因素)的既往信息，也支持这种"不注意"。最终，形成了自己和家庭理应具备"能力和条件"的认知结论。然后在这种自动思维的错误认知下指导行动，在任务执行一团糟中，执迷不悟。

三、连贯性地图解这个过程

建立"多源信息刺激和记忆"，并指导练习向家人讲解的能力，获得"执行体验"，产生"观察、分析、解释"自动思维的"心育锻炼"的初步技能。

自动思维通常是一连串的想法，或者基于起始概念的后续思维活动，它与一条更大的思想认知信息流共存。

自动思维一般是从起始概念而开始的连续性思维活动，可以理解为一种潜意识的惯性认识过程。

第九节　参与行为诊断技术

CFB分类中的参与行为，是指个体在健康干预活动参与中的可观察表现。参与行为问题，即达到预期的参与目标所存在的障碍、差距和不足，根据障碍、差距和不足的内容，可将参与行为分为参与态度不足、参与信念不足、参与能力障碍、参与条件障碍、参与投入中的时间、精力、物资投入不足或障碍等。

行为的本质是可观察表现，行为检测的标本是表现，表现的标准化样本要素中，场景、事件、人际交流情境、信息是基本元素，针对表现的观察形式、信息记录、分析和评判标准，是行为检查和评定的技术要素。

参与行为的检查技术包括以下几个方面：

1. 活动接受和参与始终的检查技术

1)典型表现检查

拒绝接受(参与障碍)，勉强接受(参与不足)。

中途退出(参与不足)，断断续续地参与(参与不足)。

表 3 - 24 活动行为调查表

适用对象：需要进入或已经进入健康诊疗活动的人群				
活动的认知和知识		否	是	平均分
1	你知道什么是规范化治疗活动吗？	0	2	
2	你知道什么是全病程吗？	0	2	
3	是否有人讲过这种活动或曾经接触过、看到过/了解过？	0	2	
活动接受行为	不接受	部分接受	接受	平均分
4	您是否愿意接受推荐的诊疗活动？	0	1	2	
事项接受行为	不接受	部分接受	接受	平均分
5	您是否接受推荐的目标？	0	1	2	
6	您是否愿意承担活动产生的费用？	0	1	2	
7	您是否愿意每天花费时间去完成任务？	0	1	2	
任务接受行为	不接受	部分接受	接受	平均分
8	记录与反馈：体重/运动/睡眠/血糖/血压等	0	1	2	
9	记录与反馈：膳食摄入情况	0	1	2	
10	记录与反馈：排便情况、胃肠道等不适症状	0	1	2	
11	按时/按量服用药品/ONS/EN/PN	0	1	2	
任务执行行为（入院时不做本项）	不执行	执行不佳	达标	平均分
12	记录与反馈：体重/运动/睡眠/血糖/血压	0	1	2	
13	记录与反馈：膳食摄入情况	0	1	2	
14	记录与反馈：排便情况、胃肠道等不适症状	0	1	2	
15	按时/按量服用药品/ONS/EN/PN	0	1	2	
能力（除自理能力外，其余均指的是患者方的能力）	不具备	部分具备	具备	平均分
16	患者本人的自理能力	0	1	2	
17	治疗费用的承担能力	0	1	2	
18	使用体重秤/手环/血糖仪/血压计的能力	0	1	2	
19	量化膳食的能力	0	1	2	
环境	不支持	支持不佳	支持	平均分
20	体重秤/膳食量化工具（如食物称）	0	1	2	
21	血糖仪/血压计/手环	0	1	2	
22	需要服用的 ONS/EN/PN	0	1	2	
23	管理工具（APP/管理手册）	0	1	2	
24	家人/朋友/临床营养师/医生的态度	0	1	2	
活动接受行为（出院日）	不支持	支持不佳	支持	平均分
	您院外是否愿意接受推荐的诊疗活动？	0	1	2	
	您是否愿意定时和管理师沟通和交流	0	1	2	
结果说明：平均分为 2.0 分，达标；1.5 ~ 1.9 分，基本达标；1.0 ~ 1.4 分，不足；<1 分，严重不足。				

评定人： 评定时间：

2）原因调查、检测和评定

每种典型表现背后的理由调查（个人表述、旁观者/家人理解）、观察分析（基于事实的评定分析判断）。

2. 活动接受后对活动规则（义务/责任和权益规定或约定）遵守的检查技术

（1）典型表现检查。

（2）原因调查、检测和评定。

3. 在活动中投入时间精力和物资的检查技术

（1）典型表现检查。

（2）原因调查、检测和评定。

第十节　营养平衡的诊断技术

营养平衡，是个体饮食营养生活系统运行中摄入和需求的矛盾运动平衡。摄入的能量和营养素，与机体需求的能量和营养素，保持动态的平衡，即营养平衡。如果失去了这种动态平衡，无论是摄入大于需求还是少于需求，都是营养失衡。

在营养失衡的问题中，首先是能量的失衡，这种失衡一般的时效性是 3d 以上，通常是 1 周、2 周、1 个月等，特殊情况下，比如 ICU 患者，会要求观察每日的营养平衡。在能量失衡问题中，总体上的能量摄入过多或不足，只有两个问题，然而这种失衡还包括某一种能量营养素的失衡，也包括了能量营养素结构比例的失衡，还包括了某种能量营养素结构成分的非适宜等。在精准到能量结构的适宜性时，这时能量失衡问题通常已经关联了机体对能量营养素的消化、吸收、肠道内作用、代谢和排泄能力等方面的异常改变情况，能量平衡问题也会因此而被精准到某种营养素占比和某种营养素成分的分子大小这种水平，比如直链和支链淀粉的比例非适宜、支链氨基酸占比非适宜、必需氨基酸比例非适宜、糖脂蛋白的能量结构比例非适宜、整蛋白和短肽的比例非适宜、脂肪酸的比例结构非适宜等。

除过能量营养失衡问题以外，还有矿物质和电解质类的营养素失衡，维生素类的营养素失衡，以及微量元素和水的营养素失衡等。

诊断营养失衡的原理很简单，一方面是测定需求，另一方面是测定摄入，而动态的观察甚至无须测定即可得出结论，比如 1 个月内体重增长 2kg，排除水肿和急性腹泻等异常因素的干扰，即可得出"t = 过去的 1 个月里，能量摄入过多"的诊断。

除非有严格的要求，需求测定无须使用代谢车这样的专业手段，一般情况下使用经验公式即可，这种经验公式的使用，可以在动态的平衡诊疗中加以矫正，因此没有必要认定某种经验公式最佳，多掌握几种方法以便灵活使用。

常用的营养需求计算公式：

男性：〔665 + 1.38 × 体重(kg) + 5 × 高度(cm) - 6.8 × 年龄〕× 活动量

女性：〔665 + 9.6 × 体重(kg) + 1.9 × 高度(cm) - 4.7 × 年龄〕× 活动量

人体基础代谢的需要基本热量简单算法：

女子基本热量(kJ) = 体重(kg) × 9 × 4.18 × 2

男子基本热量(kJ) = 体重(kg) × 10 × 4.18 × 2

摄入量测定的方法中，最常用的是 24h 食物(含饮料)摄入的称量记录法，这种方法简单易行，精准食物秤、记录工具和计算工具是其中的 3 个关键要素，其中记录工具涉及标准食材和食物的对照说明，最好使用数字产品，这样还能把计算工具设计进来。

在营养平衡诊断中，营养失衡问题的明确这一步骤相对比较简单，而确定问题发生和持续存在的原因则相对比较复杂，比如对于一个顽固性肥胖患者，其能量摄入过多的原因通常有如下几个方面：

(1)食欲异常。

(2)与食欲异常的身体炎症和免疫反应异常、肠道微生态异常、肠道卫生环境异常等。

(3)生活习惯、习性、模式等。

(4)在处理能量摄入过多问题时的行为表现。

(5)在解决长期难以消除的能量摄入过多问题中，遵循方法学和系统科学规律的核心信念问题、中间信念问题以及认知、情感、意志问题等。

(6)在长期性复杂问题的解决中，与环境因素的相互作用情况，比如使用专业人士智慧进行干预活动方案设计、采纳系统工程的方式解决问题、对活动方案实施进行专业组织，使用干预活动信息记录系统和数字化主动健康操作系统等技术工具，在业务活动中进行有序的实时行动管理和品效控制等等。

上述营养失衡问题的系统性原因，需要一一进行检查而明确，这就涉及了生理功能、心理功能、生活状况和方式、行为和环境因素的诊断检查技术。

在上述检查完成后，即可进行原因甄别的评定。由于 CFB 诊断的特征是动态而连续的，因此，每一个时段的诊断可以优先其中一个可以有效解决的原因作为主因，其余作为相关因素，然后在下一轮的诊断中根据治疗效果再进行调整。

可以看出，营养失衡问题是个生活问题，它与生活方式有关，更与解决问题的行为有关，这种行为既包括事情处理行为即用活动的方式解决问题中的活动行为，也包括任务行为即解除问题原因中的诊断明确和使用疗法产品解决问题的执行。长期存在的能量失衡或者营养素失衡，直接的原因是错误行为，而错误行为背后是错误的心理活动问题，只有把错误的行为和心理问题处理好，能量摄入过多问题才能彻底消除，肥胖症如此，反过来癌症患者的能量不足和营养素缺乏问题同样也如此，行为和心理问题其实就是主观能动性问题。

行为和心理问题得以彻底解决，环境问题自然迎刃而解，生活方式问题也能迎刃而解。

表 3-25 营养平衡诊断技术及应用能力评定表

营养平衡诊断技术及应用能力评定			
客户姓名：	评定周期：	报告日期：	
命题要素	能力要素		
一、摄入和需求	方法、工具/条件获得	操作要领、动作、流程掌握	练习、实践的频次·质量·时间要求	经验、熟练度、技巧、信心检查
摄入信息采集	初级/简易：具备简单摄入信息采集工具；操作要领、动作、流程掌握一般；实践频次 1 次/d（及以下）；经验、熟练度、技巧、信心检查程度一般； 中级/标准：介于初级和优良之间； 优良/专业级：具备系统的摄入信息采集工具；操作要领、动作、流程掌握较好；实践频次 3 次/d（及以上）；经验、熟练度、技巧、信心检查程度较好		
需求信息评定	初级/简易：具备简易需求信息评定工具；操作要领、动作、流程掌握一般；实践频次 1 次/d（及以下）；经验、熟练度、技巧、信心检查程度一般； 中级/标准：介于初级和优良之间； 优良/专业级：具备系统的需求信息评定工具；有关需求信息评定知识掌握较好；操作要领、动作、流程掌握较好；实践频次 3 次/d（及以上）；经验、熟练度、技巧、信心检查程度较好		
平衡观察	初级/简易：具备平衡观察工具；掌握基本方法；操作要领、动作、流程掌握一般；实践频次 1 次/d（及以下）；经验、熟练度、技巧、信心检查程度一般； 中级/标准：介于初级和优良之间； 优良/专业级：具备平衡观察工具；掌握系统的方法；有关平衡观察的知识掌握较好；操作要领、动作、流程掌握较好；实践频次 3 次/d（及以上）；经验、熟练度、技巧、信心检查程度较好		
失衡诊断	初级/简易：具备失衡诊断工具；掌握基本方法；操作要领、动作、流程掌握一般；实践频次 1 次/d（及以下）；经验、熟练度、技巧、信心检查程度一般； 中级/标准：介于初级和优良之间； 优良/专业级：具备失衡诊断工具；掌握系统的方法；有关失衡诊断的知识掌握较好；操作要领、动作、流程掌握较好；实践频次 3 次/d（及以上）；经验、熟练度、技巧、信心检查程度较好		
归因解析	初级/简易：掌握归因解析的基本方法，具备归因解析所需的基本工具；操作要领、动作、流程掌握一般；实践频次 1 次/d（及以下）；经验、熟练度、技巧、信心检查程度一般； 中级/标准：介于初级和优良之间； 优良/专业级：具备完善的归因解析所需的工具；掌握系统的归因解析的方法；有关归因解析的知识掌握较好；操作要领、动作、流程掌握较好；实践频次 3 次/d（及以上）；经验、熟练度、技巧、信心检查程度较好		
二、诊断	方法、工具/条件获得	操作要领、动作、流程掌握	练习、实践的频次·质量·时间要求	经验、熟练度、技巧、信心检查

表 3 - 25(续表)

诊断问题明确	初级/简易:掌握诊断中问题明确的基本方法,具备明确问题所需的基本工具;操作要领、动作、流程掌握一般;实践频次 1 次/d(及以下);经验、熟练度、技巧、信心检查程度一般; 中级/标准:介于初级和优良之间; 优良/专业级:具备明确问题所需的工具;掌握系统的明确问题的方法;有关问题明确的知识掌握较好;操作要领、动作、流程掌握较好;实践频次 3 次/d(及以上);经验、熟练度、技巧、信心检查程度较好
诊断原因明确	初级/简易:掌握明确原因的基本方法,具备明确问题原因所需的基本工具;操作要领、动作、流程掌握一般;实践频次 1 次/d(及以下);经验、熟练度、技巧、信心检查程度一般; 中级/标准:介于初级和优良之间; 优良/专业级:具备完善明确原因所需的工具;掌握系统的明确原因的方法;有关明确问题原因的知识掌握较好;操作要领、动作、流程掌握较好;实践频次 3 次/d(及以上);经验、熟练度、技巧、信心检查程度较好
诊断表现/症状明确	初级/简易:掌握明确表现/症状的基本方法,具备明确表现/症状所需的基本工具;操作要领、动作、流程掌握一般;实践频次 1 次/天(及以下);经验、熟练度、技巧、信心检查程度一般; 中级/标准:介于初级和优良之间; 优良/专业级:掌握明确表现/症状的系统方法,具备明确表现/症状所需的系统性工具;有关明确表现/症状的知识掌握较好;操作要领、动作、流程掌握较好;实践频次 3 次/d(及以上);经验、熟练度、技巧、信心检查程度较好
诊断机理揭示	初级/简易:掌握诊断机理揭示的基本方法,具备诊断机理揭示所需的基本工具;操作要领、动作、流程掌握一般;实践频次 1 次/d(及以下);经验、熟练度、技巧、信心检查程度一般; 中级/标准:介于初级和优良之间; 优良/专业级:掌握诊断机理揭示的系统方法,具备诊断机理揭示的系统性工具;有关诊断机理揭示的知识掌握较好;操作要领、动作、流程掌握较好;实践频次 3 次/d(及以上);经验、熟练度、技巧、信心检查程度较好
诊断现象暴露	初级/简易:掌握诊断现象暴露的基本方法,具备诊断现象暴露所需的基本工具;操作要领、动作、流程掌握一般;实践频次 1 次/d(及以下);经验、熟练度、技巧、信心检查程度一般; 中级/标准:介于初级和优良之间; 优良/专业级:掌握诊断现象暴露的系统方法,具备诊断现象暴露的系统性工具;有关诊断现象暴露的知识掌握较好;操作要领、动作、流程掌握较好;实践频次 3 次/d(及以上);经验、熟练度、技巧、信心检查程度较好

三、应用	方法、工具/条件获得	操作要领、动作、流程掌握	练习、实践的频次·质量·时间要求	经验、熟练度、技巧、信心检查

表 3 - 25(续)

执行实施	初级/简易：营养摄入平衡诊断的应用中，执行实施过程中，方法掌握一般，操作要领、动作、流程掌握一般；实践频次 1 次/d(及以下)；经验、熟练度、技巧、信心检查程度一般； 中级/标准：介于初级与优良之间； 优良/专业级：营养摄入平衡诊断的应用中，执行实施过程中，方法掌握较好，操作要领、动作、流程掌握较好；实践频次 3 次/d(及以上)；经验、熟练度、技巧、信心检查程度较好
评估判断	初级/简易：营养摄入平衡诊断的应用中，评估判断过程中，方法掌握一般，操作要领、动作、流程掌握一般；实践频次 1 次/d(及以下)；经验、熟练度、技巧、信心检查程度一般； 中级/标准：介于初级与优良之间； 优良/专业级：营养摄入平衡诊断的应用应用中，评估判断过程中，方法掌握较好，操作要领、动作、流程掌握较好；实践频次 3 次/d(及以上)；经验、熟练度、技巧、信心检查程度较好
解构、分析、组织	初级/简易：营养摄入平衡诊断的应用中，解构、分析、组织方法掌握一般，操作要领、动作、流程掌握一般；实践频次 1 次/d(及以下)；经验、熟练度、技巧、信心检查程度一般； 中级/标准：介于初级与优良之间； 优良/专业级：营养摄入平衡诊断的应用中，解构、分析、组织方法掌握较好，操作要领、动作、流程掌握较好；实践频次 3 次/d(及以上)；经验、熟练度、技巧、信心检查程度较好
假设、设计、贯彻	初级/简易：营养摄入平衡诊断的应用中，假设、设计、贯彻方法掌握一般，操作要领、动作、流程掌握一般；实践频次 1 次/d(及以下)；经验、熟练度、技巧、信心检查程度一般； 中级/标准：介于初级与优良之间； 优良/专业级：营养摄入平衡诊断的应用中，假设、设计、贯彻方法掌握较好，操作要领、动作、流程掌握较好；实践频次 3 次/d(及以上)；经验、熟练度、技巧、信心检查程度较好
评定结果	
评价方法（说明）	
评价周期	根据诊疗流程设定周期，每周期评价 1 次； 每次评价后要根据评价结果进行治疗方案调整，并反馈诊断更新

第十一节 定量摄入疗法的应用能力评定技术

在行为问题的诊断中，能力问题的诊断需要进行能力的检测和评定。定量摄入疗法是解决营养失衡问题的一种方法，个体在这种疗法的实施中，遭遇能力问题时，需要动态精准的诊断。

能力问题的检测和评定，要基于任务而设，在定量摄入疗法的任务中，涉及了如下任务动作和方法手段的应用：

（1）定量摄入工具，包括手册和书面记录分析工具、物理器具、数字疗法产品如定量摄入数字疗法应用程序等。

（2）对所摄入食物进行标准化，将实际准备的食物换算成标准食材。

（3）称量所摄入食物。

（4）记录实际摄入量。

（5）计算实际摄入量。

（6）与定量值对照。

（7）在进食过程或过后，增加或减少进食，或者选择更适宜的食物。

（8）在连续多日的定量摄入中进行动态平衡，包括使用轻断食或者零热卡断食等方法进行动态平衡。

表 3-26 定量摄入疗法的应用能力的评定（原理单）

定量摄入疗法的应用能力的评定（原理单）			
客户姓名：	评定周期：		报告日期：
命题要素	能力要素		
一、定量摄入	方法、工具/条件获得	操作要领、动作、流程掌握	练习、实践的频次·质量·时间要求	经验、熟练度、技巧、信心检查
标准食材识别 + 标准食材的营养数据工具应用	初级/简易：能够识别5种（及以下）常见标准食材的营养数据；具备基本标准食材的营养数据工具；操作要领、动作、流程掌握一般；实践频次为1次/d（及以下）；经验、熟练度、技巧、信心检查程度一般； 中级/标准：介于初级与优良之间； 优良/专业级：能够识别15种及以上标准食材的营养数据，具备营养数据工具；可以熟练掌握工具的应用。实践频次3次/d（及上）；经验、熟练度、技巧、信心检查程度较好，经验丰富、操作熟练		

表 3 - 26(续)

常见食材种类的识别	初级/简易：能够识别 5 种(及以下)常见食材；操作要领、动作、流程掌握程度一般；实践频次 2 次/d(及以下)；经验、熟练度、技巧、信心检查程度一般； 中级/标准：介于初级与优良之间； 优良/专业级：能够识别 15 种及以上常见食材种类；实践频次 8 次/d(及以上)；经验、熟练度、技巧、信心检查程度较好，经验丰富、可熟练识别
膳食加工中的食物营养素含量改变	初级/简易：能够知道 2 种(及以下)食物在加工过程中的营养素含量改变；操作要领、动作、流程掌握程度一般；实践频次 1 次/d(及以下)；经验、熟练度、技巧、信心检查程度一般； 中级/标准：介于初级与优良之间； 优良/专业级：能够知道 8 种(及以上)食物在加工过程中的营养素含量改变；掌握程度较好，实践频次 5 次/d(及以上)；经验、熟练度、技巧、信心检查程度较好，经验丰富、知识扎实
成品和个性化膳食的营养素含量测算	初级/简易：能够正确测算 2 种(及以下)成品食物的营养素含量；操作要领、动作、流程掌握程度一般；实践频次 1 次/d(及以下)；经验、熟练度、技巧、信心检查程度一般； 中级/标准：介于初级与优良之间； 优良/专业级：能够正确测算 8 种(及以上)成品食物的营养素含量；操作要领、动作、流程掌握程度较好，实践频次 5 次/d(及以上)；经验、熟练度、技巧、信心检查程度较好，经验丰富、知识扎实
摄入过程的摄入量记录时的分餐计算	初级/简易：能够计算 1 种(及以下)成品食物摄入过程的分餐摄入量；操作要领、动作、流程掌握程度一般；实践频次 1 次/d(及以下)；经验、熟练度、技巧、信心检查程度一般； 中级/标准：介于初级与优良之间； 优良/专业级：能够计算 5 种(及以上)成品食物摄入过程的分餐摄入量；操作要领、动作、流程掌握程度较好；实践频次 3 次/d(及以上)；经验、熟练度、技巧、信心检查程度较好，经验丰富
利用摄入记录工具调控摄入量	初级/简易：能够利用摄入工具调控摄入量；操作要领、动作、流程掌握程度一般；实践频次 1 次/d(及以下)；经验、熟练度、技巧、信心检查程度一般； 中级/标准：介于初级与优良之间； 优良/专业级：能够熟练利用摄入工具调控摄入量；操作要领、动作、流程掌握程度较好；实践频次 3 次/d(及以上)；经验、熟练度、技巧、信心检查程度较好，习惯养成较好

表 3-26(续)

定量摄入计算中的核算和验算	初级/简易：会核算和验算定量摄入中的计算过程；操作要领、动作、流程掌握程度一般；实践频次为 1 次/d(及以下)；经验、熟练度、技巧、信心检查程度一般； 中级/标准：介于初级与优良之间； 优良/专业级：能够熟练利用摄入工具调控摄入量；操作要领、动作、流程掌握程度较好；实践频次为 3 次/d(及以上)；经验、熟练度、技巧、信心检查程度较好，习惯养成较好
二、疗法	方法、工具/条件获得 | 操作要领、动作、流程掌握 | 练习/实践的频次·质量·时间要求 | 经验、熟练度、技巧、信心检查
本方法应用的针对性"目的/靶点"(基于诊断)	初级/简易：对定量摄入疗法应用的针对性"目的/靶点"了解程度一般，方法掌握一般，操作要领、动作、流程掌握一般；实践频次 1 次/d(及以下)；经验、熟练度、技巧、信心检查程度一般； 中级/标准：介于初级与优良之间； 优良/专业级：对定量摄入疗法应用的针对性"目的/靶点"了解程度较好，方法掌握较好，操作要领、动作、流程掌握较好；实践频次 3 次/d(及以上)；经验、熟练度、技巧、信心检查程度较好
目标结果可衡量参数/算法/结果分级	初级/简易：对定量摄入疗法的目标结果、可衡量参数/算法/结果分级方法掌握一般，操作要领、动作、流程掌握一般；实践频次 1 次/d(及以下)；经验、熟练度、技巧、信心检查程度一般； 中级/标准：介于初级与优良之间； 优良/专业级：对定量摄入疗法的目标结果、可衡量参数/算法/结果分级方法掌握较好，操作要领、动作、流程掌握较好；实践频次 3 次/d(及以上)；经验、熟练度、技巧、信心检查程度较好
疗法实施的内容、方法(操作步骤及要领)、工具或产品(通用名·剂型·数量·用法)	初级/简易：定量摄入疗法实施的内容、方法掌握一般，工具或产品缺乏，操作要领、动作、流程掌握一般；实践频次 1 次/d(及以下)；经验、熟练度、技巧、信心检查程度一般； 中级/标准：介于初级与优良之间； 优良/专业级：定量摄入疗法实施的内容、方法掌握较好，具备必要的工具和产品，操作要领、动作、流程掌握较好；实践频次 3 次/d(及以上)；经验、熟练度、技巧、信心检查程度较好
实施操作(各环节)的任务质量(操作单)和阶段性疗效评价的监测参数/评价活动安排	初级/简易：定量摄入疗法实施操作的任务质量完成一般，阶段性疗效的评价监测参数一般，方法掌握一般，操作要领、动作、流程掌握一般；实践频次 1 次/d(及以下)；经验、熟练度、技巧、信心检查程度一般； 中级/标准：介于初级与优良之间； 优良/专业级：定量摄入疗法实施操作的任务质量完成较好，阶段性疗效的评价监测参数较好，方法掌握较好，操作要领、动作、流程掌握较好；实践频次 3 次/d(及以上)；经验、熟练度、技巧、信心检查程度较好

表 3 - 26(续)

三、应用	方法、工具/条件获得	操作要领、动作、流程掌握	练习/实践的频次·质量·时间要求	经验、熟练度、技巧、信心检查
执行实施	初级/简易：定量摄入疗法应用中，执行实施过程中，方法掌握一般，操作要领、动作、流程掌握一般；实践频次 1 次/d(及以下)；经验、熟练度、技巧、信心检查程度一般； 中级/标准：介于初级与优良之间； 优良/专业级：定量摄入疗法应用中，执行实施过程中，方法掌握较好，操作要领、动作、流程掌握较好；实践频次 3 次/d(及以上)；经验、熟练度、技巧、信心检查程度较好			
评估判断	初级/简易：定量摄入疗法应用中，评估判断过程中，方法掌握一般，操作要领、动作、流程掌握一般；实践频次 1 次/天(及以下)；经验、熟练度、技巧、信心检查程度一般； 中级/标准：介于初级与优良之间； 优良/专业级：定量摄入疗法应用中，评估判断过程中，方法掌握较好，操作要领、动作、流程掌握较好；实践频次 3 次/d(及以上)；经验、熟练度、技巧、信心检查程度较好			
解构、分析、组织	初级/简易：定量摄入疗法应用中，解构、分析、组织方法掌握一般，操作要领、动作、流程掌握一般；实践频次 1 次/d(及以下)；经验、熟练度、技巧、信心检查程度一般； 中级/标准：介于初级与优良之间； 优良/专业级：定量摄入疗法应用中，解构、分析、组织方法掌握较好，操作要领、动作、流程掌握较好；实践频次 3 次/d(及以上)；经验、熟练度、技巧、信心检查程度较好			
假设、设计、贯彻	初级/简易：定量摄入疗法应用中，假设、设计、贯彻方法掌握一般，操作要领、动作、流程掌握一般；实践频次 1 次/d(及以下)；经验、熟练度、技巧、信心检查程度一般； 中级/标准：介于初级与优良之间； 优良/专业级：定量摄入疗法应用中，假设、设计、贯彻方法掌握较好，操作要领、动作、流程掌握较好；实践频次 3 次/d(及以上)；经验、熟练度、技巧、信心检查程度较好			
评定结果	□初级/简易 □中级/标准 □优良/专业级			
评定方法	详细计数，并根据标准评定			
评定周期	根据诊疗流程设定周期，每周期评定 1 次； 每次评价后要根据评定结果进行治疗方案调整，并反馈诊断更新			

第十二节 心理活动过程〈解构组织分析〉技术

在心理活动系统的原理探索和心理问题诊疗实践中，需要探知心理活动的基本原理和应用理论，本设计是在这种背景下产生的。

设计说明：

本设计选择从灵长目动物在危险应激中的心理活动观察和分析入手，设想其心理活动过程的步骤和组织，形成初步假说模型，并用示例进行逻辑测试。一个灵长目的猴子，正在空旷的草原上行走，这时它看到了一头狮子正在靠近自己……

请使用心理活动过程〈解构组织分析〉模型简述这个猴子的心理活动过程。

表 3 - 27　心理活动过程分析模型

心理活动过程解构、组织、分析	说明
一、觉识（初步、综合）	
二、知觉（初步、综合）知识（初步、精进）	
三、感受（初步、加工）情感（种类性质/反应模式和程度）	
（一）感受：	
（二）情感：	
四、意志（涉及人格和自我的心性特质）	
（一）注意：	
（二）意志对思维活动和方法呈现的决策：	
（三）意志行动（决断和贯彻）：	
五、整体心理活动（体现精神层心性特质）	
（一）应激（调动身体机能的准备）：	
（二）机体各功能系统/单元协同组织和协调	
六、记忆、回想、知识/经验加工	

回答：

1. 觉识

初步：猴子看到一个景象——"狮子正在靠近"。这条"信息"（即所谓觉识）迅速被传输给"大脑"。

综合：运用"视觉、听觉、嗅觉＋意识判断"确定更为具体的进一步信息，如，移动方向、速度、敌意/行为习性判断"综合觉识"。

2. 知觉和智觉

初步知觉：大脑对此觉识的第一反应是"损益"判断，判断结果为"损伤、要命、天敌"之知。

综合智知，即灵知：结合综合觉识的进一步觉知，通常需要思维功能参与，同时也会加入知识经验的应用，甚至还有一些机智的行为（如隐藏、伪装、欺骗等）加入后的灵知。

3. 感受和情感

感受：大脑的感受中枢迅速对此"损伤、要命、天敌"之知产生"威胁生命安全的危险"感。

情感：随即产生对危险的害怕"情感"，并形成相关的情感反应，激发机体的生理应激。

4. 意志

控制意识的注意方向，把感觉器官都集中起来，觉识危险事物的动态信息。

把思维和记忆调动起来，从既往的知识和经验中，挑选或创新出最佳应对"方法和手段"。

用意志执行和贯彻一种应对方案和行动。

5. 心理功能整体上的应激和协调活动

应激反应：面对狮子正在靠近的危险事件这一应激源，整体心理活动在意志组织下开始了应激反应和各系统功能的协调运动。

激动和兴奋，做好应对危险的应急准备与应对方案和行动相匹配的生理准备。

后续：假设猴子逃过此劫……

6. 记忆、回想、经验和知识的建设

有价值的记忆、回想、经验总结和知识积累的智慧建设。

无谓的反复回想危险情境，并将担心危险，害怕情感蔓延到生活中，导致整体心理活动的负向兴奋性性质即负向消极情绪，这一过程可以由潜意志和意志组织，形成内强迫，其实是意志功能的异常。

潜意志和意志通常是后天习得性的，它一方面取决于个体的生活习性，另一方面取决于种群和社会的生活习性和生态习性氛围。因此，后续的心理活动组织中，选择积极正向还是消极负向，既有意志情怀的决定因素，也有精神信念素养的决定因素。

第四章　CFB 诊断技术

第一节　信息采集技术

一、负向/消极情绪的观察和监测

　　情绪和情感，是心理活动中的"温度"指标，持续高温和低温，就是持续高涨和低落的情绪。决定温度高低变化的因素，就是感受，正向积极的感受，让温度升高；负向消极的感受，让温度降低，这是生命体内在活动（身体内）的机制。

　　生存活动中，情感和情绪又成为个体适应外界事物和场合氛围的"外在表现、生存反应手段、适应手段"等，对人来讲，比任何动物都能驾驭自己对表露何种情感、情绪的表达或表现，在人群中，这种差异性被作为衡量教化和教养的指标之一。

　　对情感和情绪的驾驭本领的修炼，最好的方法是自助诊疗循环，即以诊为疗，以疗证诊，再具体讲就是以描述揭示暴露问题的目的和行动（诊），来持续精进自己的情绪情感驾驭本领，同时也以操控"观察监测、调查检查、验证核实、比对评定"等诊断方法技术和手段的行动，以及借此结果的相应自如调适行动、调适结果的效果感受体验（情感反应）等，来验证诊断结果，形成诊疗循环。

　　对应情绪和情感的观察，感性元素是基础，敏感度是媒介，情感表现和情绪状况是结果。

　　感性元素中：喜乐、轻安是正向积极的底色；悲苦、劳损是负向消极的底色。

　　底色之上都有许多的衍生色，两类底色和衍生色交织后的颜色就更多了。

敏感度：反应起点阈值、反应强度最大值、刺激和反应的量化函数关系等，都是可观察之处。

以下以敏感度观察来练习：

敏感观察：

对哪些刺激产生了异常反应？即比较同一个体，此前和此刻对同等级可比事物的刺激的反应敏感度。

情感反应特征观察：喜乐/悲苦觉异常、轻安/劳累觉异常。

情绪反应特征观察：负向情感反应强度和持续时间的异常、负向情绪自调节能力和效果的异常。

二、自动思维的观察和分析

自动思维类似于"直觉"，也是一种思维的快捷方式，它让人们能够迅速地对所面临的特定事项，做出快速的认知结论，从而指导相应的事项处理行为。

自动思维错误，必然导致行为错误，因此，在纠正错误或不良行为中，让"主体"发展自己错误或不当行为中的自动思维错误，是心理认知疗法的任务。

以下通过自动思维观察和分析，来教大家掌握这种认知疗法。

第一步，建立场景、事件、认知对象：

在：出院交代场景、院后治疗嘱托事件中。

对于医生交代的：院后居家继续治疗（某项/总体）任务（认知对象）。

第二步，暴露行为问题和后果：

患者方的何种自动思维（概念和知识认知），导致了如下现象行为问题和后果：

未能完成继续治疗的嘱托任务，导致医师担心的事情（如继发功能再损伤、瘦体组织或脏器功能单位丢失）发生，但患者方却浑然不知。

第三步，求解。写出这种自动思维的过程和结论。

第四步，引导分析。

理解环错误：患者方在对"继续治疗任务"的理解中，首先，没有意识到这是一个复杂任务，要完成好需要"特别的能力和条件"；其次，也没有意识到这项任务的重要性（影响什么，和本阶段疗效的因果关系）。

错误思维原因/原理：习惯性、直觉性地将这些任务"想象成"只是"一般生活问题"；任务"概念和知识"不足，而思维并未对此有"注意"，同时来源于社会生活中（环境因素）的既往信息，也支持这种"不注意"。

最终，形成了自己和家庭理应具备"能力和条件"的认知结论。

然后在这种自动思维的错误认知下指导行动，在任务执行一团糟中，执迷不悟。

连贯性的图解这个过程，建立"多源信息刺激和记忆"，并指导练习向家人讲解的能力，获得"执行体验"，产生"观察、分析、解释"自动思维的"心育锻炼"的初步技能。

三、其他相关观察表

（一）24h 进食饱腹感观察表

表 4 - 1　24h 进食饱腹感观察表

进食次数	时间	食物（简要）	进食的动机	进餐时的心情	进餐后的心情	进食人数
			饥饿/应酬/不得不吃/到饭点了/特别想吃某个食物/就是闲来无事吃点小零食（下意识）/碍于情面品尝/减压	喜悦/愉快/轻松/一般/无所谓/不开心/伤心/气愤/愧疚/自责/后悔/懊恼/孤单/节制/担心/忧郁/焦虑	喜悦/愉快/轻松/一般/无所谓/不开心/伤心/气愤/愧疚/自责/后悔/懊恼/孤单/节制/担心/忧郁/焦虑	1人/多人
1	12：00	1碗面、1个鸡蛋	到饭点了，不得不吃	一般	一般	1人
2	14：00	4颗冬枣	想吃甜	愉快	愉快	1人
3	15：15	2粒葡萄	和大家一起	一般	一般	多人
4	18：00	1小包饼干	下意识	自责	自责	1人
5	19：00	1碗稀饭、3个小笼包、1个小花卷、炒茴子白、半个月饼、豆腐皮	到饭点了	一般	后悔	多人
6～10						
小结						

1. 说明：此表适合消化功能正常的 15～70 岁健康人群

（1）一般来说，推荐在三至四成的饥饿程度就进食，如果你想要减脂，吃到六至七成的时候就停下来，但是不要吃到九至十成的程度。这个办法尤其适合有轻微进食障碍或者暴饮暴食习惯的人。有暴饮暴食行为的人，他们的饥饱感不存在三至八成的状态，要么是一至两成就饿到钻心挠肝，于是很容易就吃到九至十成的状态。之后的罪恶感会让你在两个极端里来回重复。

（2）原则上是水分高、膳食纤维高、脂肪低的食物饱腹感强，例如蔬菜、水果，这似乎和人们通常认为的脂肪高的食物饱腹感强是不一致的，蛋白质含量高的食物也较油脂高的食物饱腹感强。土豆是饱腹感最强的食物，比白面包的饱腹感高 3 倍多，接下来是鱼类、麦片、苹果、全麦意面、牛排、烤豆子。

(3)可通过自助学习食物饱感相关知识，提高感知饱感，控制食欲的能力。

2. 评估解析

(1)每天不同程度饱腹感出现的频次，与体重之间的关系，小于七分饱出现的频率占到 50% 以上时，减重的希望较高。

(2)进食动机与饱腹感之间的关系。

(3)过度进食后，即八分饱与进餐后心情之间的关系。

(4)进食的食物与进餐后心情的关系。

胃不光是消化器官，还是情绪器官。整个消化系统都是这样的，在心情放松，愉悦状态下消化系统状态就很好。正所谓心宽体胖。

(二)摄入过多症状观察表

本方法包括如下 5 种任务的设计方法：

(1)"摄入过多、饱腹感强度量表"设计。

(2)"饱腹感"出现的时间段划分和"持续时间表述、强度评定"的方法设计。

(3)分项/分段评分和总分的分析评定方法设计。

(4)观察、监测、记录信息的准确性验证和校准的方法设计。

(5)结果指标和结果报告的方法设计。

1)摄入"过多感"的强度评分

3 分：实际摄入量严重高于推荐量($\geq 80\%$)，感觉吃得太撑，出现腹痛、坐立不安的症状，甚至看到食物时，产生反胃、恶心。

2 分：实际摄入量高于推荐量($50\% \sim 80\%$)，感觉吃多了，出现腹胀的症状。

1 分：实际摄入量高于推荐量($20\% \sim 50\%$)，感觉吃得有点多，但无消化道不良反应。

0 分：实际摄入量稍高于推荐量($\leq 20\%$)，感觉吃得正好，且无消化道不良反应。

2)严重的摄入"过多感"出现在

(1)早餐后(1h 以内，T1)

强度评分分数(　　)分，持续(本时段内累加)时间(　　)min。

(2)午餐后(1h 以内，T2)

强度评分分数(　　)分，持续(本时段内累加)时间(　　)min。

(3)晚餐后(1h 以内，T3)

强度评分分数(　　)分，持续(本时段内累加)时间(　　)min。

3)观察参数

全天症状观察时段(T1 ~ T3)总数 3 个。

T(1 ~ 3)s：各时段内摄入"过多感"强度评分，最高 3 分，最低 0 分。

T(1 ~ 3)t：本时段内症状出现的持续时间(　　)min。

4)结果统计

全天摄入过量症状强度(Tos)总评分。

Tos：3 分(含 3 分)以下为轻度。

Tos：4~6 分为中度。

Tos：7 分(含 7 分)以上为重度。

5)观察、监测报告(症状诊断描述)

今日摄入过量症状监测：

(1)总摄入过量症状强度显著[Tos：(　　)分]。

(2)较为严重的强度和持续时间 T1－Ts/Tt：(　　)/(　　)。

潜在的体重增加风险。

表 4－2　摄入过多症状观察表

摄入过多感包括与实际情况一致的真过多和不一致的假过多					
观察时间	程度(Ts)				持续时间（Tt）
	3 分	2 分	1 分	0 分	
早餐后 T1					
午餐后 T2					
晚餐后 T3					
全天摄入过多症状强度总分(Tos)					

说明：

3 分，实际摄入量严重高于推荐量(≥80%)，感觉吃得太撑，出现腹痛、坐立不安的症状。

2 分，实际摄入量高于推荐量(50%~80%)，感觉吃多了，出现腹胀的症状。

1 分，实际摄入量高于推荐量(20%~50%)，感觉吃得有点多，但无消化道不良反应。

0 分，实际摄入量稍高于推荐量(≤20%)，感觉吃得正好，且无消化道不良反应。

评分说明：

3 分(含 3 分)以下为轻度

4~6 分为中度

7 分(含 7 分)以上为重度

观察－监测报告(症状诊断描述)

今日摄入过量症状监测：

(1)总摄入过量症状强度显著[Tos：(　　)分]。

(2)较为严重的强度和持续时间 T1－Ts/Tt：(　　)/(　　)。

潜在的体重增加风险。

第二节　健康状况检查技术

一、关于症状观察、监测记录、问诊印证技术

(一)症状观察记录表

对于发生在日常生活中的各类症状，提供客户端监测记录表，必要时给予标准化应用培训，以保证自助及时记录的准确性和正确性。

症状记录内容包括症状在每日里的出现次数，每次持续时间，症状程度、关联因素等等。

(二)症状的即时性数字化记录功能

利用数字化技术，将症状观察记录表的内容转化为监测程序，以便在移动互联网上即时记录、长期保存、矩阵化组合应用。

(三)症状调查和问诊

对于常发症状的历史信息进行追忆调查，结合具体健康情况进行关联问诊，是获得症状信息的又一重要途径。

二、调查和分析技术

(一)客户端任务和事务处理的工作单信息反馈

在健康干预活动中，对于活动事务表现和客户端任务表现，采用事务处理工作单和任务工作单的形式，进行即时性具体"场景和事件"下，主观见解和认识、感受、行动意向、态度和信念、处理决断结果等方面的行为和心理信息采集。这种具体"场景和事件"下的行为和心理信息即时性采集，是在具体客观环境条件下的事实中，即时性采集主观表述的第一手信息，它比追忆调查性质的心理和行为量表更接近事实。

常用的干预活动事务工作单示例：

表4-3　干预活动统筹事务工作单

干预活动统筹咨询事项反馈工作单
时间：（　　）年（　　）月（　　）日　　场所：
事项描述：在患者疾病确诊后，首次接诊的统筹咨询环节，进行预约咨询后

表 4-3(续)

干预活动全局/某一阶段系统性的筹划、要素筹集和筹备咨询: 1. 病情和生命活动的系统演变解析方式,人工咨询 + 素材(编码: × × ×)使用 2. 干预活动系统工程解析方式,人工咨询 + 素材(编码: × × ×)使用 3. 主体方的主观能动性作用方式,人工咨询 + 素材(编码: × × ×)使用	
活动资源、主体效能、生产要素等筹备和筹集: 1. 干预活动要素筹集和筹备 1)统筹规划方案; 2)干预活动内容方案; 3)活动信息记录系统/产业互联网云平台; 4)客户端干预活动(参与)操作系统; 5)干预活动实施中的专业人员构成; 6)客户端任务工具和条件、知识和能力素养要求; 7)居家诊疗行动和干预活动品效管控的技术要求; 8)居家条件下干预活动的环境氛围和供应链保障。 2. 主体效能要素 主动健康"知识和能力"素养行为 任务行为"知信行/环境因素" 活动行为"知信行/环境因素"	筹备工作任务须知: 1. 全局性长期任务; 2. 本期(下一次具体的主题干预活动)任务: 1)干预活动(居家)方案制定/个性化定制; 2)通用要素具备任务; 3)学习任务; 4)技能训练任务; 5)工具条件具备; 6)保障措施
统筹咨询反馈: 三方面的系统认识:1)完全清晰□;2)部分清晰□;3)没有弄明白□ 深入学习需求描述:	
统筹后筹备任务的落实反馈:1)需要帮助支持□;2)无须帮助支持□ 筹备任务的认识和态度:1)非常有必要□;2)有必要□;3)还可以□;4)意义不大□	

表 4-4 饮食治疗(自助)任务单

饮食营养治疗 - 自助饮食治疗任务单(示例)	
一、标准要求 标准名称:【治疗膳食 + 功能营养治疗 + 定量摄入 + 营养治疗目标达成控制】任务标准(编码 zlrw - yy - 01)	
任务技术要点达标□	过程要点达标□
1. 清晰治疗目标和预期结果衡量方法□; 2. 定量摄入的计算和记录要求□; 3. 达成每日治疗目标的调控要求□; 4. 结合"疗效和任务"小结评估的动态调整要求□	1)干预计划内容的正确理解□; 2)饮食摄入的精准称量和步步记录□; 3)控制手段、方法、技术、工具应用□; 4)支持和帮助服务的正确应用□

表 4 – 4(续)

二、摄入计算和记录达标□	
摄入量精准计算达标□	摄入记录达标□
1. 各餐实际摄入的膳食精准计算□； 2. 全天非膳食营养素实际摄入量的精准计算□	1. 治疗膳食摄入记录□； 2. 非膳食营养素摄入记录□； 3. 其他食物/饮料的摄入记录□
三、干预计划的执行控制达标□	
1. 每日营养平衡的控制□； 达标检查□； 差距弥补□； 困难/障碍排除咨询□	2. 每日功能治疗的控制□； 达标检查□； 差距弥补□； 困难/障碍排除咨询□
四、任务质量检查与核实，任务质量优良中差自评(　　　)	
制作人签名：	监督/核实人签名：
五、任务【执行】反馈(含任务的所有参会者反馈)	
1. 任务意义感知反馈，意义/必要性/合理性质疑	2. 任务执行情况反馈 耗时：(　　　)min 难度感觉：(　　　)分/5 分； 支持帮助获得：(　　　)分/5 分
3. 任务完成困难/调整反馈 1)困难： 2)调整期望：	4. 任务技能发展反馈 技能发展意愿： 技能发展表现：

三、测试/测验技术

(1)知识测验。

(2)技能测试。

(3)工具活动技术掌握情况测试。

四、评定技术

1. 基线参考

统计一定数量标本后的平均值，即人群均值基线，不同的统计分析方法会产生不同的基线数据。

2. 标杆参考

将某一经验值或者同组人群中的某一统计数值(如最高/最低水平、最优/最差表现)作为参照标准，比较产生评定结论。

3. 变化参考

即根据个体自身的历史数据，提取不同的阶段，作为比对参考，形成变化评定。

五、专项调查表

表 4 - 5 食欲调查表

三餐中哪餐食欲最为旺盛			
□没有区别	□早餐	□中餐	□晚餐
四季中食欲是否有明显变化			
□否	□是		
哪个季节食欲最旺盛？（如上题答是，请作答）			
□春季	□夏季	□秋季	□冬季
哪个季节食欲最差？（如 2 题答是，请作答）			
□春季	□夏季	□秋季	□冬季
一天中何时饥饿感最为强烈			
□深夜	□午餐前	□晚餐前	□早餐前
一天中进食哪餐后饱腹感最为强烈			
□没有区别	□早餐	□中餐	□晚餐
饥饿感来临时会选择立刻进食缓解？			
□从不	□偶尔	□经常	□总是
用餐完毕后看到自己喜欢的食物是否选择再次进食？			
□从不	□偶尔	□经常	□总是
一天中是否会选择加餐？			
□否	□是		
什么时间加餐？（若上题选择是，请作答）			
□上午	□下午	□睡前	□时间不定
以下哪件事情会影响食欲？（可多选）			
□压力/焦虑	□心情（不）愉快	□食物的视觉冲击	□就餐环境
□无			

六、健康行为的检查

（一）知识素质养成行为检查

对健康认识和行动所需知识在储备、具备、水平提升方面的学习和实践表现，检查项目包括：

1. 知识水平

常用方法：知识科目（含细目分类）水平测验、考试。

检查技术：知识（科目）试卷。

检查内容：知识科目的识记、理解、应用情况。

2. 知识学习过程的方法、方式、态度和信念表现

是指个体在特定知识科目或非特指知识素质具备养成过程中的行动表现，包括：①学习计划管理、知识科目或课程学习、听说读写动作表现、作业完成表现；②具备学习要素条件情况；③学以致用和实践中学习表现；④投入时间精力和物资情况；等等。

(二)能力素质养成行为检查

1. 能力水平

常用方法：技能(科目)水平考试。

检查技术：技能科目(含细目分类)、检查方法手段和流程、定量测评技术。

检查内容：技能知识基础、操作要点动作表现、操作流程执行、问题和困难处理、熟练度、经验和技巧水平等。

2. 能力具备过程的方法、方式、态度和信念表现

是指个体在特定技能科目或非特指技能素质具备养成过程中的行动表现，包括：①技能具备计划管理、技能或训练科目学练表现、动作操作及要领掌握表现、反复训练的熟练度提升表现等；②具备能力素养所需要素条件的情况；③实践中的能力练习和提升表现；④投入时间精力和物资于能力素质养成中的情况等等。

(三)方法行为

健康方法行为是从个体健康行动的方法学角度观察其在应对健康问题处理中的表现，包括：①发现和明确问题(原因和表现)的方法应用表现(即诊断类方法技术的应用表现)；②解决和评价问题解决效果方面的方法(干预处理方法/疗法)应用表现；③处理问题行动的有序化(流程循环、计划、执行、检查、控制)管理方面的方法应用表现；③复杂问题处理的干预活动中方法应用表现等。

1)检查科目

诊断(方法和技术应用)行为、疗法或问题的干预处理(方法和技术应用)行为、明确和解决问题(诊疗/诊治)行动管理(方法和技术应用)行为、干预活动方法和技术应用行为。

2)检查技术

四大医学方法的掌握水平考察科目和定量测评技术。

3)检查内容

在特定时间段内，个体在其健康干预活动中，在服务方主导的治疗或干预活动以及在自行主导实施的干预活动模式下，四大医学方法和技术应用中的行为表现与推荐标准的相符水平，也包括常见错误的出现情况。

诊断方法和技术应用行为检查；疗法和问题解决方法和技术的应用行为检查；诊疗行动管理方法和技术应用行为检查；干预活动方法和技术应用行为检查。

(四)任务行为

在个体自己的健康干预活动中，包括服务方主导的治疗或干预活动，也包括自行主导实施的干预活动两类活动场景和方式，都会产生责任明确的个体健康行动任务，考察个体对自己健康任务的认识和认知情况、完成和执行的态度和信念情况、完成和执行的实际表现，即任务行为的检查。

1）检查科目

任务认识和认知情况、完成和执行的态度和信念情况、完成和执行的实际表现。

2）检查技术

健康任务检查科目（含细目分类）、检查方法手段和流程、定量测评技术。

3）检查内容

在特定时间段内，个体在其健康干预活动中，在服务方主导的治疗或干预活动以及在自行主导实施的干预活动模式下，任务行为表现与推荐（参考/既定）标准的相符水平，也包括常见错误的出现情况。

任务认识和认知表现检查；任务完成和执行的态度和信念检查；任务完成和执行表现检查；常见任务问题检查。

（五）活动（事务）行为检查

是指在个体自己的健康干预活动中，包括服务方主导的治疗或干预活动，也包括自行主导实施的干预活动两类活动场景和方式，都会涉及：①干预活动的系统筹划、要素筹集和筹备事务；②每一次具体内容和主题的干预活动开展方案建立事务；③每一次具体干预活动的实施管控事务；④每次和总体上的活动效益经营事务。考察个体在这些事务处理中的行为表现，即活动（事务）行为的检查。

1）检查科目

①干预活动的系统筹划、要素筹集和筹备事务行为（简称 TCB 检查，TC 是 CHIA 术语编码，B 是 CFB 术语编码）检查；②每一次具体内容和主题的干预活动开展方案建立事务行为检查（简称 TAPB 检查，TAP 是 CHIA 术语编码，B 是 CFB 术语编码）；③每一次具体干预活动的实施管控事务行为检查（简称 ADB 检查，AD 是 CHIA 术语编码，B 是 CFB 术语编码）；④每次和总体上的活动效益经营事务行为检查（简称 AMB 检查，AM 是 CHIA 术语编码，B 是 CFB 术语编码）。

2）检查技术

干预活动事务行为检查科目（含细目分类）、检查方法手段和流程、定量测评技术。

3）检查内容

在特定时间段内，个体在其健康干预活动中，包括在服务方主导的治疗或干预活动以及在自行主导实施的干预活动模式下，活动事务类目考察细目表现与推荐（参考/既定）标准的相符水平，也包括常见错误的出现情况。

TCB 检查、TAPB 检查、ADB 检查、AMB 检查、TAB 总体活动行为检查；常见高发的活动行为问题检查。

（六）活动参与行为检查

是指在个体自己的健康干预活动中，包括服务方主导的治疗或干预活动，也包括自行主导实施的干预活动两类活动场景和方式，都会涉及：①时间投入；②注意力投放和重视程度调节、兴趣调节、主体效能调节、核心信念与中间信念调节等精神力量投入；③物资和社会资源投入等方面的行为表现，定量考察个体在活动参与中的这些要素的投入行为，即活动参与行为检查。

1）检查科目

①时间投入行为检查；②注意力投放和重视程度调节、兴趣调节、主体效能调节、核心信念与中间信念调节等精神力量投入行为检查；③物资和社会资源投入行为检查。

2）检查技术

活动参与行为检查科目（含细目分类）、检查方法手段和流程、定量测评技术。

3）检查内容

在特定时间段内，个体在其健康干预活动中，包括在服务方主导的治疗或干预活动以及在自行主导实施的干预活动模式下，对个人资源投入类目中的考察细目的投入表现与推荐（参考/既定）标准的相符水平，也包括常见错误的出现情况。

时间投入行为检查、精神力量投入行为检查、物质和社会资源投入行为检查、整体投入行为检查；常见高发的投入行为问题检查。

（七）主体效能行为

是指在个体自己的健康干预活动中，包括服务方主导的治疗或干预活动，也包括自行主导实施的干预活动两类活动场景和方式，都会涉及：①主观能动性的正向作用；②主观能动性的负向作用；③主观能动性正负向作用交替出现等情况。

1）检查科目

①主观能动性的正向作用检查；②主观能动性的负向作用检查；③主观能动性正负向作用交替出现等情况检查。

2）检查技术

主体在其健康干预活动（包括疾病治疗活动）中主观能动性表现检查科目（含细目分类）、检查方法手段和流程、定量测评技术。

3）检查内容

在特定时间段内，个体在其健康干预活动中，包括在服务方主导的治疗或干预活动以及在自行主导实施的干预活动模式下，在特定考察科目下，主观能动性科目（含细致分类）的表现与推荐（参考/既定）标准的相符水平，也包括常见错误的出现情况。

（八）环境建设和环境因素效能调适行为

在个体自己的健康干预活动中，包括服务方主导的治疗或干预活动，也包括自行主导实施的干预活动两类活动场景和方式，都会涉及：①活动的系统性环境要素的筹集和筹备行为；②环境因素效能作用的检查和评估；③环境因素效能作用的调节、控制和调适等要求。

1）检查科目

①活动的系统性环境要素的筹集和筹备行为检查；②环境因素效能作用的检查和评估行为检查；③环境因素效能作用的调节、控制和调适行为检查等。

2）检查技术

主体在其健康干预活动（包括疾病治疗活动）中，对活动的系统性环境因素，在具备情况、动态评估、效能表现调适等方面表现的检查科目（含细目分类）、检查方法手段和流程、定量测评技术。

3）检查内容

在特定时间段内，个体在其健康干预活动中，包括在服务方主导的治疗或干预活动以及在自行主导实施的干预活动模式下，在特定考察科目下，环境建设和环境因素效能调适行为表现与推荐（参考/既定）标准的相符水平，也包括常见错误的出现情况。

七、环境因素检查

基于个体生命活动系统和其健康干预活动系统的良好运行，建立环境因素作用状况的检查和评估，即个体健康环境因素检查。

（一）生命健康环境因素检查

1. 物资环境因素调查

（1）营养食品、产品具备情况调查。

（2）药品类具备情况调查。

（3）健康产品和技术用品类调查。

（4）家居生活类物品具备情况调查。

（5）其他社会生活类物品具备情况调查。

（6）设施具备情况调查。

（7）资产，购置所需物品和服务的支付因素调查。

2. 人际联系中的支持性环境因素调查

（1）家庭和家族人际调查。

（2）朋友、熟人、同伴、同事、邻居和社区成员调查。

（3）生活领域有影响关系的人士调查。

（4）个人护理提供者调查。

（5）医务人员和健康专业人士调查。

（6）其他接触人员调查。

（7）宠物养殖情况调查。

3. 活动（行动）的态度和氛围环境

（1）家庭成员态度及家庭生活环境氛围调查。

（2）工作领域生活氛围及相关人员态度调查。

（3）一般社会生活氛围及相关人员态度调查。

（4）医疗健康领域环境氛围及相关人员态度调查。

（5）其他领域生活氛围及相关人员态度调查。

4. 服务、体制和政策环境

（1）消费品提供的市场和社会环境调查。

（2）医疗健康服务提供的市场和社会环境调查。

（3）社会健康生活促进领域的市场和社会环境调查。

（4）设施建设的服务、体制和政策调查。

（5）文教领域业务服务、体制和政策调查。

（6）体育、业务服务、体制和政策调查。

（7）政治、经济、就业服务、体制和政策调查。

5. 自然环境和影响

（1）自然环境调查。

（2）人文生态调查。

（3）食物链生态和生态链调查。

（4）自然、生态和人为事件调查。

（二）干预系统环境因素及效能状况检查

1. 干预活动统筹方面的环境因素及效能作用状况检查

在干预活动的系统工程中，对系统要素和系统运行状态总体筹划工作即活动统筹。统筹是干预活动系统工程层面的设计，它与干预活动服务方的科学文化和科学范式密切相关，这种科学文化和科学范式在价值观、价值主张和实施内容、价值生产和经营中居于主导地位，是干预活动系统工程统筹的医疗文化层环境因素。

从个体的干预活动角度看，包括统筹咨询（支持和联系服务）、统筹方案（技术要素）、统筹方案的贯彻实施效果（要素筹集和筹备状况、统筹事务处理结果）。

1）检查科目

①统筹的内容、科学文化和范式检查；②统筹咨询、统筹方案的提供检查；③活动的系统性环境要素的筹集和筹备状况检查；④环境因素效能作用的检查和评估。

2）检查技术

主体的健康干预活动（包括疾病治疗活动）中，在活动的系统性环境因素具备情况、作用状况、效能表现等方面的检查科目（含细目分类）、检查方法手段和流程、定量测评技术。

3）检查内容

统筹服务提供情况（含内容和提供方式）；统筹服务采纳和统筹方案建立情况；统筹方案的实际作用情况；常见错误的出现情况。

2. 干预活动实施方案

干预活动的目的和目标（含可衡量方法）、问题明确和解决的诊疗计划、活动业务实施的生产力要素要求等，是每一次具体的健康干预活动（包括疾病治疗活动）的内容要素。每一次干预活动的主要目的和目标即干预活动的主题，记述上述活动内容的标准化文档格式，即主题活动方案，简称干预活动方案 TAP（CHIA 术语编码）。

1）检查科目

①TAP 的内容、科学文化和范式检查；②TAP 的咨询和文本提供检查；③方案建立情况即效能作用的检查和评估。

2）检查技术

主体的健康干预活动（包括疾病治疗活动）中，在活动方案的科学文化、咨询和服务提供、方案建立和作用产生等方面的检查科目（含细目分类）、检查方法手段和流程、定量测评技术。

3）检查内容

方案服务提供情况（含内容和提供方式）；方案建立情况；方案的实际作用情况；常见错误的出现情况。

3. 干预活动实施过程品效管控

每一次干预活动的实施，都会涉及活动参与者的组织管理、活动过程信息记录和处理事务、业务过程各方任务协作及业务质量管控事务、物资消耗成本控制和消费沟通类事务、进程和效果管控事务等，站在个体的干预活动系统运行质量的角度看，劳动生产力配置、通用型要素、关键技术、主导产品的条件具备和作用发挥、对主体效能作用的支持和辅助等，是活动实施环境效能的重点考察因素。

1）检查科目

①服务方劳动生产力配置情况；②通用型要素、关键技术、主导产品的具备和作用状况；③对主体方行动和正向效能发挥的支持和帮助情况。

2）检查技术

活动实施环境因素检查科目（含细目分类）、检查方法手段和流程、定量测评技术。

3）检查内容

实施要素提供情况；实施要素采纳情况；实施要素实际作用情况；常见错误的出现情况。

4. 干预活动效益经营管控

每一次干预活动的实施，都会涉及活动的经济效益情况，从价值主张建立开始，考察一次具体活动的价值生产、经营和保障活动，即活动效益经营服务的环境因素检查。

1）检查科目

①主要支出和费用清单咨询服务；②费用节省和收入项提升的策略咨询服务；③效益经营策略因素的实际作用情况。

2）检查技术

活动经营服务检查科目（含细目分类）、检查方法手段和流程、定量测评技术。

3）检查内容

活动效益经营服务的提供情况；活动效益经营服务的采纳情况；活动效益经营策略的实际作用情况；常见错误的出现情况。

八、检查技术参考

表 4-6 肥胖行为调查表

一、知识情况调查				
1	您认为自己的体重是			
	体重过轻	正常范围	超重	肥胖
2	您是怎样判定一个人是否肥胖			
	从感官上	根据体重	根据他人评价	与他人进行比较	其他
3	您知道怎样科学地判断正常体重范围吗			
	知道	不知道		
4	您认为肥胖是一种疾病吗			
	是	否		
5	您认为肥胖者是否需要减肥			
	需要	不需要		
6	您认为肥胖可能对哪些方面造成影响（可多选）			
	个人形象	身体健康	给生活带来不便	个人心理	其他
7	您认为肥胖是否会引发其他疾病			
	是	否		
8	您认为肥胖对身体有哪些危害（可多选）			
	代谢并发症	心血管疾病	呼吸系统疾病	肿瘤	骨关节疾病
	消化系统疾病	生殖系统疾病	其他疾病		
9	您认为肥胖是哪些因素造成的（可多选）			
	遗传因素	体内激素分泌障碍导致的继发性肥胖	不良饮食习惯	缺乏运动
	心理因素	睡眠时间不足	其他		
10	您是如何得知关于减肥的知识的（可多选）			
	报纸杂志	朋友同学	电视广播	书籍	电脑网络
	手机平台	其他			
二、能力情况调查				
1	您会使用食物秤吗			
	会	不会		
2	您会计算自己每日摄入的千卡数吗			
	会	不会		
3	您能看懂食物营养成分表吗			
	能全部看懂	能看懂一些	完全看不懂	其他
4	您会为自己制定减重活动方案吗			
	会	不会		
5	您采取减肥的方式			
	节食	运动	控制糖类摄入	针灸减肥	减肥产品
	抽脂减肥	其他			

表 4 - 6(续)

6	您节食的方法是				
	少量多餐节食	不吃主食节食	每餐只吃水果蔬菜	其他方法	
7	您的减肥结果				
	体重明显下降	体重稍有下降	体重没有变化	体重反而升高	体重曾下降又反弹
8	您减肥时遇到的情况				
	乏力	头晕	厌食	失眠	便秘
	皮肤变差	其他			
9	您在减肥中遇到问题时,您能自己处理吗				
	能	不能	不清楚		
10	您认为在减肥过程中最需要				
	监督	鼓励	指导	陪同	其他

三、基本行为、行动行为情调查

1	您对自己体重的满意度				
	非常满意	满意	一般	不满意	非常不满意
2	您认为自己是否需要减肥				
	需要	不需要	不在乎		
3	在减肥过程中,您会				
	思想和行动一致	想大于做	只想不做	做大于想	不清楚
4	假设减肥过程中给您安排了很多任务,您会				
	拒绝接受任务	非完全接受任务	有条件接受任务	完全接受任务	视情况而定
5	假设您在减肥过程中遇到了困难,您会				
	放弃减肥	想办法克服	克服不了后放弃	不清楚	
6	如果您知道减肥可能会不利于您的身体健康,您还会继续吗				
	会	会犹豫,但是会坚持	不会		
7	如果减肥影响了正常的生活秩序,您还会坚持减肥吗				
	会	不会	说不定		
8	您每天愿意花多长时间用于减肥大业(比如学习减肥知识、提升减肥技能或者从事减肥活动,如跑步、跳绳等)				
	1h 以下	1~3h	3~5h	5h 以上	
9	您能接受的减肥消费范围是				
	2000 元以下	2000~5000 元	5000~8000 元	8000 元以上	
10	您会为了减肥,去参与减重干预活动吗				
	会	不会			

表 4 – 7 简易精神状态检查量表（MMSE）

项目		积分					
定向力 （10分）	1. 今年是哪一年					1	0
	现在是什么季节					1	0
	现在是几月份					1	0
	今天是几号					1	0
	今天是星期几					1	0
	2. 你住在哪个省					1	0
	你住在哪个县（区）					1	0
	你住在哪个乡（街道）					1	0
	咱们现在在哪个医院					1	0
	咱们现在在第几层楼					1	0
记忆力 （3分）	3. 告诉你三种东西，我说完后，请你重复一遍并记住，待会还会问你（各1分，共3分）			3	2	1	0
注意力和 计算力 （5分）	4. 100 – 7 = ？连续减5次（93、86、79、72、65。各1分，共5分。若错了，但下一个答案正确，只记一次错误）	5	4	3	2	1	0
回忆能力 （3分）	5. 现在请你说出我刚才告诉你让你记住的那些东西			3	2	1	0
语言能力 （9分）	6. 命名能力 出示手表，问这个是什么东西 出示钢笔，问这个是什么东西					1 1	0 0
	7. 复述能力 我现在说一句话，请跟我清楚地重复一遍（四十四只石狮子）					1	0
	8. 阅读能力 （闭上你的眼睛）请你念念这句话，并按上面意思去做					1	0
	9. 三步命令 我给您一张纸请您按我说的去做，现在开始："用右手拿着这张纸，用两只手将它对折起来，放在您的左腿上。"（每个动作1分，共3分）			3	2	1	0
	10. 书写能力要求受试者自己写一句完整的句子					1	0
	11. 结构能力 （出示图案）请你照上面的图案画下来					1	0

注：MMSE 总分30分，评定时间为5～10min。根据患者的文化程度划分认知障碍的标准，一般文盲≤17分，小学文化≤20分，中学文化≤24分，在标准分数以下考虑存在认知功能障碍，需要进行检查。

第三节 评定评价技术

一、标准参考

标准参照评价，是基于某种特定的标准，来评价所获得的信息是否适宜。

例如：中国成人正常的 BMI 应在 18.5 ~ 23.9 之间，如果小于 18.5 为体重不足，如果大于等于 24 为超重，大于等于 28 为肥胖。

糖尿病的诊断标准：①出现"三多一少"症状，血糖在 7mmol/L 以上。②出现"三多一少"症状，餐后 2h 血糖值在 11.1mmol/L 以上。③任何时间血糖在 11.1mmol/L 以上，并伴有"三多一少"症状。④到医院做血糖检测，空腹 7mmol/L，饮用葡萄糖溶液 2h 在 11.1mmol/L 以上。

非同日 3 次诊室血压测量收缩压 ≥140mmHg(18.7kPa)和(或)舒张压 ≥90mmHg(12kPa)，可诊断为高血压。家庭连续规范测量血压 5 ~ 7d，平均血压 ≥135/85mmHg(18/11.3kPa)可考虑诊断为高血压，建议就诊。

二、生命系统健康状况的限定值评定

健康状况的评定技术是最基本的医学诊断学技术，思考顶级的生命个体和生物种群的生命系统状况问题，就会提出这样的命题和问题：

第一组：生命系统最大健康问题(命题)、生命系统最大健康问题是什么(问题)。

第二组：生命系统最大健康问题分类(命题)、生命系统最大健康问题分类是什么(问题)。

第三组：生命系统最大健康问题定量评定(命题)、生命系统最大健康问题如何定量评定(问题)。

第四组：上述三组"命题和问题"的学问(知识体系)在哪门学科中有专门的论述、研究、知识建构？属于哪个学科(临床医学、预防医学、生命科学、健康诊疗医学)？是哪种科学分类(自然科学、社会科学、思维科学、形式科学、交叉科学)？

思考上述四组中的命题，解答其中的问题，是评定生命系统状况的基础。

以下是《健康诊疗医学》之《健康分类学》中，关于生命系统运行状况"命题概念"分类即系统最大命题概念及其概念的限定值描述。

(一)生理(结构和功能)系统

1. 定义

是指生命体(个体或生物种群)的本体物质结构和生理功能系统。

2. 编码

CFB，F(b)。

3. 范围

包括：细胞、组织、器官、身体各部分；细胞、组织、器官、系统等各层级结构单元的功能。

不包括：精神心理系统功能状况；行为系统状况；生活系统状况；环境作用系统。

4. 局限性

(1)死亡(生命活性、活力丧失)。

(2)系统崩溃，趋向死亡。

(3)生理系统死亡危机。

5. 定量评定限定值

完好无损状态(满分值)；个体死亡(零值)；产生种群灭绝的负向影响作用(理论负值)。

结论：系统崩溃，走向毁灭、终结、死亡，无疑是生理系统最大的问题，涉及：生理系统崩溃，核心器官功能衰竭、残障以至器质结构的坏死。

(二)精神心理系统

1. 定义

是指生命体(个体或生物种群)在其本体物质结构和生理功能系统基础上(包括神经系统细胞组织器官)构建和发展起来的，以信息采集和记录(含各类记忆存储，如基因存储、习性存储、经验存储)、编码(语言、文字)、传输、处理(包括本体损益的情感化处理、灵智化处理)、生命(功能和活性)运动、活动(即生活)、生存适应行为控制与协调等方面的功能作用的总和。

2. 编码

CFB，F(p)。

3. 范围

包括以下功能：

1)信息采集功能

即感官(神经元细胞突触＋介质＋感觉器官细胞组织功能)对其所能觉识到信息的采集功能，所采集信息含自身(个体本体)内在信息和外在信息。

2)传输和编码功能

信息的刺激反馈性反射传导、高级"电生理和化学"传导、语言编码(声音、文字、语意)、图像编码、情景活动现象编码、其他特指非特指编码。

3)记忆存储功能

基因记忆(类似于硬盘记忆)、种群社会性记忆(如历史、故事、习俗、家庭成员对婴幼儿生长发育信息的成长过程记忆等)、习服、功能化记忆(涉及个体和种群两类)、习性化记忆(含生理、心理、生活、行为层习性)、习惯化记忆(含生理、心理、生活、行为层习性)、行为模式记忆(含生理、心理、生活、行为层习性)、大脑记忆。

4）处理功能

意义处理、本体/种群化的直接和间接损益评判（原始认知）、信息的分类处理（概念化七元素）概念认知、信息的知识处理（含各自理论和知识、理论体系的应用处理）知识认知、本体建构性生成和创新创造处理，如生成本体精神心灵器质元素（人格特质建构和精神素质建构）、知识的大脑器质化元素生成、知识（含经验）、理论、规律（含逻辑规律）的智力化器质元素的建构发展、本体主观化信息处理及功能、感受情感的主观化处理和功能、认识经验认知的主观化处理和功能、意志类主观化处理和功能、心理活动整体状态（如心境、心绪、心态、精神统一性等）信息处理和功能。

处理方式、学习和有目的实践类功能。

5）调控功能

意识、意志、本能和精神层行为调控功能、毕生发展的宏观调控。

6）本体建构和器质化要素（素质）自发展功能

人格和自我塑造和发展、知识素质、智力素质、智慧素质发展。

不包括：神经系统和感觉器官的细胞组织器官结构、行为系统状况、生活系统状况、环境作用系统。

4. 局限性

（1）精神心理系统生命活性、活力丧失，植物人。

（2）系统崩溃，趋向死亡（自杀）。

（3）精神心理系统死亡危机。

5. 定量评定限定值

完好无损状态（满分值）、植物人/系统崩溃/趋向死亡（接近零值）、个体性精神心理系统毁灭（零值）、产生种群灭绝的负向影响作用（理论负值）。

结论：系统崩溃，核心功能残障，生存意志丧失，自毁机制开启，植物人。

（三）行为系统

1. 定义

是指生命体（个体或生物种群）在其"生存和适应"事务处理中和素质养成中的表现系统。

2. 编码

CFB，B。

3. 范围

包括：知识素质养成行为（Bk）、能力素质养成行为（Ba）、基本行为（Bb）、活动（事务处理）行为。

不包括：生理系统、精神心理系统功能状况、生活系统状况、环境作用系统。

4. 局限性

（1）系统崩溃，无正向能动性作用，主体效能丧失，主观能动性缺失。

（2）系统严重错误，加速推进生命毁灭（引发导致生理系统死亡危机、心理系统崩溃、生活系统和环境系统崩溃或反生命运行）。

5. 定量评定限定值

完好无损状态(满分值)、主观能动性丧失(零值)、产生种群灭绝的负向影响作用(理论负值)。

结论：系统崩溃，在生命危机(死亡和生存意志丧失)事务(生存活动的生死存亡性质问题)处理中，丧失最基本的主体效能(零值和负值的主体效能)，发生零值和负值(自我毁灭、家庭毁灭、社会组织毁灭、反社会、反人类)的参与、投入、任务类行为障碍。

(四)生活系统

1. 定义

是指生命体(个体或生物种群)为维持其生命活动的基本需求和高级需求而进行的生命体特有的生存(矛盾)运动、行动和活动。

2. 编码

CFB，L。

3. 范围

包括：基本生活，如饮食营养生活、运动和劳动生活、睡眠休息和放松目的的生活；家庭婚姻生活，如夫妻两性生活、哺育、养育、教育、赡养、亲情等方面的生活。社会生活，如经济、文化、人际社交、政治、教育事业、医疗事业、军事、法律和道德等方面的生活。

上述生活类型范围的生活矛盾运动平衡系统状态、习惯习性行为模式即生活方式等。

不包括：生理系统状况、精神心理系统功能状况、行为系统状况、环境作用系统。

4. 局限性

(1)系统崩溃，生活"目的、实体要素连接建构、实体元素状态"发生严重背离(背道而驰)生命和生存之道性质的错误。

(2)加速生命毁灭及其危机进程的系统状态。

5. 定量评定限定值

完好无损状态(满分值)、职能零贡献(零值)、产生种群灭绝的负向影响作用(理论负值)。

结论：系统崩溃，丧失系统目的的生命贡献值，导致生命个体自身、家庭、群体走向毁灭、终结、死亡，无疑是生活系统最大的问题。

(五)环境系统

1. 定义

是指生命体(个体或生物种群)实际接触、具备和所处的产品、物品工具场所设施环境、态度和氛围环境、服务和支持环境、(社团、群、市场、其他社会机构和职能)体制政策环境、生态和自然环境等，对个体生命系统的作用系统。

2. 编码

CFB，E。

3. 范围

包括：物品工具场所设施环境、态度和氛围环境、服务和支持环境、（社团、群、市场、其他社会机构和职能）体制政策环境、生态和自然环境等。

不包括：生理心理系统、行为系统状况、生活系统状况。

4. 局限性

（1）导致生命毁灭死亡的作用。

（2）导致生命各系统崩溃，走向死亡、生存质量严重残损、生命意义丧失的作用。

5. 定量评定限定值

完好无损状态（满分值）、导致死亡和生命意义毁灭（零值）、产生种群灭绝的负向影响作用（理论负值）。

结论：崩溃，系统关键实体元素、结构连接和关系、客观目的等要素，对生命系统维系发挥出最大限度的负向作用，促进生命走向毁灭、终结、死亡以及其他不良结局。

三、常用心理和行为评定

（一）全局疗效的系统认知评定

在全局最佳疗效的认知中，能否从治疗活动的：①时间轴（全局、主要阶段、时间节点）；②干预主题轴（病理、病症主题、功能病因主题、生活和行为主题、环境因素主题）；③干预活动方案质量（目的和目标技术、诊疗计划技术、干预过程要素准备和保障措施）；④主客观效能水平；⑤干预活动整体价值链经营等方面，建立全局最佳疗效的系统科学认知，可以通过系统认知评定来进行。

1. 系统认知评定模型

（1）疗效的时间轴全局观评定，评分（？/20 分）×总分权重占比（20）％。

（2）疗效的生命系统关联性认识评定，评分（？/20 分）×总分权重占比（20）％。

（3）疗效的干预方案技术因素认识评定，评分（？/20 分）×总分权重占比（20）％。

（4）疗效的干预活动实施效能因素认识评定，评分（？/20 分）×总分权重占比（20）％。

（5）疗效的干预活价值链因素认识评定，评分（？/20 分）×总分权重占比（20）％。

2. 评定方法

（1）测试问题/问卷（每项 10 分 ×5 = 50 分）。

（2）一段时间内的活动行为观察记录、认知反馈单（每项 10 分 ×5 = 50 分）。

3. 技术要点

（1）测试问题库和问卷的标准化技术。

（2）活动行为观察记录和认知反馈单技术。

（二）复杂问题解决中的"认知逻辑和方法行为"评定

在诸如单纯性肥胖症或者慢性病的治疗活动中，个体对某一阶段的疗效不佳在归因上经常会出现认知逻辑错误，表现为不能从生命活动系统的角度建立复杂问题解决的正确认知逻辑。

1. 复杂问题解决的正确认知逻辑评定模型

1)生理问题层认知，评分(？/20 分)×总分权重占比(20)％。

超重肥胖、食欲异常、内分泌异常、肠道微生态异常、炎症免疫异常。

2)生活和环境因素层，评分(？/20 分)×总分权重占比(20)％。

基于上述生理改变的"饮食营养生活调适"要求。

在上述生活调适中的"数字疗法应用、方法选择和尊崇行为宣教和咨询干预、专业服务和指导的支持和服务因素"要求。

3)行为层，评分(？/20 分)×总分权重占比(20)％。

干预活动方法行为和参与行为。

问题解决中的动态诊疗方法行为和任务行为。

系统科学和方法学的素养行为。

4)错误的心理机制，评分(？/20 分)×总分权重占比(20)％。

系统认知和系统干预的态度和信念。

投机、侥幸、急功近利急于求成心理。

5)错误行为逻辑，评分(？/20 分)×总分权重占比(20)％。

复杂问题简单归因和片面认知。

系统问题解决中的局部处理忽视系统关联。

2. 评定方法

(1)测试问题/问卷(每项 10 分×5＝50 分)。

(2)一段时间内的活动行为观察记录、认知反馈单(每项 10 分×5＝50 分)。

3. 技术要点

(1)测试问题库和问卷的标准化技术。

(2)活动行为观察记录和认知反馈单技术。

(三)态度和信念评定

在疾病治疗及健康干预活动中，患者及其家人对于遵循干预活动系统工程原理和健康问题解决的方法学原理而开展干预活动并符合科学规律的主动健康行为，都会涉及态度和信念的障碍问题。

1. 评定项目

1)基于规律而建立致良知的认知信念

(1)纠正错误概念的认知表现。

(2)纠正假设障碍的认知表现。

(3)纠正非适宜自动思维和惯性思维的认知表现。

(4)在系统科学规律层认识问题的认知表现。

(5)在方法学层面认识问题的认知表现。

2)对非适宜"感受、情感、情怀"尊崇意愿的处理表现

(1)改变习惯的不适感。

（2）改变喜乐感受的不适感。

（3）挑战新事物的不适感。

（4）增加行为的不适感。

（5）重建生活系统的压力感和不稳定感。

3）遵照规律行动的信念

（1）遵照干预活动规律而建立和养成活动行为的信念。

（2）遵照方法学规律而建立和养成诊疗行为的信念。

（3）遵照干预活动总体效果的主观能动性规律而建立和养成主体效能行为的信念。

2. 测评方法

1）信念的限定值评定

正态分布模型法是根据随机概率原理而建立的分布模型，评分法可根据现实操作因素适当改变分值：

0分：毫无或几乎无信念；（0~2.1）%；<2.1%的信念百分比权重。

表现：在所观察的事务处理中，信念评分小于2.1分。

1分：信念入门水平。

少许、轻微的信念；分值区[2.2~(2.2+13.6)15.8]%。

13.6%的信念权重；加上上一级的信念权重最大值(2.1%)=15.8%。

表现：在所观察的事务处理中，信念评分介于2~16分。

2分：信念中度偏低水平。

中度偏低的信念；分值区[15.9~(34.1+15.9)50]%。

34.1%的信念权重；加上上一级的信念权重最大值(15.9%)=50%。

表现：在所观察的事务处理中，信念评分介于16~50分。

3分：信念中度偏高水平。

中度偏高的信念；分值区[50~(34.1+50)84.1]%。

34.1%的信念权重；加上上一级的信念权重最大值(50%)=84.1%。

表现：在所观察的事务处理中，信念评分介于50~84分。

4分：高度信念水平。

高度的信念；分值区[84.2~(84.2+13.6)97.8]%。

13.6%的信念权重；加上上一级的信念权重最大值(84.2%)=97.8%。

表现：在所观察的事务处理中，信念评分介于85~98分。

5分：完全信仰。

信仰层的坚定信念；分值区(97.8~100)%。

2）测试问题/问卷设计

测试问题库和问卷的标准化技术。

3）一段时间内的活动行为观察记录、认知反馈单

活动行为观察记录和认知反馈单技术，每个观察项均采用"0~5分"的评定选项让

观察者勾选：

（1）完全没意义，丝毫不理会、一点兴趣也没有，绝对不会投入一点点时间精力和物资去涉足其中（0分）。

（2）稍有一点意义，些许有意义、偶尔会有点兴趣，不会有计划地投入时间精力和物资去涉足其中，只有在不需要付出个人资源（时间、精力、物资、社会资源）的主动行动条件下才会考虑（1分）。

（3）意义一般偏小，与当前列入常规行动的事项相比尚显不足，在投入个人资源（时间、精力、物资、社会资源）而行动方面，经过权衡得失，常常不能放在日常事务中常规对待（2分）。

（4）意义一般偏大，与当前列入常规行动的事项相比胜出一筹，在投入个人资源（时间、精力、物资、社会资源）而行动方面，经过权衡得失，常常能放在日常事务中常规对待（3分）。

（5）意义重大，与当前列入常规行动的事项相比明显需要优先，在投入个人资源（时间－精力－物资－社会资源）而行动方面，无须权衡得失，总是会放在日常事务中常规对待（4分）。

（6）信仰层意义，务必会全力以赴、首当其冲、不可或缺，是日常最紧急而重要的事务（5分）。

四、饮食营养生活系统状态评定

按照生活系统与身体系统的协同原理，建立协调目的、运行、控制三层的评定分析模型，形成系统状态的评定技术。

（一）饮食营养生活系统目的调适评定

1. 生命活动系统的主要矛盾，系统目的协同需求

比如在身体遭遇恶性肿瘤、重大疾病、危及生命的严重身心功能问题时，生活系统需要协同调适"目的、目标"层改变。

2. 系统目的协同标准

依据身体系统的结构和功能改变，建立具有辅助支持功能维护、预防损伤、治疗作用、康复作用的系统目的和具体目标，比如在摄入系统功能残障后的出院、居家段干预活动开启时，饮食营养生活在残障代偿支持、再损伤预防、残存摄入功能和有待代偿新增功能的治疗和康复、再损伤治疗和康复方面的目的和具体可衡量目标的设定，这一设定内容即为系统协同目的的标准。

3. 目的协调表现

基于上述标准，测评实际的设定表现评分，形成协调表现定量评分。

（二）饮食营养生活系统运行调适评定

1. 与新建目的一致的运行协调要求

将新建目的和目标，转化为有待解决的具体运行问题的要求标准，即运行协同调整要求，比如摄入行动中的食物营养素准备行为、摄入过程进食达标行为以及摄食行动中知识、技能、工具条件、态度和信念具备等。

2. 运行协调表现

基于上述标准，测评实际的设定表现评分，形成协调表现定量评分。

（三）饮食营养生活系统控制的调适评定

1. 系统控制的调适要求

对于系统新目的和新运行要求，在原有稳态控制机制优化基础上，新增医学干预智慧行为的控制机制和相关衡量标准。

2. 系统控制的协调表现

基于上述标准，测评实际的设定表现评分，形成协调表现定量评分。

（四）评分办法

包括 3 项：①总体评分和分项评分；②基于标准设置观察项、观察方法、和评分办法；③形成评估报告和评分结果说明。

第四节 问题描述技术

CFB 健康状况诊断的结果中，问题描述是核心部分，其矩阵式诊断描述包括 P（问题）、E（原因）、S（症状和表现）3 部分，整体结构具有"一个命题五靶点"特点。

P（problem）：问题描述，问题为 CFB 标准术语（一个 CFB 分类类目）。

E（etiology）：原因模型 A，包括 Ei（诱发/直接因素）、Ep（前置/背景因素）、Em（介质/媒介因素）。

原因模型 B，包括 En（本体因素）、Eo（客观因果，非个体主观因素的问题原因）、Es（主观因果，由个体生活、行为、心理因素导致的问题原因）。

S（signs/symptoms）：主客观表现，包括 Ss（主观表现）和 Sm（客观表现）。

诊断描述的操作步骤：

基于所发现的事实异常情况，从异常情况的领域和属性出发，找出其中的健康状况异常命题，并且以问题的形式进行最简短的表述，即问题的明确描述。

要点：

1）异常的事实情况

比如发现一个人在一个阶段里体重下降，食欲异常，摄食量减少，这种下降并非计划的减重行动，此时根据这一事实在个体生命活动系统的领域和性质，大致可以确定为饮食营养生活系统问题或身体结构成分问题。

2）问题的明确原则

从更接近问题发生的事实原因出发，选定"能量摄入异常"的健康状况命题，具体则是：在特定时间窗内的"P：能量摄入不足"问题。

3）问题明确后的原因和表现明确

[P：能量摄入不足]问题的饮食营养生活系统本体因素：是否系统目的故意改变？是否运行中异常情况？与系统控制（本能食欲、习惯习性和饮食模式、主观调控）的关系？与客观因素的关系（食物提供、导致食欲异常和摄入功能损伤的相关因素）等归因调查或检查；其中，所有的检查和调查都需要针对具体事实，并有相应的检查单记录、调查记录等证据。

4）形成描述结果

形成描述结果并进行逻辑检验，形成逻辑自洽避免逻辑错误。

逻辑句型 A：

在 t（   ）时段内，问题（术语）发生（或者未能正向改变）的本体诱发因素是（   ），前置因素是（   ），媒介因素是（   ）；具体的表现分别为：Ⅰ、……Ⅱ、……Ⅲ……

逻辑句型 B：

在 t（   ）时段内，问题（术语）发生（或者未能正向改变）的本体因素是（   ），客观因素是（   ），主观因素是（   ）；具体的表现分别为：Ⅰ、……Ⅱ、……Ⅲ……

示例一：

个体×××，男46岁，去年12月份查出血糖高，还因此住院1周多，其间通过与医生的积极配合，整体的降糖效果尚好，自诉那段时间心理比较重视，对自己的生活和行为也比较自律，基本上可以按照医生的医嘱来行动。随着时间的推进，血糖一直都能得到很好的控制，后来逐步将胰岛素也停用，单纯性地靠口服二甲双胍可以基本上控制到正常。

大概2个月以来，因为工作原因，初步建立起来的遵医嘱行动被放弃，表现为吃饭时间不确定，经常要应酬客户，刚开始还能拒绝喝酒，后来实在推辞不过就开了酒戒。在此期间血糖的波动也开始紊乱，尤其是早上的空腹血糖要比前段时间高0.5～1.0，情绪也因此而变得焦虑不安，基于上述情况，在专业人士的帮助下进行如下自助诊断描述：

t＝迄今为止2个月以来。

P：血糖控制行为不佳。

E：控制行动所需的信念维持缺乏支撑（正向精力耗散而未能持续补充、负向作用无法消减）；客观上控制行动的负面压力过大；主观上控制行动无法融入生活习惯、生活兴趣、工作模式中。

S：控制任务执行率低下、相关生活习惯失控（睡觉、吃饭时间经常不规律，熬夜，饮食控制任务，运动量设定值），血糖控制信念下降、晨起空腹血糖明显增高、由血糖不稳定造成心情焦虑不安等。

示例二：

男，42 岁，主诉近 1 个月来体重明显增加（3kg）。①功能检查：BMI：30.8kg/m²，体成分、体脂率 35%，内脏脂肪比率 21%，血脂异常、血糖异常、脂肪肝；②生活调查：酗酒、缺少运动、外餐多、饭量大；③行为调查：健康问题解决的方法学素养行为评分 1 分（满分 5 分）、体重干预活动行为评分 1 分（满分 5 分）；④环境因素检查：家庭健康干预活动要素具备评分 1 分（满分 5 分）；主动健康行动的环境条件评分 1 分（满分 5 分）。基于上述情况，在专业人士的帮助下进行如下自助诊断描述：

t = 迄今为止 1 个月以来。

P：体重过快增长。

E：能量摄入过多，饮食营养生活、运动生活失控，针对体重控制的干预活动行为非适宜，干预活动的要素缺失，主客观效能低下。

S：1 个月来体重明显增加（3kg）。①功能检查：BMI：30.8kg/m²，体成分、体脂率 35%，内脏脂肪比率 21%，血脂异常、血糖异常、脂肪肝；②生活调查：酗酒、缺少运动、外餐多、饭量大；③行为调查：健康问题解决的方法学素养行为不足、问题解决的活动行为非适宜；④环境因素检查：家庭健康干预活动要素具备不足；主动健康行动的环境条件不佳。

示例三：

孙××，女，45 岁，主诉：2 年来大便干燥，常便秘，身体炎症多发，口气不佳。①功能检查：排便情况异常（每周 1～3 次，不规律）；布里斯托大便评分异常（干结）；下颌淋巴结肿大；蛋白质、脂肪、碳水化合物消化功能下降；免疫检查 IGG 升高；关节炎、偏头疼、鼻窦炎、哮喘等慢性炎症伴随。②生活检查：膳食纤维摄入不足、精加工高热量食物摄入比例过高、饮食生活与功能调适评分 <2 分。③行为检查：健康问题解决的方法学素养行为不足、肠道微生态干预活动行为评分 1 分（满分 5 分）、活动要素具备评分 1 分（满分 5 分）；自助诊疗业务参与信念评分 1 分（满分 5 分）。④环境因素检查：肠道微生态居家干预活动要素具备评分 1 分（满分 5 分）；主动健康行动的环境条件具备评分 1 分（满分 5 分）。基于上述情况，在专业人士的帮助下进行如下自助诊断描述：

t = 迄今为止 2 年来。

P：肠道微生态异常。

E：非适宜的食物营养素摄入 + 蛋白质、脂肪、碳水化合物消化功能下降；饮食营养生活失调控，针对肠道微生态异常的干预活动行为非适宜、干预活动要素缺失。

S：2 年来大便干燥，常便秘，身体炎症多发，口气不佳。①功能检查：排便情况异常（每周 1～3 次，不规律）；布里斯托大便评分异常（干结）；下颌淋巴结肿大；蛋白质、脂肪、碳水化合物消化功能下降；免疫检查 IGG 升高；关节炎、偏头疼、鼻窦炎、哮喘等慢性炎症伴随。②生活检查：膳食纤维摄入不足、精加工高热量食物摄入比例过高、饮食生活与功能调适评分 <2 分。③行为检查：健康问题解决的方法学素养行为

不足、问题解决的活动行为、活动要素具备评分未达标；自助诊疗业务参与的信念不足。④环境因素检查：家庭健康干预活动要素具备不足；主动健康行动的环境条件未具备。

示例四：

蔡××，男，67岁，主诉：壶腹癌术后50d，体重快速下降超过15kg。①功能检查：前白蛋白230mg/L（正常值280～360mg/L）、白蛋白30g/L（正常值35～51g/L）、血红蛋白110g/L（正常值120～165g/L）、贫血面容；布里斯托大便评分异常（腹泻型）；蛋白质、脂肪、碳水化合物消化功能下降；②生活检查：能量蛋白质摄入不足、膳食纤维摄入不足、饮食生活重适应调适状况评分＜2分（满分5分）；③行为检查：术后居家"残障失代偿再损伤"干预活动行为评分1分（满分5分）；健康问题解决的方法学素养行为评分1分（满分5分）；④环境因素检查：居家干预活动要素具备评分1分；主动健康行动的环境条件评分1分。基于上述情况，在专业人士的帮助下进行如下自助诊断描述：

t = 出院后至今50d。

P：居家干预活动行为非适宜。

E：术前和住院期的院后居家干预活动的咨询和服务缺失（前置因素），壶腹癌术后残障失代偿再损伤的居家规范化干预活动"知信行"不足（诱发因素）；市场相关服务缺乏（介质因素）。

S：术后50d，体重快速下降超过15kg。前白蛋白230mg/L（正常值280～360mg/L）、白蛋白30g/L（正常值35～51g/L）、血红蛋白110g/L（正常值120～165g/L）。能量蛋白质摄入不足、饮食生活重适应调适状况评分1分（满分5分）；术后居家"残障失代偿再损伤"干预活动行为评分1分（满分5分）；健康问题解决的方法学素养行为评分1分（满分5分）；居家干预活动要素具备评分1分；主动健康行动的环境条件评分1分。

第五节　诊断揭示技术

在问题明确阶段将"问题、原因、表现"的内在机理及动态变化情况进行全面揭示，以期达到问题解决者全体对此机理的深刻认识，从而纠正问题解决过程的方法和手段错误，就是CFB诊断中的揭示技术。

在问题明确阶段将"问题、原因、表现"中容易被问题解决者忽视的因素以及导致问题难以根本性解决的隐匿性因素予以充分地暴露，从而让问题解决行动能够抓住主要矛盾的技术就是问题诊断中的暴露技术。

任何一个问题的发生，都有其问题所属领域的基本因果因素，也有其外延系统的因果因素。比如一个摄入功能问题，胃的消化功能问题，其问题所属领域是胃的组织和器官结构与功能运行情况，这一层的因果就是组织和器官结构的损伤因素和功能过程的内(功能运行内部因素)外(食物相关因素)影响情况。外延情况就是生存活动各方面的情况和对胃部功能的保健行为和问题处理行为情况，以及医疗文化因素对生活和行为的影响情况等。

一、诊断揭示技术原理

以下以生理系统的一个功能问题为例来说明诊断揭示的技术。

1. 案例

患者王××，男，52 岁；45d 前因胃癌(早期)行胃大部切除术，出院后相继出现进食量不足、体重/瘦体重(人体成分检测)下降、普食不耐受反应、机体验证免疫检查异常(IGG、IGM、IGD)，术后随访发现上述问题后，推荐进行居家"胃大部切除术后残障失代偿再损伤"居家干预活动服务，患者未采纳，只要求解决"吃不下、吃不好"的问题。本小组(MDT)于 2 周前按照"胃大部切除术后残障失代偿再损伤"的居家 O2O 动态诊疗业务并启本次诊疗活动。结合一系列的常规诊断检查和常规性的"食物营养素治疗、饮食营养生活调适的数字治疗、活动行为宣教和咨询"综合干预治疗发现，形成如下诊断：

P：胃摄入功能残障失代偿再损伤；t = 迄今为止的 2 周以来。

E：胃大部切除术后居家功能残障干预活动要素缺失；非适宜的"食物营养素治疗 – 营养生活调适、活动行为、居家干预活动要素具备"主观因素。

S：蛋白质胃内消化能力下降，常量整蛋白食物摄入中出现不耐受反应和免疫异常；蛋白质摄入不足、机体瘦体重分解；客户端对包含"食物营养素治疗、营养生活调适、主体效能干预、家庭动态诊疗环境建立"等内容的干预活动方案不采纳；问题解决在本轮诊疗循环中无进展。

2. 诊断揭示

1)问题的本系统发生机理

(1)胃大部切除术后胃的组织、结构和胃功能残障(手术史事实)。

(2)残障失代偿：常量整蛋白食物摄入中出现不耐受反应和免疫异常(检查证据、事实)。

(3)再损伤：蛋白质摄入不足、机体瘦体重分解。

2)问题的外延系统(生活和行为系统、环境因素系统)相关机理

对于可预知的"残障失代偿、再损伤"问题，完全可以通过"食物营养素摄入"调适来治疗，从而避免"不耐受反应和免疫异常"以及"蛋白质摄入不足、机体瘦体重分解"。但从术后到本期诊疗期间，已经历时 1 月余，失代偿和再损伤的危害一直未能被有效避免(检查证据、事实)，主要原因是主体方在问题解决的方法采纳中存在"认知、态度、信念"原因的行为障碍(活动行为记录证据、事实)，此行为问题的存在又和手术期间住院治疗中的活动行为干预不足密切相关(活动行为宣教调查依据、事实)。

3. 分析

外在损伤因素作用于组织结构或功能运行，这些因素可能是食物相关因素、药物因素、毒素作用或创伤因素等。也可以是其他机体功能紊乱导致的功能运行和结构损伤。本案例是手术治疗造成的残障。然而在残障后的代偿期，失代偿和再损伤的发生则不单单是生理系统的问题，它们都涉及主观生活因素、行为因素以及生活和行为背后的心理活动因素的影响。另外，住院治疗活动期间对于可明确预知的"胃大部切除术后残障失代偿再损伤"和"居家干预活动（五有）行为障碍"两大问题，现行（我国）医院的健康教育显然没有起到应有的效果。

通过本诊断揭示，让包括主体方在内的治疗团队，正确认识此问题发生和改变的生命活动系统运行规律层"真相"，重视起主观"认知、态度、信念"因素的行为障碍干预，如此方能抓住问题（矛盾）解决中的"内因是变化的根本"因素，然后再调适外因（干预方案），通过内因彻底纠正和解决问题。

二、诊断揭示小结

对问题的发生和变化，从问题的领域和性质出发，在原理层进行机理机制的阐述和解释，其过程使用事实证据来进行，就是揭示。这样的揭示能够让被诊断者建立正确的理论认识，从而在问题的认识上形成科学认知，消除认识错误和障碍。

在健康问题发展中，原因通常包括主客观因素，这两种因素都能分别成为独立因果因素。但在问题的动态变化中，解决方法和手段的正确与否影响巨大，主观因素的正向作用是问题解决的内因，因此主观因素在问题的变化中居于主导地位。

揭示问题发生和变化现象在生命活动系统运行规律中的真相和本质，是 CFB 诊断中揭示环节的价值和意义。通过事实证据揭示出规律层真相即原理，来对问题解决者全体在问题解决的认识环节形成正确的认知世界观信念，从而使得问题的解决走向尊崇规律的正确道路，避免被表象误导而误入歧途。

揭示要点：①用证据建立信念，揭示原因之间的逻辑关系，分析主要原因。②从生命活动系统的三大子系统出发，揭示问题的"发生、存在、改变"机理。③用充足的检查信息证据构成完整的证据链来解释和揭示机理。④检查矩阵化诊断的系统性逻辑和内在机制的合理性和科学性。

第六节　诊断暴露技术

健康问题的发生和变化中，往往存在长期性的隐匿性情况，这种隐匿性在干预服务方和被干预者主体方都会不同程度地存在，比如上文案例中的"残障失代偿再损伤"诊断，对于主体方行为因素在"残障失代偿再损伤"的作用，作为住院治疗活动的医疗服务方显然没有引起足够重视，而这种重视需要从医疗文化、价值行为、政策体制上进行改革，然而当前这些改变的行动还远远不够，这就是一种问题的隐匿性，它隐匿于医疗行业在患者主体效能行为干预的科学范式缺陷中，不予以充分暴露，就不能引发行业内部觉悟，也不能亡羊补牢地及时纠正，由此形成的态度和信念，势必又影响到患者方的态度和信念，形成恶性循环。主体方在健康问题解决中的主观因素，同样具有极高的隐匿性。在长期的疾病医学"身体系统健康干预"医疗价值观影响下，对于患者方在全病程治疗活动中的行为表现，无论预防医学还是临床医学都没有考虑患者方正确行为产生所需的方法学知识、技能、工具条件和环境氛围、支持和服务条件、医保报销政策等方面的正向影响因素要求，反而是一系列的负向因素牢固地影响着患者，这就导致患者在复杂而长期性的健康问题解决中的错误行为反复出现且难以纠正。上文案例中的"残障失代偿再损伤"问题，如果要从根本上解决，在现行我国医疗体制下，必须从患者方的主体效能行为入手，抓住活动和参与行为障碍这一"主要矛盾"，反复而彻底地暴露问题隐匿的主客观因素，激发患者方尊崇事物运动规律、生命活动系统规律以及健康干预方法学规律等的信念，如此才能在外因通过内因起作用的原理下，调动主观能动性来解决问题。

一、现象暴露

(一)对明显可预知"问题、原因、表现"未采取预防措施的现象暴露

对于因消化道手术而存在出院后"残障失代偿再损伤"的患者，其"问题、原因、表现"的可预知是显而易见的，但大多数患者都走向了错误的方向，发生了严重的干预活动行为错误，并且造成了"寿命缩短和生存质量下降"的严重后果。如何暴露这种问题和严重后果中的隐匿性问题，是医患双方都必须重视的现实。

(二)问题无法遵循方法学原理而被解决的现象暴露

对于消化道手术出院后"残障失代偿再损伤"患者，及早地开启"要素齐备的居家干预活动"业务，是这一问题沿着科学方法途径而被最优化解决的正确选择，然而，阻碍这一正确选择的因素很多，这些阻碍因素就是让正确选择无法做出的隐匿性因素。

假设：

(1)消化道手术出院后"残障失代偿再损伤"问题的发现，被列为客户端每天必须监测的"自助诊断任务"。

(2)医务人员为客户端提供了执行这项"医疗任务"的操作系统、适配工具、云医生伴随性的咨询指导服务。

(3)在问题被发现后能够及时引导患者及其家人对问题的解决方法、主体方内因要素、客观环境要素、解决行动的过程管控要素等进行一一解析和咨询。

(4)及时消除患者方选择正确行动的各种障碍，包括知识障碍、技能障碍、态度障碍、信念障碍、认知障碍、环境因素障碍等。

(5)上述各步骤被医疗方纳入全病程治疗活动行为干预的服务中，并且以治疗文化

价值感、业务技术标准、业务行为规范、价值链经营规定等形式被巩固在业务模式中。

基于上述 5 条假设，反过来就能看到问题无法沿着科学方法途径而被解决的种种现象，暴露这种现象及其背后的隐匿性因素，都是诊断暴露工作的任务内容。

（三）客观因素的负向作用现象暴露

在长期而艰巨的健康问题解决中，医疗文化价值观、价值主张、价值生产和经营活动行为等，对问题的解决进程和效果往往也具有决定性作用。在癌症和常见慢性病的治疗领域，对比我国和西方发达国家在治疗活动业务模式中的价值观、价值主张、价值生产和经营活动行为就会发现，我国当前的主流医院（公立医院）的医疗价值链存在明显不足，这种不足反映在个体的干预活动环境因素中，成为全局疗效提升的巨大障碍，将这一障碍暴露出来，引起全体干预者的清醒认识，从而能列为干预活动中的一个咨询干预的重要靶点，这是诊断制导作用的一种重要价值体现。

表 4 - 8　价值文化与行为比较

项目		西方发达国家	我国
临床干预活动业务	专业人员配置	有	有
	干预活动技术规范	有统筹和方案咨询	无统筹和方案咨询
	住院治疗活动服务 居家/社区治疗服务	基本医疗保障 随访服务	基本医疗保障 随访服务
行为/心理干预活动	专业人员配置	有	无
	干预活动技术规范	有统筹、方案、实施规范	无统筹、方案、实施规范
	住院 H to 居家 H/社区服务收费/业务内容	医院咨询费市场定价 服务种类多/内容丰富	医院咨询费科目非市场化 服务种类和内容匮乏
生活（营养）干预活动	专业人员配置	有	无
	干预活动技术规范	有统筹、方案、实施规范	无统筹、方案、实施规范
	住院 H to 居家 H/社区服务收费/业务内容	医院咨询费市场定价 服务种类多/内容丰富	医院咨询费科目非市场化 服务种类和内容匮乏
价值生产和经营活动的总体比较		三类价值齐全的生产和经营活动、价值链/产业链/供应链先进	只有临床一类价值的生产和经营活动，价值链/产业链/供应链落后

（四）价值扭曲现象暴露

在 CFB 环境因素问题分类中，医疗服务定价政策属于体制因素，这种体制因素所产生的行业行为，尤其是医疗机构和医生的市场业务行为，对个体产生了巨大的环境影响，比如我国的医疗收费中，医务人员的咨询费收入严重压低，在民众高度依赖公立医院的现行就医环境下，一方面医院和医生不愿意提供咨询服务，另一方面全民忽视和排斥咨询服务，由此导致我国民众在健康干预活动中的消费行为严重背离价值规律，形成全面价值扭曲。

现象：对于罹患重大疾病患者全病程治疗活动的总体最佳疗效路线图，作为服务方不愿提供这方面的统筹咨询服务，作为受益方缺乏需求且不愿消费，由此造成全病程干预活动中的主体效能严重低下，患者方在全病程干预活动中的行为混乱，充斥着明显违背科学规律的种种盲行和错误行为，这种让患者精神智慧力量和社会生存力量被严重忽略和罔顾的现象，是诊断暴露的又一重要方向。

对于院后居家和社区干预活动的主题内容、诊疗计划、业务条件具备要求和要素保障措施等干预活动的方案设计，对于重大疾病患者的全局总体疗效而言至关重要。然而，由于收费科目限制，医院普遍不提供此项业务，大众几乎也都没有此项需求，于是就发生了价值严重扭曲的普遍现象。

（五）常见错误行为导致问题恶化的现象暴露

对简单问题的发现忽视、问题明确的操作忽视、问题原因（包括问题长期无法解决的主客观原因）和表现的动态变化明确忽视等，是个体健康行为中常见的健康问题明确阶段的错误行为。比如癌症患者在围手术、围化疗、围放疗期间常见高发的"能量摄入不足"问题，从问题出现到酿成严重的并发症（营养不良、创伤愈合延迟、肠瘘、吻合口瘘、肌少症、肺部感染、肠源性感染等）和不良结局（寿命缩短和生存质量下降），其间存在医患双方对问题明确的操作忽视、问题原因（包括问题长期无法解决的主客观原因）和表现的动态变化明确操作的严重忽视。

医学是解决健康问题的应用科学，而不是只能解决疾病问题的应用科学，诊断只是发现和明确健康问题的称谓术语，能否及时发现、动态描述问题及其背后主客观原因的变化特征，对于精准制导的诊断作用而言其价值是不言而喻的。然而，把诊断曲解为一诊定终身的疾病专用，从而让"能量摄入不足"类问题长期发酵最终酿成严重危害，其间医患双方均无人问津也无动于衷，对于个体的主动健康而言这是极为不明智的行为，暴露这种极具普遍性的错误行为意义巨大。对于服务方而言在发现和纠正医学的科学范式错误方面无疑也是极具意义的行为。

不诊而疗的疗法应用行为错误，是许多健康问题长期无法解决的又一常见现象。比如针对最常见的心理认知问题，无论专业人士还是普通民众都会热衷于各种干预疗法的应用和品评，但却罔顾认知错误的问题发现和明确、问题出现和改变的主客观原因和表现的动态变化特征等认知问题应有的动态诊断，对于这种明显违背方法学原理的错误行径的暴露，对全民科学素质的提升意义重大，落实到个体而言，这种暴露对其方法学素质的提升意义重大，这种素质提升最终会在其主动健康行为和主体效能表现中显现出长期受益的价值。

参与障碍是一种在干预活动中投入自身时间、兴趣、情怀、注意力、正向态度和信念等精神力量、财力和社会资源的行为问题，暴露这种不投入或投入不足的现象，是抓住问题解决内因的重要举措。

主体效能低下或者主体负向、反向效能，是主体在自己健康干预活动中的常见错误行为，这种错误往往源于知识匮乏、知识错误、能力不足、工具和技术条件限制、咨询服务缺乏、主观能动性的习性养成不足等，比如癌症患者在术后残障代偿期对其饮食营养生活系统进行重建中的主体效能作用发挥，就会受制于上述因素。将个体的主体效能问题典型表现及其背后常见心态因素、客观环境因素予以充分的曝光，从而触发个体的态度和行为转变，是从内心唤醒个体对其问题进行明确的诊断作用。

系统思维和系统认识不足，在个体应对处理其健康问题中常常导致错误发生，比如肥胖症患者往往无法对其肥胖症进行生命活动系统层的认识，无法系统地看待生理系统、心理活动系统、行为系统、生活系统、环境因素系统等方面的密切关联，也无法走向系统知识学习和方法手段技能发展的正确方向，大多数人毕其一生都徘徊在盲人摸象式的体重干预活动中，在体重上上下下的波动中劳而无功，被急功近利和急于求成的心理所驾驭，在追逐体重指标（现象/症状）改变中偏离了系统性干预的规律遵循。对系统思维和系统认识不足现象的暴露，在个体应对各种健康问题中养成正确行为意义重大。

二、常见问题暴露技术

暴露疗法是心理学中的一种干预方法学技术，它通过对个体刻意回避的心理问题如恐惧严重不适感、厌恶感、应激源等的反复刺激，让个体对这些刺激的反应敏感度和强度恢复正常，从而解决其中的心理问题。可见让刻意回避和隐藏的问题无须回避和隐藏，是此种暴露疗法的技术原理。

用通俗易懂、显而易见、喜闻乐见、丰富多彩的素材形式，来达成对隐匿性问题的彻底暴露，使其昭彰于天下而人人尽知，刚一出现即刻就被大家识别，被周围人和环境监测所警觉，形成藏无可藏、无法掩盖、无须回避的真相大白，从而让所有人都能清晰而明确地认识并能采取正确方法处理，是暴露技术的作用要点。

1. 功能问题的隐匿性特征和暴露技术

残障后功能失代偿再损伤，是外科和恶性肿瘤患者最常见的功能问题，比如胆囊摘除后的胆汁浓缩功能的失代偿，导致脂肪消化中的乳化环节无法被其他功能弥补而代偿，即失代偿。这种失代偿导致的功能再损伤包括脂类营养素消化不良、吸收障碍、营养素缺乏症、肠道微生态环境损伤、肠道炎症免疫失衡等问题的继发。同理，在食道、胃、十二指肠、空肠回肠、结直肠、肝脏和胰腺等器官残损中，都会发生相应的营养素消化不良、吸收障碍、营养素缺乏症、肠道微生态环境损伤、肠道炎症免疫失衡等问题的再损伤。然而由于疾病医学缺乏对此类问题的诊断习惯，通常会用"某某手术的术后"来做定性诊断，这样的诊断的后果是让再损伤的发现和明确无法完成，从而促成再损伤的隐匿。

功能问题的暴露内容：

1）残障后功能失代偿再损伤，表现和后果

对再损伤的症状和表现缺乏认识，价值和意义重视不足。

2）错误认识和错误的处理信念

缺乏对再损伤表现的观察、监测和检查行为，对这样的任务态度消极，对问题诊断和解决中所需投入的时间、精力、物资不以为然，不愿投入。

首先要暴露问题在本诊断周期内的"发生、存在、改变"客观情况，影响及潜在影响；其次要暴露问题未被主体及其家人"充分认识、未采取积极应对态度、缺乏改变信念、非适宜应对表现"等方面的行为问题；第三要暴露问题应对解决中主体及其家人的"技能不足、行动效率不足、方式方法错误、支持性环境因素不足"等现象；上升到生命活动整体健康的应有的高度，暴露问题的严重影响。

3）暴露方法和手段

用"图像化、口号化、歌曲化"等艺术表达形式，在短时间内触动人心，并且牢记于心的一种技术，以消除忽视客观存在的健康问题的投机心理。

2. 能量摄入过多问题中的暴露

能量摄入过多是一个营养问题的诊断术语，不要小看这个问题，它可是一切超重和肥胖的起点！也是许许多多代谢性疾病的元凶！能力摄入过多是最基本的"未病"！

治未病是"认识论"，有这种认识论的人众多，但是觉悟到用医学方法论行动者寥寥，你在哪一拨？采纳医学方法论的行动中，对四大方法论分类诊断、疗法、诊疗循环行动管理、医学干预活动开展的掌握应用情况，可以再将人群分成几个群组：

第一群组，不诊而疗。

99%的人一生中对待像能力摄入过多这种问题时不诊而疗的现象较为显著。

第二群组，无动态精准诊断指下诊疗循环行动管理的治疗。

认为能量摄入过多很简单，知道后注意就可以了的人，属于这一类。

第三群组，无医学干预活动规范化自助开展的方法应用。

从不把能量摄入过多放在眼里，然后走到超重以至肥胖时，仍然处在低效率的无序活动状态者，比比皆是。

第四组，遵循四大医学方法论有效行动的人群。

能够针对能量摄入过多认真进行 1 周或 2 周 1 次的动态化医学精准诊断（系统性/规范化），在此动态精准诊断的"制导"下，采纳适宜的营养、宣教、咨询、协调等疗法组合方案进行治疗，建立有过程步骤质控标准和记录要求的行动管理，必要时采用医学干预活动方法等等，这样的所作所为者……从能量摄入过多走到超重肥胖代谢紊乱，反映着一个人、一个家庭、一个社会的众生相，拍摄记录这样的景象，就是生动的现象！能量摄入过多问题简单，但原因却一点也不简单！

诊断知识的素养水平不足，无法看见其"症状和表现"，无法看见"层层原因和同层多因"，无法理解"问题隐匿"的特征，无法应用个人和集体智慧进行"科学应对"，终成对医学精准诊断的群盲者。

3. 缺乏系统思维的暴露

著名系统思考专家、美国麻省理工学院教授约翰·斯特曼（John Sterman）的研究表明，人们用来指导自己决策的心智模式，在应对系统的动态行为方面具有天生的缺陷。

人们通常持有一种基于事件层面、因果关系而非回路的观点，而忽略了反馈的过程，意识不到行动与反应之间的时间延迟，在交流信息时也未能理解存量和流量，并且对于在系统进化过程中可能改变反馈回路强度的非线性特征不敏感。因此，可能产生"系统思考缺乏症"的5种典型症状：

1）只见树木，不见森林

在慢性病和肿瘤的全病程治疗活动中，就是只见临床目的（病症，手术，化疗，放疗），不见功能病因、生活病因、医学行为问题和医学行动支持问题。

只看眼前，不看长远；在慢性病和肿瘤的全病程治疗活动中，表现为：一方面是处处都在应付"紧急危重"问题，总是临时抱佛脚；另一方面总是做表面文章，对于生活病因和营养问题、功能病因和慢性损伤与残障、行为问题和环境问题这些影响深远的问题通通看不见、不关心、不采取行动。

2）只看现象，不见本质

别人能看见的表面现象，自己也能看见，而疾病中的功能、营养、环境、医学知识素养和科学素质、医学行为等本质问题，看不见或视而不见。

3）头痛医头，脚痛医脚

跟着危重紧急转，不能进行系统而深入的思考！

4）本位主义，局限思考

临床医学只看到病，看不到功能问题，看不到全病程中患者方的错误治疗行动问题，看不到正确治疗行动，医学行动的支持问题。

P：系统思考缺乏症，你有吗？建立系统思维，纠正线性思维。

知识须知（参考）：

1）心智模式和决策

每个人做出的决策都不是平白无故的，都会有一套它自己的决策系统在里面，好坏对错、是非曲直都有自己的评判标准，这个决策系统就是心智模式，所以决策系统的高低会直接影响一个人的决策行为，进而影响最终的结果。

2）非回路

我们会相信因果关系论，认为某一种结果必定是某一种原因产生的，但事实并非如此，因果之间不是单纯的一条线而是一个回路，会有正逆循环。

3）反馈和时间延迟

当我们付出行为都希望有结果，不论好坏，我们都希望能够及时看到，但现实并非如此，输入行为和输出结果之间一定会存在反馈延迟的，当一个系统越复杂它的反馈延迟就会越久，所以我们很多时候因为看不到反馈而放弃。

4）存量和流量

储存和流动，是两个非常重要的指标，在各个领域都会因为这两个指标而产生不一样的结果，不同的领域需要关注这两个指标的权重不一样。

5）反馈回路强度

每一个回路会有几个元素在里面，元素和元素之间的关系是影响这个回路强度的关键因素，改变元素之间的关系会对反馈回路的强度造成很大的影响，改变元素也会产生影响，影响的大小取决于这个元素的重量级。

三、示例：胃癌术后功能诊疗中的行为问题暴露

全胃切除、远端胃切除、近端胃切除术后的患者常见近期和远期的并发症。近期并发症：胃出血（常见于吻合口出血）、吻合口瘘、肠梗阻、感染（常见肺部感染、切口感染）；远期并发症：胃瘫（常发生于术后开始进食或饮食结构发生改变时，常有腹胀、胸闷、上腹不适等症状）、胃倾倒综合征、反流性食管炎、吻合口狭窄、营养不良和贫血。以上问题，严重影响患者康复周期、生活质量和生存周期。

案例：

杨××，男性，73 岁，身高 171cm，体重 48kg，主因进食哽咽感，伴食欲缺乏、乏力、间断排黑便，就诊于三甲医院进行相关检查后确诊为胃 CA，后行全胃切除术，术后约 1 个月，进食量减少 60% 以上，体重下降 10kg，出现上腹轻度疼痛、口干、腹泻等症状。术后 2 个月体力活动下降、精神不振、体重进一步下降伴焦虑，复查生化指标提示：贫血、免疫功能下降、蛋白质合成代谢异常、电解质紊乱等。

患者的上述情况严重影响了后续的化疗计划，在医生建议进行居家"功能残障"干预活动以改变身体的整体功能和营养状况后，患者随即接受此项服务。在健康诊疗医生为患者进行干预活动统筹咨询和干预方案定制中，患者及其家人对咨询服务的消费存在障碍，对于主动健康行动所要求的方法学素养要求接受勉强，对于活动参与的投入要求理解困难，对于居家干预活动要素具备存在疑虑。后经耐心的行为宣教和咨询干预，再加上主动健康操作系统的应用，患者的健康行为逐渐转好，功能和营养干预效果开始明显好转。经过一个周期的健康诊疗服务，患者饮食量达到需求量的 80%，体重保持基本稳定，胃肠道不适症状基本消失，精神、体力明显改善，以下是患者的功能诊断。

t = 胃癌术后至今。

P：胃癌术后功能残障失代偿再损伤。

E：摄入功能残障引发营养失衡导致分解代谢大于合成代谢，家庭自助干预的能力和技术条件缺乏，干预活动要素具备的态度和信念障碍。

S：体重下降 10kg，贫血、免疫功能下降、蛋白质合成代谢异常、电解质紊乱等。

对咨询服务的消费存在障碍，对于主动健康行动所要求的方法学素养要求接受勉强，对于活动参与的投入要求理解困难，对于居家干预活动要素具备存在疑虑。

现象暴露：

1）问题应对解决中，科学方法的应用行动态度、信念、行为状况表现

认为手术很成功，医生交代术后的一些不适是正常的症状表现，回家后只需要加强营养等就没有问题了。回家后身体出现一些不适时通过"抗、熬、自我暗示"希望能够好转。结果往往是饮食越来越差、越来越少，体重一天天下降，各种不适症状逐渐加重。

问题分析：缺乏科学的系统性思维，缺乏从全病程、全生命周期角度系统性的规划。胃切除后，其功能的残障或缺失后势必会带来生理功能系统失衡后的功能损伤，

在失衡到功能重建的过程中，没有正确的应对知识和能力，没有治疗活动开展所具备的支持性环境，就无法采取积极的行动，导致功能损伤越来越重，最终使生活质量下降，甚至威胁生命。

2）任务及工具使用方面的普遍性/典型性现象

回家后不知道吃得够不够、吃啥、如何运动等康复治疗；也没有专业的人员和工具帮助患者发现健康问题。

问题分析：院后缺乏日常健康状况干预目标和记录的工具；缺乏专业人员对生活系统中的不良习惯、习性进行专业的指导，疾病发生的原因不能被干预，导致生活问题、功能损伤问题、支持性环境问题以及行为问题不能被及时发现、诊断和治疗，最终导致疾病的复发。

3）方法技巧应用方面的普遍性/典型性现象

偏听、偏信，自己或家人通过朋友、邻居、广告等途径"发现""××灵丹妙药"、"××人就是这个病，××神医给治疗后，效果特别好……"

问题分析：缺乏系统诊疗的思维，最佳的治疗效果，离不开患者积极主动的参与，离不开动态、系统性的明确问题是什么，针对问题，进行精准的治疗；离不开诊疗过程中效果管控评价。

思考：

1. 简述健康状况诊断检查技术的特征。

2. 简述健康状况的诊断描述、诊断揭示，以及诊断暴露技术的创新特征。

第五章 健康干预活动信息记录的书写

第一节 活动记录书写的基本要求

健康干预活动信息记录（EHIAR）是健康状况干预活动统筹规划、主题明确、开展实施、活动经营的系统记录；是医务人员根据问诊、调查、检查以及对异常健康状况的详细观察所获得的资料，经过归纳、分析、整理、书写而成的干预活动全过程的信息记录。记录不但真实系统地反映异常的健康状况，也直接反映活动开展的质量、学术水平及管理水平；不但为医疗、科研、教学提供极其宝贵的基础资料。也为健康干预活动管理提供不可缺少的信息。

对患者而言，活动记录是患者异常健康状况的发生、发展、判断、治疗和转归的全过程，是患者个人的健康档系，涉及患者的健康状况、民事权利、个人隐私等。

对医护人员而言，活动记录是对患者进行诊断、治疗等医疗行为的详细记录，反映医疗工作的实际情况，医务人员的工作责任心，通过活动记录可判断医务人员的技术水平、行为是非等。

在医疗方面，活动记录是医务人员正确诊断和决定治疗方案不可缺少的重要依据。现代医学的特点是群体参与性，没有准确明了的记录、详实的临床检查结果及处理方法，其他医务人员很难参与诊治。

在教学方面，一份内容完整的活动记录能够系统地反映出整个干预过程的全貌，是临床教学中极具生动性的数材，它的示教意义远远高出教科书和直接检查患者。

在科研方面，医学科学的目的是提高医学理论水平和寻求诊断及治疗方法。

通过对大量的活动记录资料的分析研究，可以得出新的经验，新的经验推广于临床产生的资料又存在于活动记录中，如此周而复始，促进健康诊疗医学的发展。研究某些健康状况的特殊性及一些少见和罕见健康状况的发生和发展，找出某些健康状况的预防和干预措施，减少某些疾病的发生率，从而达到真正促进人民健康的目的。

活动记录书写的基本要求如下：

一、内容真实，书写及时

健康干预活动信息记录（下简称：活动记录）必须客观真实地反映健康问题被诊疗的全过程，不能臆想和虚构。这不仅关系到活动记录质量，也反映出干预活动的规范与否。内容的真实来源于认真仔细的问诊，系统全面的检查，符合逻辑而客观科学的分析判断。

活动记录应按各种文件完成时间的要求及时书写。首次活动记录应于活动启动后24h内完成。各项记录应注明时间，一律使用阿拉伯数学书写日期和时间，采用24h制记录。

二、格式规范，项目完整

活动记录具有固定的格式，诊疗师必须按规定格式进行书写。例如：活动信息包括活动主题、活动目的、活动目标等。

（1）各种表格栏内必须按项认真填写，无内容者写"无"或画"/"。

（2）每张记录用纸均须完整填写眉栏（患者姓名，住院号，科别、床号）及页码，以避免与其他患者混淆。

（3）度量衡单位一律采用中华人民共和国法定计量单位。

（4）各种检查报告单应分门别类按日期顺序整理好归入活动记录。

三、表述准确，用词恰当

要运用规范的汉语和汉字书写活动记录，要使用通用健康诊疗医学的词汇和术语，力求精练、准确，语句通顺、标点正确。

（一）规范使用汉字

以《新华字典》为准，避免错别字。两位以上的数字一律用阿拉伯数字书写。

（二）活动记录书写应当使用中文和医学术语

通用的外文缩写和无正式中文译名的症状，体征、健康问题、药物名称可以使用外文。但为避免不必要的纠纷，除如"CT"等已为众所周知的外文缩写外，建议在诸如医患沟通记录、各类知情同意书、病危（重）通知书、出院记录等需告知患方有关诊断或诊疗方案的医疗文书中，仍应使用中文书写。

（三）健康状况诊断

活动管理、各种干预操作的名称书写和编码应符合《功能行为健康分类》与《健康干预活动分类》的规范要求。患者述及的既往所患健康问题名称和手术名称应加引号。

(四)字迹工整，签名清晰

活动记录书写字迹要清晰，工整，不可潦草，以便于他人阅读。

(1)活动记录书写应当使用蓝黑墨水或碳素墨水，需复写的活动记录资料可用蓝色或黑色油水的圆珠笔。计算机打印的活动记录应当符合活动记录保存的要求。

(2)各项记录书写结束时应在右下角签全名，字迹应清楚易认。

(3)在干预活动开启时，需要的"知情同意书"还应有患者或其授权人(法定代理人)签字。

(五)审阅严格，修改规范

上级管理人员有审查修改下级医务人员所书写活动记录的责任。

改并签名。审查修改应保持原记录清楚可辨，并注明修改时间。

(1)实习医务人员、试用期医务人员书写的活动记录，应当经过本医疗机构注册的医务人员审阅、修改并签名。审查修改应保持原记录清楚可辨，并注明修改时间。上级医师审核签名应在署名医师的左侧，并以斜线相隔。

(2)进修医务人员由接收进修的医疗机构根据其胜任本专业工作实际情况认定后书写活动记录。

(3)活动记录书写过程中出现错字时，应当用双线划在错字上，保留原记录清楚、可辨，注明修改时间，并由修改人签名。不得采用刮、粘、涂等方法掩盖或去除原来的字迹。

(六)法律意识，尊重权利

在活动记录书写中应注意体现患者的知情权和选择权，医务人员应当将治疗方案、治疗目的、检查和治疗中可能发生的不良后果以及对可能出现的风险和预处理方案如实告知患者或家属，并在活动记录中详细记载，由患者或授权人(法定代理人)签字确认，以保护患者的知情权。诊疗过程中应用新的治疗方法、输血、麻醉、手术等多种治疗手段，治疗中可能发生的不良后果，均需与患者或授权人(法定代理人)充分沟通，并将结果记录在案，患者对诊疗方法自主决定应签字确认，充分体现患者的自主选择权。在充分尊重患者权利，贯彻"以人为本"的人文理念的同时，医务人员也保存了相关证据，利于保护医患双方的合法权利。

(1)对按照有关规定须取得患者书面同意方可进行的医疗活动(如特殊检查、特殊治疗、手术、实验性临床医疗等)，应当由患者本人签署同意书。患者不具备完全民事行为能力时，应当由其法定代理人签字；患者因病无法签字时，应当由其授权的人员签字；为抢救患者，在法定代理人或被授权人无法及时签字的情况下，可由医疗机构负责人或者被授权的负责人签字。

(2)因实施保护性医疗措施不宜向患者说明情况时，应当将有关情况告知患者近亲属，由患者近亲属签署知情同意书，并及时记录。患者无近亲属或者患者近亲属无法签署同意书时，由患者的法定代理人或者关系人签署同意书。

第二节 活动记录书写的书写规范

一、健康干预活动初始信息

（一）一般情况

客户的一般情况包括姓名、性别、出生日期、年龄、孕周(怀孕的妇女填写，填写实际的孕周)、国籍、民族、身高、体重、BMI、身份证、职业、电话、婚姻、出生地(写明省市县)、籍贯(写明省市县)、现住址、配送地址(农村应记录到村，城镇应记录到街道门牌号码)、付款方式、联系人姓名关系、地址、电话、健康信息陈述者(代述者应注明与客户的关系)、记录日期。

（二）主要健康问题

1）目前最想解决的问题

从问题库中选择，如有未包括的在其他中填写，一般不超过3个问题。

2）目前一段时间，生活/工作/行为/环境中的变化

从变化事件库中选择，如有未包括的在其他中填写。

（三）疾病及创伤史

1. 现病史

书写主要的内容：本次疾病发生时间、疾病症状(主要症状、伴随症状)、何时就医、治疗方式、效果如何。

2. 既往史

既往史是指客户过去的疾病及健康状况，内容包括：

(1)过去健康状况及疾病的系统的回顾(呼吸系统、循环系统、消化系统、泌尿系统、造血系统、内分泌及代谢系统、神经精神系统、肌肉骨骼系统)。

(2)手术史、外伤史及输血史。

(3)药物、食物及其他过敏史；应写过敏原名称、发生时间、程度等。

(4)出生地、居住地有无地方病或传染病疫区接触情况。

(5)月经史：若有问题，可按照下列情况填写初潮年龄、月经周期、行经天数，末次月经或闭经日期或绝经年龄等，月经量、颜色，有无血块、痛经、白带等。若无异常则填写未见明显异常。

二、健康干预活动信息记录

（一）健康干预活动基本信息

1. 活动主题

名称包括：主题名称 + 编码。

主题名称从主题库中选择，若无在其他中自己填写。

2. 活动周期

包括：时间 + 周期。

时间指活动计划开始的时间和计划结束的时间。

3. 业务场所（可以多选）

线下场所：家庭、工作室、门诊/治疗处置室/院内、社区/体检中心、其他。

线上场所：虚拟诊室、咨询室、其他。

按照实际情况填写，若无以上选项请选其他，并标明场所。

4. 主导和参与

客户实际参与活动的方式包括：自主/自助、专业主导/指导。

5. 作业手段

功能行为诊疗师在活动中所采取的作业手段。

6. 技术、方法

包括：××活动主题 + 技术方案、EHIAR（可多选）。

7. 进入活动途径

包括：门诊、住院、社区、体检（选择 1 项即可），若无以上选项请选其他，并标明实际进入活动的途径。

8. 行动的组织管理内容及工作安排

（1）主活动：若为住院期管理的客户，主活动即为临床诊疗活动；若为除住院期外其他期则按照管理情况进行选择营养功能诊疗活动、生活方式诊疗活动、综合干预活动。

（2）子活动：若为住院期管理的客户，子活动选择营养功能诊疗活动、生活方式诊疗活动、综合干预活动；若为除住院期外其他期则按照管理情况进行选择临床诊疗活动、营养功能诊疗活动、生活方式诊疗活动、综合干预活动。

（3）主活动只可选择 1 项，子活动可选择多项，主活动与子活动不可重复。

9. 目的与预期结果

（1）目的建立的原则：①基于当前最想解决或者最想改变的健康不适；②符合现实，能够解决；③最具干预价值，干预价值排序前列者；④与主要目的密切关联的因素。

（2）目的的种类和数量：种类包括：营养目的、功能目的、行为目的、环境目的，4 个目的分类。包括总体目标和阶段目标。从目的库中选择，遵循 CFB 的原则。

（3）数量建议：一般情况下 3~4 个，即主要目的 1 个，辅助目的 2~3 个。

（4）目的预期结果可衡量，需要有可用的定量评定方法，基于这种方法，才能说清积极的改变内容，这就是目标表述技术。

（5）目的和目标可以根据客户诊疗情况、执行情况等进行调整。

注：健康干预活动基本信息所有内容应在客户进入活动 24h 内完成。

（二）指令及执行单

指令及执行单是指功能行为诊疗师/临床医师在主题活动中下达的指令。分为长期和临时。

长期指令及执行单内容包括：起始日期、停止日期、执行日期、指令内容、指令人签名、执行人签名。临时指令及执行单内容包括：起始日期、执行日期、指令内容、指令人签名、执行人签名。

指令内容及起始、停止日期应当由功能行为诊疗师/临床医师书写。指令内容应当清楚、准确，每项指令应当只包含一个内容，并注明下达时间。一般情况下，功能行为诊疗师/临床医师不得下达口头指令内容。

时间具体到天即可，格式为 2020/1/11。

（三）操作执行单

1. 检查报告单

检查单包括编号、检查单名称、检查结果、时间。

2. 诊断单

1）临床诊断

直接抄写临床病例的诊断。

2）功能行为诊断单

（1）功能行为诊断单内容包括：问题诊断（P）+ 编码、病因（E）、症状（S）、确诊时间、解除时间。

（2）功能行为的种类和数量：

种类：营养目的、功能目的、行为目的、环境目的，4 个目的分类。遵循 CFB。

数量：数量无限制。

（3）确诊的诊断按照时间顺序往下书写，若 P 解除了，则标明解除时间。

（4）确诊时间和解除时间精确到天，即为年月日，格式为 2020/1/11。

（5）确诊诊断和解除诊断在 24h 内书写完成。

3. 干预单

（1）由经管功能行为诊疗师/临床医师书写，但必须有上级业务负责人做必要的修改、补充及签名。干预内容必须经过 FBMDT 后，形成共识的方案。

（2）干预分为：食物营养素干预、咨询干预、宣教干预、治疗与协调治疗干预。

（3）干预单内容包括：干预目的、预期结果；干预内容（处方）；执行要求、任务及任务说明。①干预目的、预期结果：与前目的相对应。②干预内容（处方）：分为常规处方和个性处方，从各自的病种 FBCIA – SBM/TP 中选择即可。③执行要求、任务及任务说明：从任务库中选择，如有未包括的在其他中填写。

三、业务事项管理活动单

(一)日常活动记录

(1)日常活动记录是指对客户住院期间活动诊疗过程的经常性、连续性记录。

(2)由经管功能行为诊疗师/临床医师书写，但必须有上级业务负责人做必要的修改、补充及签名。

(3)书写时，首先标明记录日期，另起一行记录具体的内容。

(4)对复杂情况的客户应当根据活动情况变化随时书写活动记录，每天至少1次，记录时间具体到天。对一般情况的客户，至少3天记录1次活动情况。

(5)日常活动内容记录：①包括客户自觉症状、情绪、心理状态、饮食、睡眠、大小便等情况。②活动情况的变化，症状、体征的变化，分析变化的原因。③对原诊断的修改或新诊断的确定，分析变化的原因。④重要的检查结果及意义。⑤采取的诊疗措施及效果。⑥指令的更改及更改的理由。⑦上级业务负责人查房意见、执行情况等。⑧向客户及其近亲家属告知的重要事项等。

(6)活动记录应根据每一病例活动的不同特点写出各自特有的目的、表现、症状、观察要点、诊疗计划、效果、执行情况。应重点突出、简明扼要、有分析、有判断；病情活动目的、活动情况有预见、诊疗有计划等。

(二)业务主任查房记录

业务主任查房记录是指业务主任查房时对客户活动目标、诊断、当前治疗措施疗效的分析及下一步干预措施意见等的记录。

(三)复杂情况讨论记录

复杂情况讨论记录是指业务主任或项目负责人召集有关人员对疑难杂症和情况复杂案例讨论的记录。内容包括专家对被管理者活动目标、诊断、当前治疗措施疗效的分析及下一步目标、评估、干预措施监测、客户端任务等意见的记录。同时需附上复杂情况讨论记录。

(四)阶段小结

(1)阶段小结是指由经管功能行为诊疗师/临床医师每个阶段所做的活动情况及诊疗情况的总结。

(2)阶段小结应在每阶段结束48h内完成。

(3)阶段小结紧接着病程记录，不另立专项。

(4)阶段小结包括：活动开始日期、小结日期、目标达成情况、干预经过、效能因素及质控、综合评价和后续活动建议等。

①目标达成情况；本阶段目标达成情况。②干预经过：针对目的达成情况，分析原因、制定下阶段的目的，本阶段功能行为诊断的总结与分析，干预处方效果执行情况及下阶段的调整。③效能因素及质控。④综合评价和后续活动建议。

(五)活动总结评估

1. 活动总结评估

是指经管功能行为诊疗师对客户本次住院期间活动情况的总结性记录,应当在客户活动结束后48h内完成。

2. 活动总结评估包括

目标进程总结评估、任务执行总结评估单、业务场景和管理事项总结单。

1)目标进程总结评估

对总目标和阶段目标进行总结评估。

(1)阶段目标评价标准: <60%为未达标, <85% 、≥60%为基本达标, ≥85%为达标。

(2)总目标评价标准:每阶段的达标情况的平均值(保留一位小数)。

2)任务执行总结评估单

包括任务完成率和任务达标率。

(1)任务完成率:实际任务完成天数/任务总天数×100% 。

(2)任务达标率:实际任务质量达标天数/任务总天数×100% 。

3)业务场景和管理事项总结单

质控专人填写。

四、健康干预活动信息内容概要

(1)EHIAR首页是健康干预活动信息记录中信息最集中、最重要、最核心的部分,要求填写准确、完整、规范。

(2)由经管功能行为诊疗师/临床医师于客户活动结束48h内完成。

(3)EHIAR首页可分为3部分,第一部分是客户的基本情况,由功能行为诊疗师/临床医师/客户依据客户提供的信息录入;第二部分是活动情况部分,由经管功能行为诊疗师/临床医师填写或根据病例信息自动提取;第三部分为费用部分,实现计算机管理自动获取。

第六章　常用的健康诊断技术

第一节　基本诊断技术

一、诊断技术概论

（1）诊断命题为健康状况问题。

（2）诊断术语遵循 CFB 分类。

（3）诊断描述为"问题术语 P + 原因 E + 表现 S"矩阵格式。

（4）诊断的有效期由预设的起止时间决定。

（5）每一条诊断术语都是一个单一命题，特指一种健康状况。

（6）原因诊断中，都应考虑生命活动系统因素。

（7）表现诊断中，应包含问题存在或改变的证据、问题造成的结果。

（8）完整的诊断报告格式应包含：诊断检查、诊断描述、诊断原理（问题发生机理、揭示/解释；问题存在和改变相关的现象暴露等内容）。

（9）诊断的目的是发现并明确问题，基于健康诊断的大众自助应用特征，这种发现和明确问题的结论要能对问题解决的方法提供精准制导作用，包括主体方的"认识、信念、疗法选择行为"的方针作用。

二、矩阵化诊断

健康状况诊断采纳一个命题（Problem，缩写 P）加 5 个靶点（3E + 2S：Etiology，缩写 E；Symptomsandsign，缩写 S）的矩阵化诊断描述技术。

（1）健康诊断命题是单一命题而非集合命题。

（2）健康诊断命题的原因诊断（Etiology，缩写 E）由 3 部分组成，即：

①Ei（Etiology induction，缩写 Ei）是问题发生、存在和改变的直接因果原因，是问题发生阶段的诱发原因。

②Ep（Etiology precondition，缩写 Ep）是问题发生、存在和改变的间接原因，是前置于 Ei 的前置因素。

③Em（Etiology medium，缩写为 Em）是问题发生、存在和改变的中间原因，是 Ei 和 Ep 起作用的传导因素。

（3）健康诊断诊断命题的症状和表现诊断 S 由 2 部分组成，即：

①Ss 是个体主观不适的症状表述。

②Sm 是体征、检查项目中结果异常项目及参数数值。

健康状况诊断是在特定时间段内的健康状况的主客观表现，这种时间段即诊断的时效性（t 参数）。

起始性诊断的时间参数 t：从某个确定或大致确定的时间节点起到当前。

中间性诊断的时间参数 t：从上一时间节点起到当前；或从当前到下一个设定的时间节点之间；或者从某一具体的时间节点到另一具体的时间节点之间。

CFB 健康状况诊断的表述公式

t：（前时间节点）－（后时间节点）。

P：命题＋编码。

E（靶点）：Ei－1）；2）；……Ep－1）；2）；……Em－1）；2）；……

S（靶点）：Ss－1）；2）；……Sm－1）；2）；……

三、诊断命题的技术标准

（一）诊断命题的术语应用标准

（1）使用 CFB－F、B、L、E 4 部分术语和编码。

（2）遵从 CFB 分类指导的应用原则。

（二）诊断术语的精准性原则

（1）在复杂的健康状况中确定身心功能系统的问题所在，如肥胖症的核心功能问题是体重体成分异常。

（2）使用最简化命题直达功能类问题核心，如体重体成分异常的核心是"过快增长""持续增加""累积性的肥胖程度"。

（3）将非核心的功能系统问题关联在核心问题的系统性中，如，严重的体重异常中，代谢异常、循环异常、呼吸异常、运动和骨骼异常等。

（三）诊断的时效性原则

（1）诊断命题需要有时效性的时间参数，在问题首次诊断时，应对问题发生和存在的时间尽可能地准确描述，如"体重异常、肥胖"，应有首次出现时间（tf＝10 年前至今）、最近一次的问题持续存续时间(tb = 2 年前至今)、从问题发生到当前的问题存在的总时间(tz > 8 年零××天)等时效性参数。

（2）在设定诊断周期及频次后，诊断的信息采集应尽可能在所设定的时间段内(t = t1—t2)。

（3）对于本时段内未采集到的非静态化信息类目，在核实没有重大变化的前提下，可以延续使用，但需要标明该信息类目的"t"参数。

四、原因诊断原则

（一）诱发/直接因果原因 Ei

1. 基于诊断特征

如首次或非首次的限定时间段内特征，确定直接因果原因，如首次"体重肥胖"诊断的原因，和首次诊断过去 1 个月的"体重肥胖"诊断(存在和变化)的原因是不同的。

2. 直接完全因果的确立检查

假设原因消除，问题即可完全消除，如：假设"能量摄入过多 + 定量摄入控制障碍"可以完全消除，肥胖问题即可完全消除。

3. 直接部分因果的确立检查

假设原因消除，问题即可部分消除，如：食欲旺盛和"体重肥胖"诊断有部分因果关系，如果食欲问题消除，肥胖问题可部分缓解。

（二）潜在/间接因果原因 Ep

作为问题发生的背景因素而长期存在，或者问题的存在和改变的前提因素，即问题的间接原因。如"体重肥胖"问题的背景因素与遗传基因、饮食习惯、激素类药物使用史、体重控制行为、摄入与需求平衡的"知识、态度和信念、行动习性"、摄入与需求平衡的"调节技能、任务工具、行动氛围及支持服务"等潜在因素密切相关。

如："能量摄入过多"的原因，往往是由食欲过盛、刺激性食物偏好、定量摄入控制行为缺失等因素为前提的。

（三）内在/传导、媒介、中转性过程原因 Em

（1）在直接因果类原因与问题"发生、存在、改变"之间，存在一层介质、媒介、传导因素，通过干预这些原因，可以阻断问题的"发生、存在、改变"状况。如：食欲过盛、刺激性食物偏好、定量摄入控制行为缺失、激素类药物使用等因素在"体重肥胖"问题的"发生、存在、改变"中，往往是通过"能量摄入过多"和"定量摄入的控制行为不足"为媒介的。

（2）媒介因素是基于问题"发生、存在、改变"的机理而被检查出来的，在功能、行为、环境的生命活动三大子系统中，每一个子系统都蕴含着相应的问题"发生、存在、改变"机理。

（四）原因诊断的总体原则

将问题的"发生、存在、改变"放在"功能、行为、环境的生命活动三大子系统"

中，考虑其中每个系统运行机制中的问题原因，检查每一个子系统中所蕴含的问题"发生、存在、改变"机理，最终再考虑全系统全时间轴上的问题三因（直接因果 Ei、间接因果 Ep、媒介传导因素 Em），做出原因诊断。

系统性的归因检查，第一是逻辑法，第二是实验检查法，第三是实践验证法。

五、症状和表现诊断原则

（一）症状的诊断

（1）根据主诉，通过问诊、症状观察、调查、监测等手段，获得症状的证据信息。

（2）症状和问题之间，具有稳定的关系。

（3）症状包括主体对不适感的主诉，也包括尚未被主体认识（忽视或误解）但已经客观存在的不适。

（二）表现的诊断

（1）问题"发生、存在、改变"状况以及所产生的客观影响，能够被检查手段检查出来并清晰地表述，即问题的存在和影响表现，这是问题表现的第一层内容。

（2）问题"发生、存在、改变"机理和原因的甄别确定，要有相应的证据性表现参数，这是表现参数即表现诊断的第二层内容。

第二节 通用技术准则

一、诊断的概化和细分原则

（一）总体把握健康问题主要矛盾的诊断概化原则

对于没有明确因果关系的两个（A、B）及两个以上（A、B、C……）的同一分类水平的健康状况命题，如由"能量、蛋白质摄入过多"所引发的"肠道摄入功能异常改变"问题中，A. 胃肠道消化功能负荷过载；B. 结直肠负营养化；C. 肠道菌群紊乱；D. 肠道黏膜屏障损伤、通透性增加风险；E. 肠道内炎症免疫失衡风险；在有足够证据能够确定为同因、"能量、蛋白质摄入过多"引起时，则可使用同水平的"其他特指的（A + B + C + D + E）肠道摄入功能异常改变"诊断。

如果有证据表明上述的 5 个问题的主要矛盾是"B. 结直肠负营养化"，而"A. 胃肠道消化功能负荷过载"和"上消化道的消化吸收能力异常"是介质因素；其余的：C. 肠道菌群紊乱；D. 肠道黏膜屏障损伤、通透性增加风险；E. 肠道内炎症免疫失衡风险等都是这个问题所产生的影响的产物，即问题的作用表现。这时，即可精准诊断为 P：结直肠负营养化。

如果上述 5 个问题在诊断周期内间或出现，又缺乏足够证据时，则可概化诊断为 P：肠道摄入功能异常改变，未特指。

（二）持续精准诊断健康问题的诊断细化原则

对于有因果关系的 2 个及 2 个以上的健康状况命题，应精准诊断到"根因"命题，其他命题作为诊断命题的关联表现，如：A. 体重超重；B. 体成分、脂肪占比过多；C. 体重过快增长；D. 体成分改变、瘦体重比例减少；E. 能量摄入过多等同时存在，在排除其他可能性之后，则应诊断为 P：能量摄入过多；A、B、C、D 都是问题的表现诊断。

在连续多次的诊疗循环业务中，诊断命题的精准化推进更有利于获得更高的诊疗价值，如"P：能量摄入过多"诊断可以细化到"晚餐能量摄入过多"或者"特指的外餐时能量摄入过多"。

二、原因诊断（E）参数的甄别确定技术准则

（1）能够消除诊断命题的原因诊断、指导彻底消除问题的对因治疗的原因诊断应作为 Ei 的优先内容。

（2）能够消除诊断命题主要症状和表现的原因诊断优先。

（3）具有干预问题严重程度的诊断价值的原因诊断。

（4）原因的确定顺序：生理原因、心理原因、生活原因、行为原因、环境原因；功能问题的发生原因要从功能系统的运行机制和外因作用中产生；功能问题的存在和改变原因与应对行为和生活因素密切相关。

（5）前置/背景：遗传基因、身体各层级构成单位及总体的结构特征（发育特征）、病史及治疗（药物、手术）史、损伤情况等。

（6）诱发/触发、直接因果原因：损伤、基于异常改变的内在机制而确定的直接因果因素。

（7）介质/媒介：在直接因果和前置因素作用中，发挥介质和传导作用的因素。

三、诊断模型

参与和投入障碍是"主体效能不佳"的最常见问题，在大健康医学范畴里，它会在疾病治疗活动中、健康干预活动中、业务或事业创新发展中、毕生发展中频繁出现，是"活动行为"类问题中的高发流行问题。

行为问题的原因中，心理因素和生活习惯、习性、固有的行为模式是内因，环境条件是外因。

参与行为问题常见的 7 种症状：

（1）没时间（推脱、拒绝借口）、排不到日常事务的执行队列中。

（2）没兴趣、没价值（价值感不足）；意义不大（认知不足）；没必要/自己有能力处理（内容认识、价值意义判断错误）；没耐心、太麻烦。

（3）没信心、不会、不懂、怕艰难（畏难）、怕挫折、怕压力。

（4）不愿、不想（辛苦、挑战、冒险、试错），担心无功而返、徒劳无益、上当受骗。

（5）从众、随俗、沿袭习惯、凭感觉/信直觉。

（6）怕花钱、费用承受压力、太贵/价格难以接受。

（7）与心理预期不符合自己想象和设计的内容反差过大。

表6－1　参与和投入障碍 PES 描述

问题 P	参与和投入障碍
原因 E	思维因素非适宜/错误 自动思维、认知因素 内在/精神心理层态度障碍 外在行动信心障碍 核心信念（精神心灵素质）障碍 消费习惯/习性障碍 环境因素的巨大影响（负向态度氛围环境、负向体制政策影响、经济条件）
表现 S	7 种常见症状 常见表现

表6－2　参与和投入障碍常见表现

表现	内容
对任务或事务缺乏时间安排	缺乏时间管理
缺乏"兴趣、情怀、志向"等精力投入	1）注意/关注/留心方面：关注缺乏来引起足够重视； 2）认真仔细调查、研究、思考、实践检验方面：缺乏认真对待、深度考虑，满足于浅表认识，不思进取； 3）亲身体验奋力/努力践行方面：只动口，不动手； 4）学习和创新方面：缺乏行动，等、靠、要不劳而获、投机取巧心，缺乏精进心、进取心
缺乏财力物力投入	1）费用预算/支付； 2）成本预设/考虑； 3）财力、物力耗散计划和安排
障碍行为表现	1）婉言拒绝； 2）直接拒绝； 3）犹豫、反复、利弊权衡结果多变； 4）讨价还价、过分要求

这些表现很多人都习以为常！这些都不算病，但对生命系统的影响不容小觑！

认识它、观察它、暴露它，这是发现问题的人生智慧，也是健康诊断的基本功。

表 6 – 3 参与和投入障碍原因

表现	内容
思维因素非适宜/错误自动思维、认知因素	1）规则遵循错误/非适宜； 2）假设障碍、错误假设：自己能够胜任问题的解决、问题简单/没什么技术难度、解决个差不多就行，影响不大，不要紧； 3）态度非适宜/主动健康态度消极（被动健康习惯和习性）
内在/精神心理层态度障碍	
外在行动信心障碍	
核心信念精神心灵素质	1）（社会群体/自我）尊崇信念障碍； 2）（人格/自我维护及发展）志向、志趣、意志行为信念障碍； 3）世界观、认知信念障碍（不足、偏差、错误）
消费习惯/习性障碍(知识、能力)障碍	
环境因素的巨大影响	1）负向态度氛围环境； 2）负向体制、政策影响； 3）经济条件

　　心理因素，有素质层因素，也有功能习性因素，不了解自己的"心"是如何活动的，怎么说也很遗憾。很多人羡慕别人有强大的内心，有卓越的智慧，有魅力四射的人格气质，这些其实通过正确的心育锻炼就能快速提升，自助心理诊断和心育锻炼两大疗法，让你轻轻松松收获"称心如意的大自在"！行为诊断就这么简单，虽然其中也有很多诊断技术需要认真学习才能正确掌握，但在接受服务的过程中如能按照行为医生指导完成好自己的诊断任务，并能利用好自己的医学操作系统工具，充分利用好医学素养平台资源，掌握它你就有了解决生活和行为问题的"方法学"技能！就不会陷入只能认识不会行动的碌碌无为泥潭中！无论你的疾病治疗活动、健康干预活动还是你的人生效能都将会大大改观，命运也从此改变！

　　另外：行为问题的诊断是动态变化的，你可以1周诊断1次，也可以1个月、1年诊断1次。行为问题的诊断是可精准诊断，即你可以沿着参与和投入障碍的分类向下一级不断推进，也可以把其中的某个原因或表现作为问题而进行进一步诊断，这就是具体问题具体分析的精准诊断！

第三节　CFB 诊断的技术特征

　　疾病医学是一种"守底线思维"的医学，这种针对危重紧急时刻而生的医学，被称作临床医学，即"危重紧急到病床"时的医学。

要深刻认识临床医学的疾病医学本质，可以通过理解其医疗行为的大而化之诊疗思维与健康诊疗医学的具体问题具体分析的"诊疗思维"的比较差异来实现。

大而化之的诊疗循环，和具体问题具体分析后基于每一个时间单元"t"的一诊一疗的诊疗循环相比较，前者习惯上被叫做治疗，后者习惯上被称为动态精准诊疗。

一诊定乾坤是《临床诊断学》的一大医学行为特征，而一诊一疗的动态精准诊疗循环，则是《健康诊疗医学》的医学行为特征。

临床医学沿用人类早已习惯的疾病概念来表述服务对象所遭遇和有待解决的健康状况"主要矛盾"，在诊断确认这种"疾病—健康主要矛盾和内容的全时间轴演变规律"后，诊断任务就告一段落，然后就进入治疗进程。比如癌症和糖尿病等，在一诊定乾坤后，就进入治疗进程，这种医疗活动在总体上看也是一种诊疗循环，但其诊断的大而化之，体现在把时间单元化为一，把所有健康问题用疾病概念进行集合化表述，此举让发现和明确问题的诊断任务本质，在时限性原则和精准性原则方面，发生严重偏离，如此非动态的靶向制导定位，对疾病治疗方法的制导作用严重局限，最终导致慢性病治疗陷入泥潭无法自拔。

将疾病拆解为一系列具体问题，使其能够以"时间单元＊问题具体化组合"的形式呈现，然后再针对每一时间单元的各个具体问题及其变化而精准诊断描述、精准制导下精准地综合治疗，这样的"动态精准性一诊一疗的诊疗循环"，良好地弥补了当前临床诊断定性的诊断缺陷，从而也让医学的诊断学在方法学开创新纪元，同时也开创了医学大众化应用的新纪元。

大而化之的疾病诊疗循环，是基于疾病治疗活动而言的，在"静态化的定性诊断"后，也只能由毕生修炼掌握其诊断内涵（变化规律）的临床执业医师来把握这种大而化之的诊疗，其思维模式就好比电脑操作只能由电脑工程师操作一样，其治疗过程也只能是医生操持的治疗思维。

将疾病细而分解之到"t：P（E＋S）"（t＝t1、t2、t3…；P＝P1＋P2＋P3…）然后再针对每一"t"发起一次诊疗循环，治疗的内容则是针对每一"P"、每一"E"、每一"S"分别进行精准性治疗！而基于每一个"t"的诊疗循环内的诊疗任务，完全可以在医务人员的指导下由"患者及其家庭成员"来一起完成！

一、ICD 诊断分析

1）诊断的时效性问题

它是静态诊断而非动态诊断！不能形成动态化的诊疗循环，比如1周1次、1个月1次的诊疗循环。

2）集合性质，无法精准到具体问题的命题诊断

它是集合性质的命题诊断，它只反映"危重紧急"性质的复合性、复杂性健康问题集合，不能把健康问题简单化、具体化、精准化！

3）自用性障碍

丝毫没有传授给大众应用思想和意图！一直都停留在医师诊断的垄断状态！人为

造成人人自助健康诊断和治疗的巨大障碍。

4）系统性落后

它以功能和解剖结构层的病理改变为疾病诊断思想来描述病症和病因，旨在制导药物和手术治疗，不能从生命活动的全系统出发，全方位系统性地描述生命的躯体外活动系统的健康问题、环境因素作用系统问题，因而无法制导营养运动类针对生活问题的疗法的组合应用，也无法制导宣教/咨询干预类针对行为问题和环境问题的疗法的组合应用！错失临床类疗法与生活和行为类疗法的系统性干预。

5）缺乏对生活和行为的诊断

它没有生活和行为类健康问题的诊断分类，只能将其作为慢性病的病因来应对。因此在遭遇慢性病的生活方式和行为问题病因时而束手无策！

对生活和行为类问题的诊断思想分类缺陷，是人类医学陷入"生活方式和行为难题"的根本原因。

它把生活方式和行为问题"大而化之"，不列入诊断条目！它也不对疾病发生、存在、变化中的生活方式和行为问题进行精准制导式诊断，从而让"营养运动睡眠类生活疗法""生存行为的知信行宣教疗法""主动健康行动的咨询疗法"无所适从，只有大而化之的认识论，没有精准制导式的诊断方针和靶点指引！使其成为全球医学难题！

6）缺乏环境因素作用的诊断

无法遵从人类原始的初级健康观，只将危重紧急的生理问题应对列为医学任务和干预目的中解脱出来，缺乏环境因素作用的诊断分类条目，只能将其列为疾病的病因而非独立诊断。

7）心理功能和行为混为一谈

它把行为问题混入心理问题，导致精神心理功能学和生存行为学的学科边界模糊，让诸如社会行为、生活行为、思想行为、认识行为、情感行为、言语行为、学习行为和心性类行为、健康主题活动中的行为等等问题都混入心理问题，让简单问题复杂化！人为设置障碍使得大众对医学诊断的应用无所适从。

8）人为设置功能异常改变的程度门槛

让功能异常改变的早期，错失"早发现问题、早诊断问题、早治疗问题"的契机！荒谬到必须拖延至接近疾病诊断标准时，再"早发现疾病、早诊断疾病，早治疗疾病"！

二、CFB 诊断分析

（一）CFB 诊断的主要特征

（1）CFB 诊断学的第一特征，是动态变化特征。

不同于"临床诊断"的一成不变，功能行为健康状况异常改变是动态变化的！

发现、检查而明确、系统性规范化描述、医学检查证据链揭示、普遍而流行的现象暴露等，能让这种动态变化清清楚楚地被诊断！

（2）CFB 诊断学的第二特征，是健康状况异常改变的系统性特征。

无论未病之时的功能异常，还是非病的营养摄入失衡，以及已病后的应对行为失当，再有治病中的环境因素限制等等，每一类中每一个健康状况问题的发生、演变之中，都有包含问题应对在内的"生命活动系统性"元素！

用问题诊断 PES 矩阵，将这些系统性元素进行明确而清晰的描述，从而指导"宣教、咨询、营养、临床及其他疗法手段"进行组合应用，实现系统性诊断整体性治疗！

(3) CFB 诊断学的第三个特征，是健康状况异常改变的精准性特征。

基于"诊断作用"的价值最大化原理，尽量精准而达最佳"制导作用"，指引最具体的"疗法"应用，以达最佳疗效，是精准的价值和意义。

在技术简化原则和实用性价值之间的权变，要求功能行为诊断的操作应用更为灵活，初学者务必简单而能抓住主要矛盾，进阶者则需能更加灵活地操控诊断细化技术，以使精准性诊断技术发挥出最佳作用。

自然分类的技术优势，让持续精进和精益求精成为可能，这是 CFB 分类下功能行为诊断技术的一大特征！

(4) CFB 诊断学的第四个特征，是自用性和自养成特征。

CFB 诊断打开了医学方法和任务大众化应用的大门，从医学任务的第一步开始，解封医学诊断历来都是专业人士专利的禁锢封印，此举让人类医学开启了大众医学应用新时代。

(5) CFB 诊断学的第五个特征，是让诊断过程和结果能够让参与者对问题的认知和情感进行心育锻炼。CFB 诊断学将问题发现、问题原因和表现明确、生命活动系统学原理下的机理揭示、问题动态变化中的主观因素障碍的现象暴露等，通过生活事实逐一展现，让被诊断者在诊断参与中进行循序渐进的认知体验，并对个体的方法学和系统科学素质进行逐步养成，提升其核心信念的智慧素质，产生应用中的心育锻炼功效。

(二) CFB 诊断特征的应用体现

颠覆人类医学诊断停滞在"疾病诊断模式"上的困顿格局！开创四大颠覆式创新特征的人类医学新诊断体系：

(1) 自用特征，打破诊断垄断！

(2) 精准到具体健康问题，打破集合诊断的一种模式应用格局。

(3) 有时效性限定的动态化诊断，打破"一诊永逸"！让医学诊断定期更新，日新月异！

(4) 在每一个具体问题的"发生、存在、变化"中，通过矩阵化诊断的多靶点制导特征，反映出生命活动的"身心功能系统、生活和行为系统、环境作用系统"的内在关联性等系统性特征，从而制导系统性干预的疗法组合应用。

以"肥胖"为例，应用并体会健康诊断的价值特征：

1. 精准性

疾病医学思想把肥胖症当做疾病，也认为"生活方式和行为问题"是肥胖症的第一大病因，但是在诊疗行动上只有"夸夸其谈"、只有"科普宣传"、只有"一堆堆口号和原则"。

健康医学思想对肥胖症做了新的诠释，把肥胖症看做"一系列健康问题的集合"，而不仅仅当做病来对待；认为，超重和肥胖的主要问题包括：①身体结构成分异常；②食欲异常；③食欲异常相关的肠道微生态异常、肠道炎症免疫失衡等；④能量物质代谢异常；⑤能量摄入过多、结构非适宜等饮食营养生活运行失衡、饮食习惯和模式非适宜；⑥家庭生活环境问题；⑦个体在上述复杂健康问题的处理中，存在解决问题的方法学错误、医学方法和手段的素养行为不足、不能良好利用先进医疗文化和先进医疗生产力问题等。对上述问题的具体问题具体分析，分阶段抓住问题发生的主要矛盾，从而将复杂的问题解构为一组简单而具体的问题，再通过具体问题动态精准的诊疗加以解决。以上体现了 CFB 诊断的精准性。

2. 系统性

基于《生命活动系统理论》，生命体的生命活动是一个复杂的系统，这个系统中，任何一个子系统的变化都会影响到其他子系统，功能、生活和行为、环境构成生命体的组成部分；故，应该系统性地分析问题发生的原因，具备系统性归因的逻辑思维。

超重和肥胖问题的系统性描述：

功能状况的系统性关联，体重和体成分异常是问题提出的立足点，①食欲异常；②食欲异常相关的肠道微生态异常、肠道炎症免疫失衡等；③能量物质代谢异常等是生理功能方面的系统性关联因素，通常也是与问题有相互因果的功能性原因。

生活状况的系统性关联，最密切关联的是饮食营养和运动生活，受家庭和社会生活环境的影响，饮食营养生活的系统目的、系统运行内容和方式、系统调控机制等，都有可能导致系统稳态的失稳，形成摄入和需求的动态失衡，运动和睡眠等因素也起到了相关的作用。食欲是饮食营养生活系统本能调控的一环，因此食欲异常与饮食营养生活紊乱常常是互为因果。

行为的系统性关联，个体在生存活动中的健康行为，包括了知识学习和能力发展的素养行为，也包括了健康问题应对处理的任务和活动行为。违背方法学原理和系统科学原理，针对问题的表面现象进行胡乱的处理，是大多数超重肥胖者的通病。对复杂的系统性难题不在医学方法学中找答案，不去学习明确问题、描述问题、暴露问题、揭示问题的方法学，是医学方法学素养行为不足的表现。不去学习针对复杂的系统性难题的干预活动学、诊疗行动学，同样还是素养行为问题。有素养行为导致的无法遵循方法学和系统科学规律的情况，必然导致任务行为和干预活动行为的错乱，这种错乱是超重和肥胖等问题的行为原因。

环境因素的系统性关联，疾病医学的诊断学科学范式，让超重和肥胖无法被化解为具体问题而被精准诊断，同时也阻碍了个体系统认识这一问题机会。这种科学文化的环境背景，是一种人文环境的负向因素，它对个体的健康行为构成了致命的障碍。

家庭环境因素是多方面的，既包括饮食营养和运动生活等方面的不利因素，也包括的素养行为和科学精神方面的态度和文化氛围元素，这些都有可能是个体在超重肥胖问题发生和改变中的负向作用因素。

心理状况的系统性关联，心理活动状况中，情绪和心境是反映生活压力的心理状况元素，异常的情绪和心境又能作用于食欲中枢，对食欲异常形成影响。反过来难以控制的食欲又能让意志受挫，进而影响情绪、心境和心态。

在个体处理诸如超重肥胖这样的复杂性系统难题时，态度、假设、自动思维以中间信念的形式对行为产生影响，而中间信念的背后是核心信念，它与素养行为密切相关。非适宜的中间信念导致健康行为错乱，进而又影响核心信念，形成恶性循环。

3. 动态性

健康医学思想下的"诊断"强调：每一次诊断，都有时效性参数"t"，过期作废；一般1个月1~2次诊断，作为干预疗法的应用方针；诊断变更，疗法方案随之改变；这种一段一段的连续进行或者需要时能进行的医学问题诊断，就是动态诊断！

4. 自用性

FBE医学模式，对健康重新做了定义，已不再局限于没病就是健康！除过疾病概念之外的健康问题，包括身心功能和结构问题、各种生活领域问题、各类活动中的行为表现问题、健康干预活动中的环境因素问题等，这些问题伴随着我们的日常生活！

而这些问题的诊断和治疗，与危重紧急的疾病诊疗不同，非高不可及，虽然也有一套医学方法的技术标准、操作规范和应用方针，但只要想学想实践应用，工具、技术、专业人士支持服务一应俱全，就像今天我们用智能手机一样，再复杂也能人人可及随时随地可用！

（三）精准性诊断是什么

健康医学思想指导下，从功能、行为、生活、环境全方位动态采集信息，经过分析，得出 $t*(P+5T)$ 的精准诊断（精准制导式诊断技术）；指导多种疗法组合解决问题（疗法技术）；过程中即时监测与调整（诊疗循环管理技术）；以实现"健康问题"的康复为活动宗旨。

1）精准性诊断的意义

通过对比疾病诊断，不难发现，健康医学思想指导下的精准制导式诊断技术，可以更加全面地发现问题、更加准确地描述问题、更加具象地揭示暴露问题。这为临床治疗手段以外的疗法的使用提供了依据和指导，进而为提高对抗肿瘤的效果提供了更多的可能性。

2）精准性诊断示例

以肿瘤放化疗患者的能量平衡动态诊断为例。

（1）首先将"能量摄入和需求"的信息采集，从静态的 $3\times24h$，扩大到连续7d（即 $7\times24h$）或 $>10d$（即 $>10\times24h$），从而形成"包含多种常态化生活情境（如上班、双休日、有交际应酬状况等）"的真实摄入与需求信息。

（2）①对影响"摄入和需求量"的主客观情况进行调查；②对体重和体成分进行对应的连续监测；③消化相关症状和表现相关的"病史和治疗史"调查；④消化相关症状和表现（大便和排便情况连续监测、不适症状）连续监测；⑤运动和体力劳动情况，进行同步调查；⑥营养平衡医学干预活动、能量摄入诊疗等知识和技能，进行同步调查；⑦环境建立和支持情况，进行同步调查。

基于上述信息得出 $t*(P+5T)$ 的诊断描述，见表6-4。

表 6 - 4　能量摄入不足 PES 表述

问题(P)		能量摄入不足
原因(E)	功能因素	前置因素：术后摄入功能损伤、饮食摄入受限
	行为因素	介质因素：营养知识和能力不足
	生活因素	介质因素：长期卧床
	环境因素	诱发因素：量化膳食任务环境不支持
症状表现(S)	症状	间歇性出现轻度吞咽障碍，进食时间延长伴食欲下降、恶心、反酸、便秘；对饮食营养及疾病条件下能量需求知识不足、量化膳食及膳食结构调整能力不足；物资类环境及专业人员咨询辅导缺乏
	表现	1 周内体重丢失 0.75%，能量摄入在推荐量的 40% ~59%，且发生 > 3 次

三、健康诊断技术规范

完整的诊断报告格式应包含：命题、诊断检查、诊断描述、问题发生机理揭示、问题存在和改变相关的现象暴露等。所以诊断技术规范从以下几点起：

(1)诊断命题为健康状况问题。如："经口摄入障碍"这样的命题就属于健康状况的问题。

(2)诊断术语要遵循 CFB 分类。如："经口摄入障碍"属于 CFB 分类中的 Fa102 口腔、咽喉摄入功能类。

(3)诊断描述应为问题(P)、原因(E)、表现(S)矩阵格式。如：P：经口摄入障碍；E：口腔黏膜溃烂或受损；S：无法吞咽食物导致营养不良。

(4)诊断的原因都应该考虑生命活动系统因素。生命活动包括新陈代谢、反应性、生长和发育、生殖和遗传等等。我们的诊断原因应该围绕这些和生命活动有关的内容。

(5)表现诊断中应包含问题存在或改变的证据、问题造成的结果；也就是说原因 E 和表现 S 是相互印证的，造成这个原因的表现以及导致这个结果的原因，诊断检查技术规范。诊断和检查可能需要借助于工具或医疗设备，所以需要借阅诊断检查指南/操作手册。

(6)诊断描述、机理揭示、问题暴露技术规范；用 PES 诊断描述来深层次地揭示并暴露造成这样问题的原因也需要规范。

(7)功能(未病)诊断技术规范，包括生理功能与结构、心理功能。

(8)诊断检查任务的执行操作，需使用符合技术标准的检查设备，比如人体成分分析仪这类型的仪器就属于符合技术标准的检查设备。

(9)家庭自助功能诊断质量管控，建议由功能诊断师/医生提供质控服务。就是我们可以通过迈康在线我的行动来实时记录自己的活动状况，然后由 MDT 团队成员来给做实时诊断及质量控制。

（10）功能问题的归因诊断原则，应遵循功能问题的紧急应对、彻底解决、控制危害、减轻影响等优先顺序。

（11）功能问题的表现诊断包括症状、体征和功能指标异常等，程度的评定值是评价干预效果的重要依据。

思考：

1. 健康状况诊断的技术特征是什么？

2. 健康状况的诊断技术标准是什么？

第四节　CFB 诊断的归因技术

一、系统归因

在 CFB 健康问题诊断中，系统性归因是归因诊断的第一环节，对这一环节的系统性归因模型的普适化工具开发、应用示范、经验交流，是《健康状况诊断学》大众化应用的关键所在。

本节以一个常见的 P：摄入功能异常（未特指）为例，进行系统性归因的过程示例说明。

某中年男子近 1 周来连续出现"消化不好、口腔异味、大便恶臭、粘马桶"并呈逐渐加重特征而就诊。健康诊疗师初步明确其问题为 P：摄入功能异常，在查找原因的问诊和调查中，获知个体（客户）存在下列情况：

（1）进食速度快、直接取食冰箱中存放的食物等情况。（基于：饮食生活行为调查）

（2）进食量过多情况。（基于：摄入调查）

（3）压力和情感事件的异常情况。（基于：压力和情感事件心理应激状况调查）

（4）在问题发生后，个体对问题不以为然，在问题逐渐严重后被家人发现并寻求咨询处理。（基于：问题的认知和应对行为调查）

（5）在调查个体对问题的认识时，个体根据其经验归因为"心情不佳和压力过大"所致，并表示自己和家庭对这一问题原因的处理无能为力，也没有可供支持和联系的专业咨询服务。（基于：问题的认知和应对行为调查）

（6）在调查个体对日常一般健康问题的应对处理"医学环境"时，发现个体的健康生活科学行动存在诸多不利因素，自助医学行动道路也存在诸多障碍。（基于：健康问题应对的环境因素状况调查）

（7）无重大疾病史，近期无药物治疗史，既往摄入系统功能异常与情绪和精神压力有关，无家族史。（基于：一般情况调查）

(8)症状调查："消化不好、口腔异味、大便恶臭、粘马桶"出现1周，进行性加重。（基于症状问诊）

《健康诊疗医学》的问题发生、存在、改变原因和机理分析模型。

1. 生理功能方面

人体的摄入（系统）功能损伤因素分析模型：

(1)劳动量超负荷即组织器官功能过程的劳损。

(2)工作条件(如温度条件过冷、食物成分构成中的渗透压、机械性因素、营养素成分的最大耐受量)超范围，食物对组织器官的物理、化学刺激。

(3)有害物质(包括食物变质和污染)的组织器官毒性刺激。

(4)内在的功能紊乱，如情绪和压力导致的自身功能失调；功能损伤或障碍的自修复功能异常。

(5)摄入系统功能障碍、损伤、残障的前置因素。

2. 心理功能方面

心理功能因素分析模型：

(1)压力/应激事件，心理应激产生"情绪、内分泌"改变，导致问题发生。

(2)"经验性而非事实性"认知过程非适宜，引起问题归因偏见（非正见），引起问题处理应对障碍；忽视了对能够改变的原因（A、B）的正见，只抓住了一个原因C压力/情感事件应激原因，并且自己认为对这一原因的应对无能为力。

(3)认识过程的功能运行状况分析：

①在问题发生和处理中，认识的注意焦点非适宜，原因在于知识基础因素在问题发生和处理中，对问题产生的系统性知识缺乏。

②归因逻辑功能不足。

③归因的系统性思维功能不足。

④认知的科学性基于事实的客观分析与基于经验的快捷认识功能失衡。

(4)应激功能和情感情绪调适功能问题：

感受性调适功能减弱，导致应激过程产生内分泌紊乱，导致摄入功能障碍。

3. 生活方面

(1)生活方式分析模型：进食速度快、直接取食冰箱中存放的食物等情况，属于生活方式问题。

(2)生活状况分析模型：进食量过多情况，属于饮食状况问题。

4. 环境因素

问题发现、明确的工具缺乏。

问题"心理应激原因自调适技能"的支持和联系服务缺乏。

一般健康问题发现和处理的医学知识素养学习条件（工具、物资、环境氛围）非适宜！

日常一般健康问题解决的科学行动道路，自助医学行动道路的引导环境、基础条件、态度氛围环境非适宜！

二、逻辑归因

(一)诊断命题的确定依据

症状、表现情况与命题的特征性对应关系。

一个症状可以对应多种健康诊断命题，加上特征性的关键表现，才是确定健康诊断命题的"完全"论断逻辑。

例如：体重增加这个症状，它和摄入过多、能量代谢失衡、肥胖、体成分异常改变等健康命题都有关系，不能讲其和任何一个单一的命题形成唯一的对应关联。

要确定肥胖，还得有达到体重标准的"BMI"指标的表现测量，且还有排除其他假象因素，如此才能进行命题诊断的确定。

(二)原因确定逻辑

对症状和表现以至于命题的产生都有其不可或缺的导致关系。

例如：任务行为的诊断命题中，在将"懒惰习惯"确定为任务障碍(症状)和任务未按要求执行(命题)的原因中，诊断者会认为"懒惰习惯"是"任务障碍"症状和"任务执行的自我监督控制"表现的导致因素，这其实是一个归因误区，因为懒惰习惯是长期性的，它是命题和症状的前置因素，和命题有背景关系，但"偷懒"即让懒惰习惯出现，才是任务障碍和任务未按要求执行的直接导致因素。

三、问题产生、存在、改变的归因模型

(一)功能方面

1. 生理方面

(1)先天(生理禀赋)不足。

(2)后天损伤、残障；功能紊乱和失调。

2. 心理方面

1)基本心理功能问题

认知功能类问题、情感功能类问题、意志功能类问题。

2)整体精神活动功能问题

功能紊乱错乱问题、兴奋性心境调适问题、人与环境和谐相处(社会适应)问题、心灵(人格/自我)素质，自信/自强/毕生发展的心灵品性(素质心性问题)。

(二)行为方面

1. 行为精进的目的性和事情级应对

(1)认识论和方法论哲学层(哲科思维)问题。

(2)行为精进的故事设计问题。

(3)行为精进的方案问题。

(4)行为精进的生产力组织和导演(指挥、协调、控制)问题。

(5)行为精进的生产关系组织和经营(指挥、协调、控制)问题。

2. 行为精进的具体行动

1）行为精进中的问题发现和明确

如对基本行为"认识调适、情感调适、意志调适、自我和人格发展塑造、整体心理活动优化改进"表现的诊断问题。

2）问题解决和解决效果改进中的解决问题行动

（1）有的放矢的教学、学习情况。

（2）有的放矢的培训、练习情况。

（3）有的放矢的生活实践情况。

（三）生活、活动方面

1. 生活习惯、习性、行为模式纠正与建立

1）不良习惯、习性、行为模式的纠正

如：不良的学习习惯、能力提升的练习习惯。

2）良好、优秀的习惯、习性、行为模式的建立

如：学以致用、创新发展、不断超越自我、精进不辍的习惯。

2. 生活中的行为精进状况

（1）学业表现。

（2）在职学习和能力发展表现。

（3）创新发展和突破自我表现。

（四）环境作用方面

1. 集体单元（体系）的制度和政策环境

即家庭、社团、行政单位，对其成员行为养成和精进的影响。

1）故事

有关个体行为养成和精进方面事务的统筹规划。

如某个企业对一个员工从进企业开始，在其职业发展道路上对其行为养成方面进行的特有的故事设计、统筹规划。

2）剧本

在全局、每个阶段、某个具体的生活实践中，"本系统/体系内特有的行为养成和精进方案"的内容情况。

3）组织和导演

在实施"本系统/体系内特有的行为养成和精进方案"中，体系内成员的生产力组织、行动指挥和质量管控方面"体制和运转"表现。

2. 个体在其行为养成和精进中的作用

（1）工具和技术条件、物资条件。

（2）专业人士的支持和联系情况。

（3）鼓励、激励、支持的态度和氛围情况。

四、心理问题产生、存在、改变的归因模型

(一)功能方面

(1)先天(生理禀赋)遗传。

(2)心理方面：

①基本心理功能问题：认知功能类问题、情感功能类问题、意志功能类问题。②整体精神活动功能问题：功能紊乱错乱问题、兴奋性心境调适问题、人与环境和谐相处(社会适应)问题、心灵(人格/自我)素质、自信/自强/毕生发展的心灵品性(素质心性问题)。

(二)行为方面

1. 基本心理功能习得受阻

基本心理功能形成过程缺少环境刺激。

2. 心理功能发展受阻

心理功能发展过程中未提供持续资源支持，导致发展受阻。

3. 环境方面

1)生活学习工作环境的氛围非适宜

(1)家庭养育环境。

(2)学校教学环境。

(3)职场工作环境。

2)社会性支持的不足

(1)家庭、朋辈。

(2)社会性团体、大众舆论。

(3)行政单位服务、政策方针、法律法规。

3)科技背景

《心理学》的社会科学学科分类划分，违背了《生命活动身心系统心理功能及功能活动》的生命本体理论，从而误导了人们对心理活动的机理学认识，阻断了心理功能活动的问题机理学研究，导致《心理功能异常问题机理学》的生命科学基础缺失，进而让大众无法借此科学知识而提出问题！

五、问题的行为和心理层原因诊断

在 CFB 诊断中，要求对所诊条目的原因进行系统分析和系统归因，本文探讨其中"行为和心理"两方面的归因方法。

为方便思考、理解和讨论，我们将"待诊问题"假设为 P：残障失代偿再损伤的改变情况，并将其简化表述为问题或 P。

要诊断在一个问题改变过程中主体的"行为和心理活动"原因，首先要有"正确行为和心理活动"的衡量参数和方法。本文采用科学方法的层次理论，即"认识论和方法论、

系统/逻辑科学、具体科学级"的科学方法分层顺序而作为"信念"根基(所谓"根信"或"信根"层障碍)的正确顺位。

设对问题的科学认识/认知。

CFB诊断(过程和结果报告)的理论层系统认识和科学认知过程,包括以下5点的"理性认识和科学认知"建立的完整过程:

(1)完整的CFB五步骤诊断过程参与。

(2)接受诊断结果宣教。 ·

(3)接受诊断课程教学(含学习作业完成)。

(4)理论结合实际的再认识辅导。

(5)理论结合实际的再认识和科学认知专项训练。

基于上述条件设定,采纳综合调查即统合"观察 + 诊察/测试 + 调查"3种信息采集方式的结果进行综合分析,利用限定值评分法(0~4分)进行评分。

(一)主体对问题的认识因素评分

0分:无意识,未觉察,不关注。

1分:有觉察不重视,比如不采取监测行动、认为理所应当——合理化解释。

2分:宣教后有一定程度的重视,如开始有意识地观察和监测,不再进行合理化解释,但全力投入资源解决仍有障碍,如在动态监测和干预治疗中根据诊疗循环技术和业务要求消费专业服务和相关产品。

3分:解决行动非最佳,未达到规范化干预活动的行为标准,比如心存侥幸,仅采取自以为正确的方法去解决,罔顾系统性复杂问题需要系统性解决的客观事实。

4分:采纳科学合理的动态精准诊疗方法解决。

(二)主体在问题改变中的心理活动因素评分

按照以下2个方向观察心理活动功能表现:

(1)感性认识、概念(理性认识)认知、CFB诊断五步骤理论认知、认知结果的精神(信念)层重塑。

(2)心理活动中的兴趣、情怀/感受/情感、信念、价值观情况。

主体在问题改变中的心理因素评分结果:

0分:无概念认知,仅有感性认识。

1分:科学认知建立严重障碍,即自动思维层障碍,表现为:自动思维屏蔽,缺乏建立科学认知所需的"兴趣、情怀、价值感"。

2分:在被宣教后有一定程度的改观,但仍然存在科学认知障碍,即中间信念层"排斥和负向判断"障碍,表为:在心理既定的"原则和理论"主导下,对科学认知方法和过程的否定。

3分:经过宣教和课程教育后中间信念层改观,但仍存在核心信念层障碍,表现为:无法按照"认识论和方法论、系统/逻辑科学、具体科学级"的科学方法分层顺序而行使核心"信念(根基)"力量。

4分：经过宣教和课程教育后核心信念层改观，表现为：能够自觉按照"认识论和方法论、系统/逻辑科学、具体科学级"的科学方法分层顺序而行使核心"信念（根基）"力量。

六、能力问题产生（障碍、困难）归因

（一）功能方面

（1）先天（生理禀赋）不足。

（2）心理方面：

①基本心理功能问题：认知功能类问题、情感功能类问题、意志功能类问题。②整体精神活动功能问题：功能紊乱错乱问题、兴奋性心境调适问题、人与环境和谐相处（社会适应）问题、心灵（人格/自我）素质、自信/自强/毕生发展的心灵品性（素质心性问题）。

（二）行为方面

1. 能力发展的目的性和事情级应对

（1）认识论和方法论问题，哲学层（哲科思维）问题。

（2）能力发展的故事设计问题。

（3）能力发展的方案问题。

（4）能力发展的生产力组织和导演（指挥、协调、控制）问题。

（5）能力发展的生产关系组织和经营（指挥、协调、控制）问题。

2. 能力发展的具体行动

1）能力发展的问题发现和明确中的行动，诊断行动问题

如对基本行为"认识调适、情感调适、意志调适、自我和人格发展塑造、整体心理活动优化改进"表现的诊断问题。

2）问题解决和解决效果改进中的解决问题行动

（1）有的放矢的教学、学习情况。

（2）有的放矢的培训、练习情况。

（3）有的放矢的生活实践情况。

（三）生活、活动方面

1. 生活习惯、习性、行为模式建立

学习习惯、能力提升的练习习惯、工具选择、改造和熟练掌握习惯。

2. 生活中的能力发展和精进习性

（1）学以致用、创新发展、不断超越自我、精进不辍。

（2）生活实践的预体验模式，对能力发展的促进和影响情况。

3. 生活中的能力发展状况

（1）学业表现。

（2）在职学习和能力发展表现。

（3）创新发展和突破自我表现。

（四）环境作用方面

1. 集体单元（体系）的制度和政策环境

即家庭、社团、行政单位，对其成员能力发展和创新实践的影响。

1）故事

有关个体能力发展方面事务的统筹规划。

如某个家庭对一个婴儿从其诞生开始，在其生长发育中对其毕生能力发展在现实社会的能力培养环境中，如何进行家庭（本系统/体系）内特有的故事设计、统筹规划。

再如一个健康服务业的社会经营单元，对于其迈向健康的会员，从成为会员——建立服务与被服务业务关系开始，在其自助医学行动道路上的技能发展的故事设计、统筹规划。

2）剧本

在全局、每个阶段、某个具体的生活实践中，"本系统/体系内特有的能力发展方案"的内容情况。

3）组织和导演

在实施"本系统/体系内特有的能力发展方案"中，体系内成员的生产力组织、行动指挥和质量管控方面"体制和运转"表现。

2. 个体在其能力发展和创新实践中的作用

（1）工具和技术条件、物资条件。

（2）专业人士的支持和联系情况。

（3）鼓励、激励、支持的态度和氛围情况。

七、系统性分析变胖原因的示例

（一）发胖的不可或缺条件

是 P：能量摄入过多（Ln），至于是相对过多还是绝对过多，则是第二层因素，相对过多则是 P：能量需求、消耗减少（Ln）而摄入量改变不显著。绝对过多则是"能量需求、消耗"变化不明显，而 P：能量摄入过多（Ln）改变显著。

（二）发胖的功能性原因

（1）食欲亢进是主要矛盾，即导致摄入过多的直接因素；代谢率下降、消耗减少是次要矛盾；遗传易感性是基因层原因。

（2）焦虑所致的进食增加，是精神心理原因。

（3）其他因素导致的内分泌改变而出现过度进食，则是内分泌因素。

（三）发胖过程的环境因素作用原因

家庭饮食环境，是第一层环境因素，包括原生家庭的饮食模式对个体饮食习惯和习性养成的作用，也包括后建家庭的饮食模式对个体饮食习惯和习性的改变作用。

工作及其他生活因素作用于个体饮食模式和饮食习惯，最终导致摄入过多和控制乏力是环境因素的第二层。

(四)发胖过程的主体行为因素

发胖过程个体对能量摄入过多的知识、态度、调控行动表现，是第一层因素。

在觉知能量摄入过多后所采取的定量摄入控制行为因素是第二层因素。

围绕上述两个问题的行动管理的"知识态度信念和行为模式"是第三层因素。

生命活动的系统性是复杂巨系统，只站在生理角度进行诊断，看到的则是"肥胖症"疾病诊断，生活方式皆为原因，看家本领是药物和手术，这就是现代疾病医学在慢性病治疗上止步不前的根本原因。即便后来认识到压力和焦虑对食欲和进食增加的影响，也只是在病理机理上多了一层归因解释，系统性思维的格局仍然没有离开躯体。

全系统地看待生命活动中的问题，需要有动态时效性的运动变化思维，这样才不至于死板教条，不会具体问题具体分析。

建立立足生命活动四大部分的系统性思维，然后从健康问题的动态化精准诊断入手，精准制导"生活和行为类疗法＋药物及其他医学疗法"的组合应用，走入周期性诊疗循环（一诊一疗而非一诊常疗），才是发胖、肥胖症乃至各类慢性病的破解之道！困顿于生理和心理之一隅，系统性问题根本无法破解！

思考：

1. 健康状况诊断的归因模式分为哪两种？
2. 上述两种归因方式的区别是什么？

第五节　CFB 诊断技术的学习养成

一、诊断逻辑步骤

在诊断的逻辑思维中，提出问题、发现问题、明确问题、描述问题、揭示和暴露问题，是 5 个思维步骤。提出问题，就是能由意识（大脑）对健康情况进行命题，这种能力素养，源于个体对健康情况的概念分类知识掌握，也反映个体在健康认识方面的理论素养。

发现问题，就是在"所提出问题的范围内"，对问题的相关信息："征兆如典型症状或典型表现、一般信号、关联信息等"，通过"观察/记录、检视/历史性信息等回顾或调查、动态化的实时监测和管控"等手段应用，来让问题显现出来。

明确问题，就是通过进一步的观察、检测、调查、检查、评定等信息采集手段和信息处理技术，在所提出的问题范围内，将问题确定到一个适宜的 CFB 分类类目，然后再对问题的发生和变化的原因、症状和表现等，进行一一的判定。

描述问题，就是按照健康诊断的 PES 矩阵化语句逻辑，规范化（基于技术标准的规范化)地描述已经明确或有待于进一步明确含有疑问的问题，即完成(PES)诊断结论。

揭示和暴露问题，CFB诊断是具体问题的动态诊断，在一次次诊断结果呈现后和基于诊断指引的干预中，都会涉及问题解决情况也是问题变化情况的信息，结合CFB诊断的有自用性特征，把问题诊断结果在客户端(被诊断主体和其家人)角度的认识、理解、接受、既往的诊断结果落实到干预行动中的行为情况通过现象进行暴露，并不断通过系统机理的揭示来启发主体的系统思维和系统干预态度以及信念的觉悟，这是CFB诊断在心理和行为干预方面的功能特征。

二、问题诊断的操作特征

在CFB诊断工作的实际操作中，依据诊断计划发出诊断行动指令，然后逐一落实每条指令的执行操作，检查操作的按时按质量标准执行情况，评估结果是否达到要求，形成一轮诊断行动管理闭环。

不同于ICD诊断之处在于，CFB诊断除过功能以外还有生活、行为、环境等方面的诊断范畴，这类健康元素的诊断信息采集通常是在日常生活中，观察记录和监测评定是最基本的任务，从最接近事实的角度采集信息，从最真切反映事实实情原则出发，让日常生活中信息采集的工作具有极大的挑战性，在CFB诊断学创立的早期，探索建立适宜标本下的诊断检测技术，成为生活、行为、环境等方面健康诊断的技术应用特征。

1. 生活、行为、心理、环境类健康元素的观察、监测和记录

即时性的观察、监测和记录最能反映实际情况，标准化的观察模型和监测参数是此项技术的关键。

2. 生活、行为、心理、环境类健康元素的回顾性调查

回顾性的调查问卷，受制于答卷时刻的心理活动作用、环境因素影响、生活和行为的及时性状况等诸多方面的干扰，造成调查结果和事实之间有较大的出入。为解决这一问题，CFB诊断学强调通过任务单反馈和事务发生过程即时信息反馈的方式进行多次信息采集基础上的综合分析形成独特的调查技术。

3. 生活、行为、心理、环境类健康元素的实验性检测、测试和检查

建立可重复的标准化通用实验技术，对生活、行为、心理、环境类健康元素的状况进行实验性检测，是CFB诊断技术的又一特征。

4. 对传统医学检查手段的应用继承和发扬

充分利用生物电生理检测技术、人体生命体征的穿戴式设备检测技术、心理量表测评技术以及其他方面的检测技术，形成生活、行为、心理、环境类健康元素的诊断所需的现有技术手段的创新应用。

5. 生活、行为、心理、环境类健康元素的综合评定分析

综合上述各项诊断检查技术，通过大数据研究建立综合评定的智能化分析模型，是CFB诊断检测和评定技术在生活、行为、心理、环境类健康元素的综合评定技术的发展方向。

三、关于 CFB 诊断应用中的问答

(一)如何观察、监测和记录

问：观察、监测和记录什么？

答：症状（条目），表现（指标）；症状和表现出现时的关联因素（时间、持续情况、伴随事情、特别现象等）。

问：在什么时间进行观察、监测和记录？

答：日常。每天性质的，包括随时性—即时性观察监测和记录，也包括设定固定时间节点来监测、来对随时观察到的信息进行记录等。

问：由谁、用何种方法/手段来进行观察、监测和记录？

答：在日常生活中，最好是自己，其次是家人；如在医疗环境中，可以是护士和医生；如果是在工作场所，则是自己和同事。

观察表、信息化工具（如具备相应功能的 APP 或 PC 程序内的各种观察记录工具）、传统的家用医疗检测仪器、行为和生活方式类创新性监测产品、可穿戴设备＋小程序等。

(二)如何调查和分析

问：调查和分析什么？

答：基于观察和监测到的信息（症状和表现的频次和程度），进行更进一步的更精准信息采集，找到具有三因关联，前置背景性的关联因素，直接诱发/导致性因果逻辑因素，媒介性传导因素等方面的信息，以及以分析探知其中因果关系和运转机制为目的的其他调研等。

问：调查方式和方法有哪些？

答：调查表、信息化调查工具（如具备相应功能的 APP 或 PC 程序内的各种调查工具）、小程序等等。

注意：调查分析是手段、是技术，反复应用才能更精准，调查的问题设计和结果分析算法都是最重要的调查技术，没有最好，只有更好。要避免一次到位的错误思想，也要避免只会一种或只用一种（千篇一律）调查法的不良习惯。

(三)如何检查和测试

问：检查什么？

答：按照任务执行的规定和标准，对观察监测记录的操作情况进行检查和对调查情况进行检查，此为其一。

其二，按照健康情况的参考标准，由具有资质、有经验、具备专业技能的人士对"个体"的身体、生活、行为、环境因素相互作用等情况进行检查，包括问诊、线上线下方式、特设检查场所和物资环境等的检查技术和工具应用等。

问：测试什么，如何测试？

答：测试技能、知识、行为模式、习惯、生活方式、身体生理功能、精神心理功

能、工具使用、态度和氛围适应、支持和联系情况、其他环境因素的适应状况等。

测试方法、技术、场景和用具，测试人的专业化水平和工作流程标准化等，构成了测试的内涵。测验、检验（如行为诊断实验室、生活方式诊断实验室、营养运动睡眠诊断实验室等）、考试等，都属于测试范畴。

测试的关键技术中，参考标准是前提，这些标准一般都来自统计学研究的结论，最简单的是人群同一数据的平均数，即所谓人群基线数据，如体重、体成分、统一教纲和考纲下的知识水平等。

（四）如何找到参照系来评定

问：最基本的评定参照系有哪些？

答：基线参考：统计一定数量标本后的平均值，即人群均值基线。不同的统计分析方法会产生不同的基线数据，比如高考分数线录取法达线评定。

标杆参考：将某一经验值或者同组人群中的某一统计数值（如最高/最低水平、最优/最差表现）作为参照标准，比较产生评定结论。

变化参考：即根据个休自身的历史数据，提取不同的阶段作为比对参考，形成变化评定。

问：如何创新行为诊断学的评定技术？

答：理解评定概念，通晓评定原理，生活各领域的大如山、广如海般的经验就能为我所用！概念和原理不通，就会死板教条，束手无策。假设局限和假设障碍需会自破，否则别说搬山，一块小石子都搬不了。

（五）如何"提出、描述、揭示、暴露"问题

问：如何才能系统性、有层次地提出"行为健康、生活方式、营养运动睡眠、生理功能、心理功能、环境因素"等方面的健康问题？

答：学 CFB 健康分类知识，掌握其中的概念及关系，尤其是概念七元素知识，问其中有关自己的最关注健康困惑问题，就是最好的用中学，学中问。

问：如何规范化地描述健康问题？

答：学健康诊断学的健康问题"PES 逻辑矩阵"描述技术，从最简单处开始练习，掌握其中的逻辑要点、语法特征、表述常识、技术规范和操作指南等。

问：如何揭示问题：

答：在描述问题的基础上，将主要"检查数据和报告单"一一地予以解读，并相互印证形成证据链，最后让这些信息和数据无可辩驳并可公开接受质询，形成无法隐藏、公之于众的事实，就是揭示问题的技术。

问：如何暴露问题？

答：所谓暴露就是去掉所有的"伪装、视觉听觉障碍物、假象等"对个体及大众"视线、视野、觉识、觉知、觉悟"的遮挡。

用遵循医学诊断学法则的方法和手段，使用在医学服务规范（质量标准）监督下的业务行为中，用视觉图形/图像/符号、文字说明、逻辑格式、医学服务业务技术范式

（如专业人士主持、特定场合氛围、匹配相关的背景信息）等，对某一阶段的时间轴上，个体健康问题的多靶点及内在关联信息，进行可视化的暴露，就是 MK—HDT 的健康问题暴露技术。

四、CFB 诊断类目的应用

每一个医学诊断结论，其实就是一个诊断条目。一个人在生活中，往往会同时存在许多的"健康状况"问题，每一个问题被以条目称谓，则会表述为"有很多条健康问题"，如能被——诊断，则会形成多个诊断条目的诊断结果。

具体的诊断流程是：

1）诊断条目的发现

（1）症状观察和问诊。

（2）典型表现进行检查。

2）诊断条目的检查明确

（1）症状问诊和动态观察记录技术。

（2）表现检查技术。

（3）原因调查、检查、检验（验证）、甄别评定技术（完成 3 层原因，并列多因的原因诊断）。

3）诊断条目的诊断完成

诊断完成的 3 条标准：

（1）"t + PES"的矩阵化描述！

（2）具备完整证据链的深刻揭示。

（3）能在现象层对诊断条目进行充分暴露。

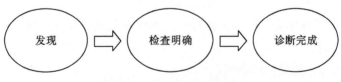

图 6-1　诊断条目过程

在诊断条目的诊断过程练习中，不断规范自己的业务行为诊断，提高自我健康知识素养。

思考：

1. 通过对诊断的步骤进行细分之后，谈谈其不同步骤之间的区别与联系？

2. 请尝试运用诊断的步骤来对某一具体的问题进行分析。

第七章 健康状况诊断学的实践应用

第一节 生理功能诊断示例

食欲亢进型摄入功能异常，是"胖人、超重肥胖者"最常见、高发的功能问题，此问题也是导致"超重、肥胖"的功能异常罪魁祸首！如何动态精准地诊断这一问题？以下进行食欲亢进型摄入功能异常诊断简析。

一、食欲亢进的概念

定义：食欲亢进是指个体在特定时期内无法依靠本能食欲来调控摄入和需求平衡，总是需要依靠精神力量或外力帮助来对抗过高的进食欲望，一有松懈就会导致能量摄入过多、体重过快增长、无法维持适当体重（超重、肥胖或体重难以恢复正常范围）等情况的发生。

编码：CFB - Fx110。

二、食欲亢进的发现指征、明确判定

主观感受：对摄入量控制感到困难和压力，并经常会因此而焦虑或苦恼。

过度进食：在主观控制（刻意安排）和外在控制因素（如使用药物、特殊治疗手段等）减弱或撤除后，出现过度进食、贪食、能量摄入过多等现象。

三、食欲亢进的原因和表现检查

CFB 诊断的动态特征要求，所有的检查都是反映特定时间内的健康信息，连续的同一检查项目之间的信息是该项目的动态变化信息，在每一次的诊断评定和描述中，都应标明本次诊断的时间性,以及所采纳的检查依据的时效性。

(一)诱发食欲异常的食物因素

(1)是否有辛辣、过甜、过咸、过酸、冷饮等刺激性食物对食欲的诱发情况。

(2)是否常常暴露在美味食物刺激的环境中。

(二)导致食欲异常的生理功能因素

(1)食欲亢进的症状观察/监测/评定。

(2)食欲亢进心身功能失稳状况的系统检查。

涉及:体重、体成分检查和连续性的跟踪监测;机体能量和物质代谢状况检查连续性的跟踪监测;精神心理功能状况检查连续性的跟踪监测;激素和内分泌紊乱检查;消化道结构和功能异常改变检查;肠道微生态、炎症免疫失衡检查。

(3)食欲亢进有关的基因学检查和家族史调查:食欲亢进、肥胖症、代谢性疾病的家族史调查;食欲亢进有关的基因学检查。

(三)生活因素检查

(1)饮食习惯、个体饮食性观察和监测。

(2)饮食模式与生活方式的调查。

(3)饮食营养生活系统状况观测和调查。

(四)行为医学检查

1)处理食欲异常的方法行为检查

(1)发现和动态明确"食欲异常、系统原因、表现"的自助诊断行为检查。

(2)消除"食欲异常、系统原因、表现"诊断靶点的自助疗法应用干预行为检查。

(3)管理上述诊疗事务的自助诊疗行动行为检查。

(4)筹备规划、设计方案、组织实施方案以解决食欲亢进的干预活动行为检查。

2)食欲异常的"诊断、疗法、诊疗行动管理、干预活动"四大医学方法学知识学习、技能训练和发展、工具和技术条件创建等行为检查

(1)知识(Bk)测试、学习行为检查。

(2)技能(Ba)测试、技能提升的练习行为检查。

(3)主动健康行动和主体效能提升的环境条件创建行为检查。

(五)环境因素检查

(1)食欲亢进的家庭环境因素检查。

(2)食欲亢进的干预的工具和技术条件检查。

(3)食欲亢进及干预中的产品和用品获得情况检查。

(4)食欲亢进干预中的专业人员联系、支持和服务获得情况检查。

四、食欲亢进诊断评定

1. 生理系统原因评定

从下丘脑食欲中枢的食欲调节功能机理出发,结合检查证据,评定功能原因。

2. 生活系统原因评定

从饮食习惯、个人饮食习性和特有模式、摄入问题等方向评定食欲亢进的因果关联和影响因素。从社会生活的节奏、人际交往、饮食文化等方面，评定对食欲亢进相关因素的影响作用。

3. 环境系统原因评定

从家庭饮食环境和社会饮食环境的角度，评定食欲亢进的相关因素。

另外，在食欲亢进的干预处理中，医疗服务的提供（比如对食欲亢进的动态诊断服务和基于动态诊断的疗法服务）因素、支持自助诊疗或自助干预活动开展的工具和技术条件服务，以及自助健康行动所需的产品和用品提供等，对于问题改变的归因意义重大。

4. 食欲亢进的处理行为因素评定

诊断（动态化发现和明确"问题、原因、表现"中的事务处理、业务参与、角色任务）行为评定，是问题改变（不理想）的主观因素。

疗法（基于动态诊断的精准靶向制导，在不同靶点的疗法选择和疗法组合应用中，建立疗法方针、目的、可衡量目标，处方和处置计划、任务实施等方面）行为评定，是问题改变（不理想）的主观因素。

诊疗行动管理（事务处理、业务参与、主导、角色任务）行为。

干预活动（事务处理、业务参与、主体效能）行为。

五、诊断描述

t = 起止时间描述。

P：食欲异常问题描述。

E：归因描述，功能（本系统，生理和心理）原因描述；生存活动系统（各领域生活内容和生活方式）原因；环境因素对问题产生的作用因素；主客观干预行为和技术原因（是问题改变未达预期的主要原因）。

S：表现描述，客观表现描述：问题及原因的客观事实基础指标描述；主观表现描述：问题及原因的主观体验事实基础指标描述。

六、机理揭示诊断

1. 食欲亢进发生的机理揭示

食欲亢进是摄入功能异常的一种表现，依据功能问题的病因模型，基因层原因是先天的功能基础，可以说是前置因素。幼年期的饮食模式，也属于前置因素。进食速度和食物偏好问题，是诱发因素，饱感延迟，饱感减退、饿感提前、饿感增强等是介质因素。

2. 食欲亢进难以解决的机理揭示

食欲亢进是一种生理功能紊乱，但这种紊乱与精神心理活动、生存活动、环境因素以及主体对此问题的处理态度和问题解决信念等密切相关。由于食欲亢进的发生和存在具有复杂性特征，解决起来首先需要对问题进行动态的系统归因精准明确，然后再针对每一诊断靶点选择适宜疗法进行综合干预，如此形成诊疗循环和有序化的行动管理，采纳彻底解决问题。然而，由于疾病医学对诊断的曲解，让食欲亢进问题的系统性归因明确无法动态进行，这就导致个体的主观因素（方法学素养、遵循规律解决问题的态度和信念等）在问题解决中的障碍无法解除，仅靠药物或者任何一种单独的方法都无法彻底解决问题。

七、现象暴露诊断

1. 食欲亢进发生和解决中的错误现象暴露，主观因素方面

主动、及时和尽早发现和明确问题，对问题的系统性原因和相关事实表现的明确方面的"诊断行为"缺失或不足现象的暴露。

在建立动态、精准的系统性靶向和靶点的精准制导下，对各靶点进行疗法匹配、各疗法组合应用、处方和处置计划建立、干预治疗任务实施和疗效评估等方面的"干预和解决问题"行为错误或不足现象的暴露。

在上述两步骤基础上，对统一行动和有序行动进行 P（指令/有记录）D（执行/有记录）C（检查/有记录）A（评估/有记录）的行为缺失或不足现象的暴露。

在对食欲亢进采取干预活动技术解决中，对存在于活动统筹、方案建立、方案实施、活动经营等方面的行为缺陷、错误和不足现象的暴露。

2. 食欲亢进发生和解决中的错误现象暴露客观因素方面

市场缺乏对食欲亢进问题的动态精准诊疗服务，也缺乏对食欲亢进问题动态精准自助诊疗行动的理论和技术支持、咨询服务支持、工具和技术条件支持、业务场所态度和正向环境氛围支持、产品和用品支持等。

第二节　常用的生理功能自助诊断要点

一、便秘的动态自助诊断要点

便秘是肠道微生态损伤的典型症状，在一般人群的日常生活中"高发"，也在某些疾病中伴发，在有抗生素治疗史的患者/人群中最易出现。

便秘有持续性、间歇性、不规律性等类型，从治疗上看，有顽固性难治的便秘，也有治疗方法非适宜的便秘治疗，还有一部分未引起注意的便秘。

便秘的出现，本质上是摄入系统功能异常改变的属性，与饮食模式和生活方式密切相关，因此，在诊断和治疗上需要一段时期内动态的多方面信息数据汇集，才能形成精准的诊断描述，从而指导治疗。

动态的诊/疗可以同时进行，如果伴随便秘治疗活动的"知信行"动态诊断，则会达到长治久安的效果，即动态的便秘诊疗解决便秘问题。便秘的功能与行为动态诊断操作要点包括：

（一）信息采集类型

1. 便秘的症状信息

提供给个体动态记录便秘症状出现情况的专用工具，使其能够将这些信息记录到其健康生活和毕生健康干预活动信息记录系统中，这样的工具应内置在个体的健康行动操作系统中。

2. 饮食营养摄入信息

日常饮食营养的摄入信息包括食物种类、数量、营养含量等，这些信息对于判断肠道微生态和消化吸收排泄等功能不可或缺，提供给个体动态记录摄入信息的专用工具，使其能够将这些信息记录到其健康生活和毕生健康干预活动信息记录系统中，这样的工具同样也需要内置在个体的健康行动操作系统中。

3. 生活调适和生活方式信息

对生活目的、内容、系统控制状况等，根据身体功能变化以及环境变化而进行实时调节的信息采集，以及对饮食习惯、饮食模式、排便习惯、作息和生活节奏、运动习惯等信息进行采集，是便秘相关生活因素的信息采集任务。内置在个体的健康行动操作系统中的标准化信息采集工具不可或缺。

4. 肠道微生态功能损伤的危险因素暴露情况

抗生素的长期使用、干扰消化吸收功能的药物使用、酗酒和暴饮暴食不良习惯、不合理的膳食结构、膳食纤维摄入不足等，都是肠道微生态功能损伤的危险因素。

5. 行为学检查

对个体在便秘问题处理中的自助诊断行为和诊断参与行为、自助干预行为和干预参与行为、诊疗行动管控行为、干预活动行为等方面的信息进行动态化采集，可以发现其在就医行为问题和主动健康行动中的方法学行为问题，这些动态信息在便秘问题解决中是起决定性作用的主观因素。

（二）动态采集要求

1. 客户端任务行为和工具支持

动态信息采集是日常生活中的事情，因此务必要个体本人（儿童/老年失能者的监护人）及其家人对此任务的承担，此类任务工具应在个体健康行动操作系统中予以支持。

2. 客户端信息采集中的能力咨询支持

对个体在健康信息采集中的技能训练和行动过程专业指导，是健康状况诊断"联合协作"的业务特征，此举要求医务人员进行职能转变，同时也需要医患双方通过各自的移动互联网操作系统来实现这些业务协作。

3. 信息核准和检验的要求

采用标准化的信息采集工具以确保信息准确性，由云医生进行实时核准以确保信息的正确性，通过多元信息的相互印证进行信息检验，将人工采集、设备监测、系统自动采集和生成的信息进行综合处理，形成信息的智能化应用。

4. 干预活动信息记录云平台系统

将各类动态采集的健康信息集中存放在个体的健康生活和干预活动信息记录系统中，需要云平台支持，容纳 CFB 分类和 CHIA 分类术语的健康信息数据库，需要健康干预活动信息记录系统（EHIAR），这种系统支持智能化终端的远程信息采集功能。

（三）系统性分析处理和标准化评定，智能化诊断辅助

多组数据（数据集）的矩阵化组织和评定、多类型信息的关联性影响分析、特定健康趋势和特征性分析等，是智能化健康状况诊断系统（HDTS）的辅助诊断功能。

（四）自助、联合诊断的操作

个体使用健康行动操作系统"迈康在线"与医生使用"云医生"操作系统，联合完成自助诊断，操作步骤：

（1）个体使用"迈康在线"发现问题，并向系统提交明确问题要求。

（2）云医生接到此要求进行问题术语的明确指示，内容为问题确认或者推荐更适合术语。

（3）个体在问题明确环节确认后，系统提示进行问题的系统归因诊断，继续确认后云医生收到问题的归因诊断计划设定任务。

（4）云医生设定诊断计划后，沟通安排诊断任务给服务方和客户端，并对客户端任务进行咨询指导。

（5）在信息采集任务完成后系统提示诊断描述、诊断揭示、诊断暴露操作。

这一步骤的工作分工和任务协作在诊断计划制定中应予以充分沟通，合理安排。

二、心肌炎的功能动态自助诊断解析

在慢性病的治疗中，临床诊断并非唯一的医学诊断，采纳 CFB 诊断学，对疾病中的功能问题进行动态精准诊断是一种新的选择，如果拘泥于疾病诊断一种方式，也就错过了功能状况的非疾病、未病诊断途径。本文以一个真实病例的剖析，让大家认识和感受"诊断思想单一"和"干预靶向单一"方面的问题。

一位心肌炎患者，一年里数次发作，严重影响工作生活，从健康诊疗的角度看，问题出在哪里？

1. 首先立足功能系统的本位，来精准定位问题

心肌炎属于炎症，反复发作就是"炎症反应异常"，这是第一个功能问题。患者易感冒，心肌炎也常起于感冒，这是"免疫反应异常"问题。

因此，患者的功能问题就有：

P：炎症免疫失衡。

包括两个具体问题：

P1：炎症反应异常（S：一年内数次发作的心肌炎，最长持续 50d +）。

P2：免疫反应异常（S：易感冒/次数偏多，感冒后常引发心肌炎）。

功能问题的原因，还有待于更进一步的再诊断，这种再诊断，是深入到生活，持续且动态化的边诊（检查/监测）边疗（干预/评估），因此必须有患者方参与的诊疗任务，必须依赖其主动健康行动行为（参与行为，任务行为）。

2. 对生活、行为和心理、环境因素在心肌炎发生和演变中的作用

每次患病，患者都去就医，如此多年来，患者自己对临床医学的心肌炎治疗已经非常熟悉，在与健康诊疗医学的专业人士接触中，认识到"功能状况精准而动态自助诊断"的医学途径，能够为问题解决提供生命活动系统内涵的多元化干预靶点，由此动态精准诊断的靶向制导而指引多学科综合干预的治疗道路，患者开始心动，并初步接受诊断服务。

要对"炎症免疫失衡"这一功能问题进行动态化、深入日常生活的持续性的健康状况诊疗，涉及一系列的客户端行动和医患双方联合行动的事务，患者虽初步接受服务，但迟迟未能按照要求采取行动，直到近期这一次持续性50d＋的疾病发作。

这种现象中反映出患者的什么问题？

习惯于接受疾病临床治疗，对非临床的功能、生活、行为自助诊疗干预业务缺乏可信赖的信念基础。在内心犹豫中表现出态度不积极、行动不主动、信念不坚定等行为特征，此时，可观察到患者的心理功能问题：

P：健康诊疗活动的参与信念不足，表现为：未能按要求投入时间、精力到活动统筹规划和方案设计事务中。

讨论：

临床医学以"病"的概念进行分类，其"诊"的内容是"病"，包括了病理病机、症状和临床表现等内容。"药物"治疗是主要手段，它是基于"病"而研究、设计、生产制造和规范化应用的，因此，临床医学在整体上是一套比较完备的疾病诊疗医学模式。

心肌炎的病变机理研究，核心是心肌细胞的炎症改变和功能改变，以及这种改变对心脏整体功能和结构的影响。临床医学在心肌炎的治疗上最常用的手段是用药物来改变细胞的线粒体功能，减轻心肌细胞的进一步损伤，同时控制炎症水平，降低心脏负荷，减轻和控制患者的不适症状。总体来说，临床治疗是疾病临床阶段的对症治疗，至于人为什么会发生炎症，发生了炎症为什么不能很快自愈，临床医学对此的研究不够深入。临床，就是病床旁，对于未到疾病程度的心肌细胞功能异常和引发这些异常的致炎因素或者损伤因素，则认为这是基础医学或预防医学的事情，而且这些问题往往也不是药物治疗的所长，因此不达诊断标准，就无须进行诊断，这就导致了未病不诊也无根据去治的现实结果。

健康诊疗学以"功能和结构"的"异常改变"为概念对身体功能状况的异常进行分类，即"功能问题"分类，由此问题的明确和解决指导后续的诊疗行动。其"诊"的内容是"功能问题"及其生命活动系统内的问题原因，由于其诊断结果的靶向和靶点中，包含了生理、心理、生活、行为、环境因素等方面的问题原因和相关表现，因此，无论对证还是对因，其解决问题的疗法选择范围广泛，治疗和干预手段远远超出药的范畴，可以是多种选择疗法的组合。

在本案例中患者对参与健康诊疗活动的信念不足，导致了其健康问题 P1：炎症反应异常（S：一年内数次发作的心肌炎，最长持续 50d＋）、P2：免疫反应异常（S：易感冒/次数偏多，感冒后常引发心肌炎）的健康诊疗干预活动无法推进，从而成为首先要解决的心理问题，而对此问题解决的疗法，是宣教干预。

在心肌炎的功能诊断中，功能诊疗学抓住"炎症反应异常"这个问题，刨根问底，同时本病例中还有"易感冒"这一"免疫反应异常"问题，也要刨根问底，找出各种相关因素，分析出多层原因，最终一一确定为"前置因素/背景因素""诱发/直接的因素""媒介/介导因素"等，由此形成对因干预的种种靶向，指导干预行动。

由于功能诊疗学的业务过程，往往要和日常生活交织在一起，如炎症免疫反应异常的多层"归因"中，日常生活方式问题可能是独立"病因"，或者是间接"因素"。在生活方式问题的解决中，其干预过程一般都需很长时间，而且这种干预还要高度依赖患者方的积极参与，发挥其主观能动性才能奏效。这种积极参与涉及患者的"知识基础""信念态度""时间精力财力投入"等方面的相关因素，也得看客户端任务执行中的"技能水平和任务表现情况"。可见，保证患者方有适宜的"参与行为和任务行为"，是纠正生活方式问题的基础，而期望行为的出现和坚持，也不是仅靠说教就行，同样需要"行为诊疗"作保障，所以"行为诊疗"的业务是功能诊疗业务不可或缺的基本条件。

除过心肌炎中的"炎症免疫反应异常"问题与生活方式因素高度相关外，慢性病的最大病因也是生活方式问题。解铃还须系铃人，生活方式问题的解决也是功能损伤康复或者功能残障后代偿重适应的关键因素。生活方式问题的诊断和干预，属于生活和行为诊疗内容，它自然而然地融入日常生活中，因此，客户端对日常性诊疗行动的任务分担，是必不可缺的。对这种客户端参与行为的诊疗干预，也是行为诊疗业务的内容，这些业务的开展，都不在传统的临床医学业务内容中。

三、肠道负营养问题的诊断解析

肠道负营养状态，是肠道摄入功能中的一种异常情况，是肠道摄入功能的"超载/超过耐受阈值"状态，这种超载的下一级分类包括：蛋白质超载、脂肪超载、碳水化合物超载、矿物质超载、维生素超载、水超载、功能性营养物质超载、有毒物质超载，等等。

营养物质，即人体代谢所需的营养素和具有积极作用的物质，对于机体来讲，除过营养物质即为毒素，所谓中间态物质，可以看做是物质处于/介于营养物质和毒素的动态待转化状态。能够被机体变成组织成分或在机体代谢中发挥积极作用的，就是营养物质；需要被机体转化、灭活以至于排出体外，或者在机体代谢中起到消极作用的物质，往往就是毒素。可见，物质对机体的有害和有益，是毒素和营养物质的根本分界，即便是同一物质，在机体内不同的场所（位置）、不同功能活动中所起的作用，都是决定物质的营养属性和毒素属性，比如自由基，在线粒体外运转 ATP 时就不是毒素，反之未被及时灭活以至于对细胞造成氧化损伤时，即为毒素。

负营养，即负营养作用，可以看做是有毒作用，但由于处于肠腔内而非身体内环境中，因此，负营养能否成为身体毒素，有待进一步的发展转化才能断定，这种转化有待于肠腔内微生物的生态化活动的作用，如果这些负营养滋养起一群害群之马，并释放有毒物质(溶菌酶和内毒素)，则可视为负营养作用引发毒素产生，如果尚能被健康的微生态社会所包容，不至于导致危害发生，则被认为是处于风险中。

肠道是人体的摄入器官，吃、喝、咀嚼、消化、转运、吸收、排泄、微生态系统等，是摄入系统的功能构成。饮食营养生活，是人和其他哺乳动物(包括其他的高级生命体)的一种基本生存活动，这种活动的运行状况适宜与否，关键要看其系统状态和机体的"摄入功能、微生态、代谢功能"匹配度，如果摄入的营养不足以满足机体代谢需要或摄入器官自营养(肠腔内的肠道自身营养需要)需要，则可以判定其"摄入和需求负平衡失衡"，对应术语：营养摄入不足。反之，如果摄入的营养超过了机体代谢需要，超过了摄入器官、摄入系统的载荷阈值(包括微生态稳态阈值)，则也可以判定其"摄入和需求入超失衡"，对应术语：营养(能量)摄入过多。

一个人知道自己每天应该摄食多少食物营养，在何种情况下有何变化特征，这种"知道中的知识"属于个人的摄食活动知识(或饮食营养知识)。知道后还能进行摄食量计算和调控，这种"能力"属于个人的饮食营养生活运行能力。在知道且有能力的情况下，还能够坚持对摄入量进行定量调适，这种行为就是一种饮食生活的调适行为，将这种行为养成习惯，即"良好的饮食调控习惯"。上述的"知道/知识"有很多层级的种类，每种知识也都包括了知其然(是什么)、所以然(为什么)、必然(内在规律性)等认识水平，唯系统学习方能达到体系化，进而才能发展出能力和良好行为习惯，这种学习的宣教倡导和教学服务，就是健康素养行为干预。

由于人的生命活动(机体身心功能活动)、基本生存活动(解决饥渴/温饱、性/生殖繁衍、放松/休息、安全等基本需求的活动)、环境改造和社会性高级生存活动(素养提升的学习和接受教育、工作技能发展、交际、社团参与、宗教信仰、文化修养、经营活动等等)之间密切关联，既有一致性，也有冲突性，这种一致和冲突情况，有时简单而固定，有时复杂且动态变化。因此，当人遇到这种具有复杂性的冲突时，功能、活动行为、环境和社会因素之中，就会有牺牲，比如，食欲旺盛的人(有机体的摄入功能异常)，自知"过量饮食(活动行为)"不宜，于此刻当下选择：①先满足食欲而让"摄食行为"非适宜(被牺牲)；②先满足"摄食行为"适宜，而食欲被节制(底层欲望被牺牲)。过后选择：①照顾被牺牲的欲望或行为，对其进行干预而调适；②就此放过，置于脑后而不闻也不再问；③介于前两者之间。经过前面的分析可以看出，功能和行为的关系复杂，行为涉及了知识、态度、能力、习惯和固有模式等等。如果把环境和社会因素再掺入其中，情况就更为复杂了。

生命活动，狭义上讲就是生命体内在系统(机体内系统)的功能活动；生存活动，狭义上讲就是生命体外在"活动行为"系统的运动(物理学里的运动，其实就是"动")。这种用"系统"概念对"生命、生存"的解释和描述，就是系统论，一种思想上的方法论。

肠道负营养，是机体功能活动的一种客观存在的状态，属于摄入系统、肠道功能负荷状况、超载现象，其原因可以是肠道的承载功能（能力）改变了，也可以是摄食活动（生存活动行为，可自主）非适宜，还可以是环境所迫（身不由己，非主观意志所决定），抑或是前3种情况均有，其强弱和排序处于动态转化中。

肠道负营养的诊断，遵循第一性原理思维，其实很简单，一是看摄入的营养是否超过了肠道摄入能力的承受范围，二是看食物残渣和粪便中的毒素水平和营养素含量。至于如何看，这就属于诊断技术的范畴。假如能够获得上述两条证据之一，则"肠道负营养"的功能诊断术语（P）确立，然而，功能诊断此刻并未完成，接下来还要进行原因和症状表现的甄别。

从问题发生的角度看，原因包括：

（1）肠道的承载功能（摄入能力）异常或改变。

（2）饮食营养生活状态与摄入功能失调控。

（3）环境和行为因素所致的摄入功能损伤、饮食生活失控。

从问题能否被最终解决的角度看，影响因素包括：

（1）主体对问题的认识。

（2）主体对问题进行动态诊断和治疗的信念程度。

（3）主体在解决这一问题的诊疗行动中，所需的知识、技能、工具条件、服务支持等因素。

（4）干预活动的要素具备情况等。

症状有待于问诊和调查确定，表现有待于医学手段的各类检查来确定，此种也涉及了由"肠道负营养"问题而带来的肠道为生态异常、肠道黏膜通透性异常、肠道内或全身性的"炎症反应异常、免疫反应异常、炎症免疫失衡"、生物转化和解毒功能异常等功能类问题，这些问题中有些会被临床医学诊断为病，有些则会被视为未病，健康诊疗医学不管是不是病，只要是问题就要诊断，而这种诊断和治疗可以有计划地分阶段来进行，即一个阶段只解决最适宜解决的问题，在动态连续的一次次诊断中，逐步解决各层次的问题。

t＝数年至××××年××月××日（首次诊断）。

P：肠道负营养。

E：以下原因有待进一步甄别（未完成的原因诊断，待甄别）：

（1）肠道的承载功能（摄入能力）异常或改变。

（2）饮食营养生活状态与摄入功能失调控。

（3）环境和行为因素所致的摄入功能损伤、饮食生活失控。

S：摄入量超载（＋＋），饮食营养生活调适评分（1分/改善），摄入功能损伤因素评分（＋），主体效能评分（2分）。

t＝首次诊断（日/月）后至今（日/月），（第二次诊断）。

P：肠道负营养。

E：

（1）肠道的承载功能（摄入能力）异常或改变。

（2）饮食营养生活状态与摄入功能失调控。

（3）环境和行为因素所致的摄入功能损伤、饮食生活失控。

（4）干预活动中的生活调适行为障碍，诊断和干预任务行为不足，主体效能低下。

S：摄入量超载（＋），饮食营养生活调适评分（2分/改善），摄入功能损伤因素评分（＋），客户端任务行为评分（2分），主体效能评分（2分）。

第三节 心理功能诊断应用

一、强迫性思维的诊断

（一）强迫性思维"概念"

定义：一种思维行为的异常情况，表现为"思维过程、方式、内容"被既定的"兴奋力量"所左右，以至于在潜意识和意识里，难以脱离这种强大的"兴奋力量"的控制。属于：基本行为 Bb 中的一种意识行为。

包括：强迫性回忆、强迫性穷思竭虑、强迫性计数、强怕性怀疑、强迫性对立观念、潜意识和梦境中的强迫性思维等。

不包括：强迫性身体/肢体动作或行动，强迫性人格，强迫性行为模式、强迫症（ICD）等。

1）强迫性症状的统计学易感人群

（1）父母、同胞姐妹、子女患有强迫倾向、行为、病症者。

（2）儿童期经历过创伤性生活事件者，例如性侵、虐待、反复的意志挫伤打击、严重而深刻的人格侮辱等。

（3）平时做事要求完美、墨守成规，性格固执、拘泥细节，生活琐事也要"程序化"的强迫性人格特征者。

（4）长期过度从事高强度脑力工作或生活压力大者。

2）强迫性症状（负向消极体验）的特点（识别点）

（1）是个体自己的思维或冲动，而不是外界强加的。

（2）必须至少有一种"强迫思想或动作"仍在被个体徒劳地加以抵制。

（3）实施强迫性"动作或想法"本身会令个体感到不快，有负向消极体验，但如果不实施就会产生极大的焦虑（实施只能缓解焦虑）。

（4）想法或冲动总是令人不快地反复出现。

（二）诊断检查

对照上述概念、症状识别点的自筛查

结果符合：

（1）长期过度从事高强度脑力工作或生活压力大者人群特征。

（2）潜意识和梦境中的强迫性思维现象定义符合。

（3）意识蒙眬状态和梦境中，长期存在难以抵制的"强迫性思维"，这让自己感到不利于健康。

（三）用"十个强迫行为症状"进行每日自我观察

1. 思想冲动强迫

你是否有不理智（无智/愚蠢/幼稚）的或可怕（包括不道德、自杀、犯罪等）的不必要的念头、想法或冲动？

2. 卫生担忧强迫

你是否有过度怕脏、怕细菌或怕化学物质？

3. 遗忘担忧强迫

你是否总是担忧忘记某些重要的事情，如房门没有锁、阀门没有关而出事？

4. 担忧言语失误的强迫

你是否担忧自己会做出或说出自己并不想做的攻击性行为或攻击性言语？

5. 担忧丢失强迫

你是否总是担忧自己会丢失重要的东西？

6. 强迫重复（含思考思量思维、语言）

你是否有什么事必须重复做，或者有什么想法必须反复想从而获得轻松（包括潜意识里、意识蒙眬状态下、睡眠状态下）？

7. 强迫洗（东西）

你是否会过度洗澡或过度洗东西？

8. 强迫检查

你是否做一件事必须重复检查多次方才放心？

9. 强迫回避

你是否为了担忧攻击性语言或行为伤害别人而回避某些场合或个人？

10. 强迫保留

你是否保留了许多你认为不能扔掉的没有用的东西（包括电脑文件、电子信息以及其他过时的、失效的东西）？

今日上述 10 个症状中：

（1）哪一个（　　）在什么时间（　　）出现？

（2）它是否（　　）困扰了您的生活，是否（　　）使您感到痛苦？

（3）它持续的时间（　　）分钟？

（4）你采取了哪些措施处理？

（5）这种处理效果如何？（评论：……）

附：有关概念的比较和说明：

强迫观念是一种思维障碍（心理学症状）。

强迫思维是一种思维行为的障碍（CFB—行为诊断学术语）。

强迫动作则是一种意志行为症状(心理学症状)。

强迫行动或习惯则是一种行为学(迈康健康医学体系中的学科)症状。

(强迫行动和被迫行动的区别:强迫是被自己的"意志、习惯、欲望、兴趣"等所强迫,而被迫则是外在因素/压力所迫)。

强迫性人格是心理学中一种整体性精神心理活动的症状。

强迫性行为模式则是一种行为学的症状。

二、逆反心理诊断

(一)背景

(1)一个孩子向家长说最近学习怎么也学不会,家长却说那就好好学啊。

(2)一个男孩说他心情不好,而同学却告诉他说你要想开点,没什么大不了的。

(3)一位女士向老公讲述自己在工作上的烦心事,丈夫却对她说你能干就干,不能干就换个工作。

正在困扰中的人,向他身边最亲近的人吐露自己的困境,这些困境有可能是事情层面的,有可能是情绪层面的。而他们最亲最近的人,会开始想各种办法进行劝解。

这是人际交往中,再自然不过的现象。

然而对于那个身处困境的人来说,他不仅没能从亲朋好友的好心建议中获得解脱,反而心里更堵了。因为没有一个人在真正理解他,亲朋好友全在帮助他解决问题,想把他的困扰快点赶走。

"大道理一个接一个,而我却感觉自己越来越糟,是啊,你们说的都对,可是我做不到,也并不想听。"这是被劝解者的内心感受。

那么,从健康诊断出发,被劝解者和劝解者在此场景中的健康问题分别是什么?如何诊断?

(二)诊断示例

以下我们选择被劝解者的健康问题,进行 CFB 健康诊断示例。

1. 个体主诉

"你说的都对,可我就是不想听"。

基于主诉可知被劝解者产生了"抵触、反感、抗拒"善意的症状,由此,可以确立如下问题:

P:情感和意向与行为指导逆反,即行动意向与行为指导方向逆反。

2. 原理/机理检查/评定

1)心理功能原因

(1)原理:感受被忽视,共情需求未满足,情感损伤不被重视,情感抚慰的需求未得到应有的回馈,从而对善意的建议价值因反感而抗拒的非理性心理。

(2)结论:"认知、情感转化"的心理功能不足,不能通过这一转化功能来充分利用"忽视感受的善意反馈"的正向价值。

2）生活和行为原因

人际生活、交流协作中，对缺乏共情习惯者善意言行的"感受调适"能力素养不足（Ba）；对此感受调适的刻意训练行为不足，娇纵自己情感不受委屈（而非以超越自我的卓越适应能力为情怀来调适自我感受，提升感受和认知的自协调力），只接受能够共情性反馈的"不良习惯和非最佳习性"。

3）环境因素

在认知情感转化调适的心理功能发育和生活习性建立中，缺乏家庭的支持性正向环境氛围的，导致功能训练不足和习性养成不足。

3. 指征/典型表现/症状的检查评定

1）症状（Ss）

反感（忽视感受）；抗拒（纯理性无共情）；抵触（情感抚慰未满足，负向感受主导意向）。

2）表现（Sm）

对忽视自己感受的建议、劝解、指导，产生强烈的负向感受、负向情绪表达以及排斥以及拒绝、抵触举动等负向态度。

4. 诊断描述

P：情感和意向与行为指导逆反。

原因（E）：

1）Ep 前置因素（实际中可任选其一）

（1）对缺乏共情习惯者善意言行的"感受调适"能力素养不足。

（2）对此感受调适的刻意训练行为不足（Bd）。

（3）娇纵自己情感不受委屈（而非以超越自我的卓越适应能力为情怀来调适自我感受，提升感受和认知的自协调力），只接受能够共情性反馈的"不良习惯和非最佳习性"（Bb）。

（4）在认知情感转化调适的心理功能发育和生活习性建立中，缺乏家庭的支持性正向环境氛围的，导致功能训练不足和习性养成不足。

2）Ei 引发因素

娇纵自己情感不受委屈（而非以超越自我的卓越适应能力为情怀来调适自我感受，提升感受和认知的自协调力），只接受能够共情性反馈的"不良习惯和非最佳习性"（Bb）。

3）Em 介质因素

"认知、情感转化"的心理功能不足，不能通过这一转化功能来充分利用"忽视感受的善意反馈"的正向价值。

表现（S）：

症状（Ss）：反感（忽视感受）；抗拒（纯理性无共情）；抵触（情感抚慰未满足，负向感受主导意向）。

表现（Sm）：对忽视自己感受的建议、劝解、指导，产生强烈的负向感受、负向情绪表达以及排斥、拒绝、抵触举动等负向态度。

三、心理诊断的说明

心理问题是人类发生最多的健康问题，相比生理问题的广泛存在和大众容易认识，心理问题虽然同样广泛存在，但在大众的认识水平上却远远低于生理问题，因此，心理问题造成的伤害具有很大的隐匿性，常常不为人知，但却影响人一生的生存质量，也极大地影响着人的生命意义，影响着寿命长度。严重、持续较长时间、频繁出现的生气、愤怒、恐惧、担忧、烦恼、激动、躁狂等，都是心理问题的常见"情绪类"症状，这些症状还会躯体化，与头疼、失眠、血压升高、胃肠道不适、内分泌紊乱等生理问题形成身心一体化的功能异常。

这些情绪类症状是表象，大家容易看到并也能熟知，但其背后的问题和原因，却鲜为人知，原因是我们缺乏《心理功能问题学》的系统知识。

由于缺乏对心理问题的知识，因此也就无法真正认识问题，具体表现就是提不出问题，发现不了问题，进而也就阻断了对问题的精准明确，从而将认知一直抑制在"症状表现"的肤浅层。

在肤浅层认识，在肤浅层应对，人云亦云，终究没有真正地解决问题，归根结底是"知识素养和科学素养"的不足或缺失，这是当前社会大众无知无明而盲行的普遍现象，科普知识永远也解决不了这种问题。

正确的方法是走"问题解决方法学"的科学之路，即"心理功能活动问题"的自助诊断学之路。

学会提出问题，掌握问题发生原理和机制，熟练进行心理问题的系统归因和逻辑归因，并能用力所能及和建立支持联系服务的方式，进行观察、检查、测试、评定，为归因提供事实证据，从而完成诊断，这样的诊断结果，一方面被系统性的逻辑陈述，另一方面有包含事实证据的机理揭示，同时还有应对行为中的种种错误现象的暴露，这些都是心理问题解决治疗中极为关键的"对因之密钥"！

其实，心理问题远远不止情绪类症状和问题，认知方面的功能问题同样广泛存在于日常生活，意志方面的功能问题也是如此，态度和信念问题同样也是心理活动的产物，人格和自我问题也不容小觑，基本功能的协调一致而不紊乱和冲突，同样是极为关键的问题，心境和心态的平衡稳态维持，也是很重要的问题，尤其重要的是人之初的心理功能发育和培育问题，影响一生一世。

未来医学是大众工具化应用的医学，心理问题首当其冲，因此就成为自助诊断的第一要务。同时，作为未来医学中的基本应用技术和业务，自助诊断也是家庭心理功能保健的最经济和最具成效的应用！开始行动吧，在自助自利、利家利人、利众利世的解决问题实践中创新，用科学精神和方法论解决自己的心理问题、改变你的世界、改变大家的世界，迎接更为美好的命运。

第四节　行为诊断示例

一、行为诊断原理/技术说明

(一)概述

行为诊断技术是健康状况诊断技术中的重要组成部分，也是健康状况诊断学中的创新内容。CFB 行为诊断的研究对象是健康生活和健康干预活动(包括疾病治疗活动)中的异常行为。研究方法遵循医学诊断学法则的方法和手段。

诊断是获取各方面信息，并且对信息(证据)进行有序的排列与分析，形成证据链的过程。因此，行为诊断就是获取行为问题的证据，并且按照一定规律形成证据链对行为问题进行描述解释最终指导干预的过程。

(二)行为诊断与疾病诊断

与疾病诊断过程类似，行为诊断同样需要经历观察、监测、调查分析、检查、验证、评定、描述、揭示、暴露等过程。

与疾病诊断内容不同的是，在行为诊断的过程中需要患者的高度参与，这与疾病诊疗中的患者仅仅是参与者状态不同。

行为问题与疾病问题的发生原因不同，因此也决定了行为诊断的内容需要考虑患者的主观因素。例如：患者对行为症状与表现的记录时，存在隐瞒和记录不客观的现象，这样的现象在临床检查过程中不会出现(因为临床观察到的是客观的组织、器官的运转状况，基本不受患者的主观意识控制)。

(三)行为诊断技术及原理阐述

1. 行为观察、监测和记录技术

对于行为症状/表现的观察和记录，在前文中说到，需要患者的参与。第一步需要患者运用行为症状观察的记录表单(方便记录、客观反映)，并且在这个过程中为患者提供客户端行动支持(填写记录表单的能力、工具)以及咨询服务(对一段时间内的行为症状观察表进行归纳整理，形成行为症状的观察报告单)。

在本技术中出现两种表单，一种是用于观察记录的表单(对过程进行记录)，另外一种是用于诊疗师提供的服务归纳整理的行为观察报告单。

2. 行为调查、分析、研究技术

调查是对具体某一事项进行深入信息获取，如：个体在执行任务中出现情绪极端异常的现象，就该现象对个体进行情绪异常的专项调查，获取更深层次导致异常情绪出现的信息，并且进行前置因素、诱发因素、媒介传导因素的分析。

调查的过程多以命题调查为主，即，调查问卷，通过调查问卷对专项内容进行评分并得出相应的结论。

3. 行为检查、验证、测试技术

检查、测试分为两个方面的内容：

对于行为症状/表现的记录，需要遵循规范的要求，对个体自主进行记录的过程与内容(这样的过程与内容是什么？需要在原理图中进行描述)进行检查，是确保原理一中获取主观记录信息准确性的方法之一。

同时，行为表现不仅从个体主观记录获得，同时从多个角度来获取，也是确保行为症状表现信息准确的又一方法。例如：从个体身边的观察人员着手，或者客观的录像记录和监测等。

4. 行为评定的参照系设定和测评技术

在行为问题的参照系设定中，多需要建立理想的行为模型(方案实施行动参与中的理想行为模型)作为参照系。

汇总原理一至三中的信息(证据)与整理归纳，与标准的行为模型进行对比得出评分。如活动行为目标评定表、MK－MRI活动和参与行为综合评定表 ABS(V4.0)等。

5. 行为问题的提出、描述、揭示、暴露技术

行为问题描述，根据上述步骤中所采集的信息以及调查和评定所得到的结果按照 PES 的格式进行表达。

P：根据 CFB 中的行为问题条目进行界定。

E：来自原理二、三中的调查和检查所得到的内容数据进行原因分析。

S：来源于原理一和三中的表现。

行为问题的揭示，是对 PES 中的证据与结果之间形成对应，如：个体任务行为非适宜，需要任务行为的执行动作表现、任务完成程度、任务的完成质量等证据来进行支撑。

行为问题的暴露，是对行为问题的高危因素或问题本身进行预警，提示如果该问题不进行解决的话会连锁引起怎样的后续问题，在此过程中提出一些关于行为问题干预的指导思路。

思考：

1. 行为与心理之间的关联有哪些？

2. 五项技术在行为心理诊断的过程中是如何应用的？

二、活动行为诊断

行为诊断学(MK—BDT)要诊断的行为是广义的，即活动情况(组织角度，主体/个体角度)、行动行为(包含能力胜任情况)、环境因素等。如营养诊断(NDT)，诊断个体营养生活中摄入行动和对自身营养需求把握行动之间的平衡情况，就是一种活动情况的诊断，广义看，也属于行为诊断。所谓生活方式，是指个体在其生存活动中的"活动层"表现情况，表现是"姿态范畴"的属性，即行为的根属性。

生活方式诊断属于活动诊断中的一种，组织的业务活动诊断、企业的经营活动诊断、家庭生活诊断、个人的人际活动诊断等等，都是活动诊断。

从症状和表现的观察记录开始，主体自助角度，和从症状及表现的问诊开始——医学服务角度，是医学诊断学业务流程的正常步调，其后是调查、检查、评定，最后是"描述、揭示和暴露"。

诊断学的价值和意义，是为干预治疗提供"精准制导"，诊断学、疗法学、诊疗学这三者是医学行动学方法论的内容，其所需遵循的第一性原理中，包括了生命科学的基本原理、社会学基本原理、系统论原理、行动学第一性原理等，"没有最好，只有更好"，永远都要"多快好省"，是行动学的第一性原理！

把握第一性原理，持续精进第一性原理的理解和应用，才能冲破创新障碍，才能成为真正的创新者。

以下应用 CFB 行为诊断学(CFB—BDT)做活动诊断第一步的练习，供大家参考。

(一)活动中的事情和行为类"症状和表现"

1. 对事诊情况

效果不佳、效能不佳、效益不佳，即三效不佳，是常见的活动总体症状或表现。

组织混乱、协作障碍、失管失控、目标各异、步调杂乱、有法不依、执法不严、纪律松散、人浮于事等等，都是与管理有关的"症状或表现"。

2. 对人诊行为

参与障碍、任务障碍、创新障碍、精进障碍、角色(适应)障碍、无组织(目无组织)、无纪律(心无纪律)、脱离实际(好高骛远)、眼高手低、只说不做、推诿、推卸、逃避(责任或义务)、对不习惯的事物排斥厌恶抗拒、好逸恶劳、固执己见、急功近利、急于求成……

(二)观察记录和问诊

1. 观察记录

基于症状和表现：

(1)设立观察记录方法。

(2)制作观察记录表或者信息化工具。

(3)设定观察点(地点/场景)、观察时间节点(如即时性、回顾性)，日观察频次的最低限值等。

(4)实施和持续改进。

2. 问诊

基于症状和表现，以对方乐意配合，提供真实信息为出发点，进行封闭性、半封闭、开发式的问题提问，探询技巧和沟通技巧是问诊者的基本技能。

1)症状和表现是否发生

如发生要问频次、时间节点、场景和现象、当时的认识和态度。

2）对症状和表现是否留意

要问如何记录、留心观察、产生"某种意向"、计划进一步检查或调查等。

3）症状和表现的认识

对症状和表现的见解、应对态度、应对行动。

问诊是医学服务的一种，技术工具是技术标准化的手段，无论表格化工具还是信息化工具，都属于问诊技术的构成。

调查和问诊之后，在走向"描述揭示和暴露"问题的终点过程中，还需经过调查、检查、测试/测验、评定等步骤流程，才是医学诊断工作的全流程的行动。无论自我诊断养成，还是医学工作者的行为诊断素质养成，都需要遵循流程等学习和训练。

可穿戴设备在观察和记录行为方面，大有前途，但行为诊断学的技术精研和人才基础，是前条件。

三、主体效能问题诊断

在一个"干预"活动中，基于事实记录及评定分析，对受益者主体在活动运行、业务品质、活动目标达成效果等方面所发挥的主观能动性作用，与最佳作用预期之间的差距，按时效性（t）进行"发现、明确、描述、揭示、暴露"的工作，即主体效能诊断。基于诊断的时效性多靶点精准制导而组合应用各类疗法的问题解决行动，即主体效能问题治疗。一诊一疗的动态诊疗循环即诊疗行动管理，以上3部分构成了主体效能（行为）的诊疗学内涵。

（一）干预活动包括的主题类型

疾病治疗主题、身体健康干预主题、心理健康干预主题、"生活、行为、环境"健康干预主题、"事业、业务升级"咨询干预主题、"知识教学和技能训练"主题等。

（二）事实记录的内容

一是主体在活动参与中表现的客观记录，包括系统监测设施和设备的记录，其他活动参与人员的旁观者记录。二是主观行动（任务承担、按标准要求操作、执行和完成、任务质量）记录。

（三）对事实记录信息的评定分析科目的内容

（1）主体在其任务承担中的表现，含：任务接受和对任务负责的承担态度、任务执行、操作和完成表现。

（2）主体在其角色义务履行、道义责任承担中的表现，含：与他人密切配合、高效协作、客观、积极、及时地反映真实信息、履行公平交易的诚信原则、体现协约精神等。

（3）主体在其"最佳活动素质养成及核心素养"方面的表现，含：人文（知识素质）底蕴养成、科学精神（心理素质）养成、创新实践，责任担当（解决问题的创新行动素质和社会责任素质）养成、学会学习（学习素质）、健康生活（生命活动中的健康生存活动行为素质）养成。

（4）主体的活动参与（资源）投入表现，含：时间投入，精神力量（兴趣、情感/情怀、志向志趣、才能智慧、决心和信念)投入、体力和财力投入等。

(5)主体在活动事务处理中，客观上所形成的对活动造成负向消极影响(正向积极作用不足)方面的表现。

(四)主体效能不足表现

逃避、推卸责任，诿过于人、关键要素的素质养成行动缺乏、不投入/不愿多投入，对自己的任务和角色义务正向积极态度不足、负向消极态度持续，对活动正常运行的障碍排除、行动安排的协作管控、目标达成的关键点控制等事务想当然、缺乏应有作为、不以为然、逃避劳动，不想付出，只想要结果。

(五)诊断

包括：诊断检查；诊断标准和操作要点；主体效能诊断的精准应用。

1. 分类精准

主体效能可以沿着"命题分类"向下一级精准，比如：活动(总体开展和参与层)主体效能、活动统筹规划(事务层)主体效能、活动方案制定(事务层)主体效能、活动要素具备(事务层)主体效能、活动指挥/协调/参与者任务行为管控(事务层)主体效能、活动运行业务品管和质控(事务层)主体效能、活动经济效益指标经营(事务层)主体效能。

2. 解构、对因再诊断精准

沿着"问题"原因方向，把其中某一主要原因作为"问题术语"进行再诊断的精准。比如，沿着主体效能不足的如下常见原因：

心有余而力(素质/能力)不足、力不及而信心(精神能量)不足、错误心态、不劳而获坐享其成、思维(态度、假设、法则、逻辑)错误；信念(人格志向、情感尊崇、世界观/认识论)问题(3种信念心各执其意，信念协调统一紊乱)、不良习性和习惯，如急功近利、急于求成的做事习性、好逸恶劳、骄傲自满、推卸责任、靠要、依赖、不思进取的习惯习性等。

四、主体效能"问题"诊断操作

(一)症状学的观察和问诊

常见的症状和表现(行为学症状和表现具有可转化特征)：

(1)找借口、推诿或逃避"任务责任""角色义务""角色责任或使命"。

(2)得过且过，只要有空间和借口，则不断下调、降低自我的进步和上进要求，安居于"舒适区"和"随性的懒散习惯"。

(3)养成"等靠要"的消极效能获得习性，缺乏积极的自强、上进、不甘人后的生活习性养成。

(4)消极的基本生活"情怀态度价值观"行为，包括消极的认识和思维的习惯和习性。

症状观察表使用：可针对上述症状，研究建立适宜(因地制宜)的观察指标/参数，设定观察的时间窗，设置重点事件/事情/事项(角度)的特别要求等，安排日常自观察，日常旁观者观察方式。

建议：收集 1 周以上的数据。

推荐：设定对比样本的同时观察，也可诊断一个群体分别观察以便于对比分析。

问诊：由有经验的咨询师根据日常生活中的关联事件中的行动情况和自我表述内容，进行症状和表现的发现，注意，行为症状往往具有自隐匿特征。

（二）调查

包括症状和表现的各类原因的调查，也包括症状和表现的历史性信息的搜集。

注意：要有客观公正的调查态度，要有一定信息量和覆盖率的信息采集过程要求、最终可形成调查过程记录和结果报告单，成为证据链中的有效依据。

（三）检查

（1）行为实验室检查："适当难度的现场任务交付式主体效能观察测试法"、基本的生活"情怀态度和价值观"行为压力测试法、角色"任务、义务、使命"情况和动态改变的行为检查法、自我效能意识和状态的生活习性测试法。

（2）主体效能的环境因素（如监管、检查、正负向激励）影响检查。

（四）评定和甄别分析

影响主体效能的四大因素：

1. 知识素质、能力素质方面

素质的现状水平，在观察期里特别关注事件中的表现：包括概念、理论、结构化知识体系的掌握和应用能力，即知识素质，也包括"哲学、逻辑、系统科学、科学实践和创新"等方面的科学素质、解决自身健康问题的医学素质，以及所从事的事业领域的专业知识素质等。

素质养成行为方面的表现，包括学习习惯、学习习性、学习行为模式，以及具体到某个事件中的态度和信念状况等。

2. 行为方式因素

现状水平/表现，指不利于主观能动性发挥的"不良习惯、不良习性和非适宜行为模式"。比如，创新探索类行为（模式）缺乏，不敢正向积极假设、不会创新假设、不会给正确假设匹配合理的设计，有了设计而贯彻力太弱等。

行为养成方面的表现，指刻意养成优秀的行为方式，纠正不良行为方式的表现状况。

3. 心理素质方面

素质的现状水平，在观察期里特别关注事件中的表现，包括态度，信念，心智水平，人格稳定性，心理活动基本功能（认知、情感、意志）水平、活动秩序协调控制、心境调控能力等。

素质养成行为、心育锻炼方面的表现。

4. 环境条件创建方面

包括客观状况和适宜环境创建行为的表现。

表 7 – 1 主体效能障碍评定表

主体效能发挥的障碍/影响/原因评定	
1. 知识素质 + 学习(识记理解应用 19 环)的素养行为	
知识水平表现评分： 素养行为评分：	对应的事实(实时/现场)记录单(场景、事件、表现)编码
2. 能力素质 + 培训/练习的素养行为	
能力水平表现评分： 素养行为评分：	对应的事实(实时/现场)记录单(场景、事件、表现)编码
3. 主动、积极、自主行动的习惯习性和行为模式因素	
习惯习性行为模式因素评分： 行为养成因素评分：	对应的事实(实时/现场)记录单(场景、事件、表现)编码
4. 精神心智素质 + 心育锻炼素养行为	
心智表现评分： 心育行为评分：	对应的事实(实时/现场)记录单(场景、事件、表现)编码
5. 支持、有利、积极的环境条件因素	
环境条件具备评分： 创建行为评分：	对应的事实(实时/现场)记录单(场景、事件、表现)编码
总体得分： 说明：每项 $10 \times 2 = 20$ 分，5×20 分 $= 100$ 分满分 本评定结果可为 P：主体效能问题的原因诊断和原因靶点提供依据。 本评定表中每项均可有单独的二级评定表，可进行再深入评定。	

(五)描述、揭示和暴露

问题(P)：诊断练习的主体效能不足。

行为症状(Ss)：缺兴趣、缺使命、逃避训练(责任和压力)、精进习惯未养成、得过且过(偷懒)、诊断能力不足、不自强等。

行为表现(Sm)：行为诊断训练每人每周不足 1 次。

诱发因素(Ei)：内在动机和需求不足，兴趣和意愿非适宜，管理压力激励(正负两面的)不足。

前置因素(EP)：习惯、习性、情怀非适宜。

介质因素(Em)：环境氛围和压力不足(任务要求、检查和控制、评比和正负激励等管理因素)。

表 7 - 2　主体效能观察分析评定

主体效能观察、分析、评定表	
解决问题中的主体效能即诊疗行动效能 主动、积极、自主明确诊断问题、解决问题表现	
1. 诊断表现(20分) 1)发现问题(监测记录)表现分: 2)明确问题(PES,检查评定)表现分: 2. 治疗/干预表现(20分) 1)解决问题(疗法实施操作)表现分: 2)评价问题解决情况表现分: 3. 诊疗行动管理表现分(20分) 1)诊疗循环＋行动计划总结信息管控(行为模式养成)表现分: 2)任务操作、执行、完成质控表现分:	对应的事实(实时/现场)记录单(场景、事件、表现)编码
活动参与主体效能(在集体行动/活动中的主体效能) 主动、积极、自主参与和投入活动事务中的表现	
1. 参与表现(20分) 1)参与、置身其中表现分: 2)承担角色职能、接受承担任务、履行协作义务表现分: 2. 投入/作用表现(20分) 1)投入时间、精力/体力、财物表现分: 2)实际作用发挥情况评分:	对应的事实(实时/现场)记录单(场景、事件、表现)编码
总体得分: 说明:每项 10×2＝20分,5×20＝100分满分 本评定结果可为 P:主体效能问题诊断提供表现靶点参数和数值。 本表中每项均可有单独的二级评定表,可进行再深入评定。	

五、家庭行为干预中的"诊断素养"问题

如"孩子在墙上乱涂乱画"的行为干预,发现在应对这种行为中,大家普遍存在"急于求成、过于简单、草率诊断、轻诊偏疗(诊疗失衡,不诊妄疗/盲疗,疗法崇拜)"等行为"症状",它反映出大众在生活中对"行为问题"过于简单处理的习惯,反映出大家轻视认真诊断而偏重干预手段(简称"轻诊断偏手段")的诊疗循环失衡类行为模式。

一个人如果放任此类习惯和行为模式的长期存在却无动于衷,一则反映出此人在分析问题和解决问题时的"诊疗"知识和技能的素养不足,二则也反映出其在诊疗知识和技能的素养过程中,存在不良习惯和非适宜的行为模式,即素养习惯非适宜和素养行为模式非最佳。

以下是"行为干预问题"的初步预诊断：

P：在干预行为问题时诊断素养不足。

E：原因

Ei：在面对行为问题时的诊断习惯未养成，诊疗循环行为模式未养成。

证据：在家庭成员行为问题发生时，习惯于以简单判断、草率诊断为基础，即刻发起干预的急切行动。

Ep：①行为诊疗的"知识、技能"素养水平不足。证据：不能在需要应用行为诊疗方法时，遵循诊疗流程法则；深层（必然性因素/内在规律性）：不能收获由诊疗流程技能应用和技艺精进而带来的"快乐滋味和精进趣味"。②历史原因造成的我国医疗全行业全社会"轻诊断偏手段"，诊疗循环失衡类行为模式的"态度和氛围"环境因素（环境因素 Ea），政策层的医疗价值导向因素是深层原因，包括由此而形成的疾病医学价值链因素（环境因素第四分类 Es）。

Em：①行为诊疗的"技术工具"支持不足。证据：没有发现同事在其行为干预行动中使用"某个行为诊断、干预"的技术工具。深层（必然性因素/内在规律性）：无法体验健康医学模式——家庭日常行为诊疗技术应用所带来的"幸运感、相比他人的优越感"和"收获独特价值的满足感"。②在发现孩子"墙壁乱画"行为时，未认真地进行行为诊断，即刻进入干预环节，以至于在千篇一律的疗法中迷失，不能用精准制导式的多靶点来指引精准而系统性的干预，进而错失亲子共同进步于行为诊疗素养精进的机会，也导致行为干预水平（名词属性的素养）的停滞不前。

Ss：急于求成，草率诊断、轻诊断重手段（疗法）的不良习惯、诊断障碍、（健康诊疗知识和技能的）素养（过程，动词性质的素养）障碍、素养（动词性质的素养）工具不足。

假设上述初步预诊断得以证实确诊，那么再来干预时就有了一个问题中的 5 个靶点。

（1）第一个靶点，即诊断习惯建立和养成，不诊而疗的不良习惯刻意纠正。

（2）第二个靶点，即《行为诊疗学课程》学习、《行为诊疗学技能科目》训练。

（3）第三个靶点，即行为诊疗技术工具适配，包括：诊疗应用程序使用、提升效能的诊疗产品商场选购、行为诊疗环境"态度和氛围"熏陶；寻求诊疗师"支持和联系"服务。

（4）第四个靶点，树立亲子关系，家人共同致力于"行为诊疗素养精进"生活方式的家庭健康情怀，担起让孩子和家人领先于社会而率先进入人人—家家健康诊疗、步步处处尊享健康生活的使命，领导家人在日常生活中精进"行为干预、健康诊疗"素养，共同创建基于此健康素养卓越而带来每个人的人生卓越和家庭共同卓越的"信敢行勇"式幸福生活。

（5）第五个靶点：对症治疗，对"急于求成，草率诊断、轻诊断重手段（疗法）的不良习惯、诊断障碍、（健康诊疗知识和技能的）素养（过程）障碍、素养工具不足"等症状进行治疗"目标、方法手段、方式策略等内容的方案"管理，方法手段包括：①设计建立适宜自己的观察监测记录表。②在应用中持续改进。③执行实施日常性的观察监测记录。④进行阶段性的症状"数量、程度、表现特征"方面的变化和趋势分析，干预效果分析和方案改进。

第五节　生活诊断示例

（一）概念

个体在有统计意义的单位时间内，非有意识的日均食物营养有效摄入以能量、蛋白质计算，低于所属人群推荐范围。包括：各种途径的食物、饮料、正餐、加餐和零食的有效摄入总和。不包括：无效的摄入。短期内（如数日）的不规律饮食。有目的有意识的节食等。

（二）发现问题

1）筛查

《NRS2002 营养风险筛查表》。

2）观察

（1）APP 膳食记录。

（2）纸质膳食记录表。

3）调查

（1）患者主观整体评估 PG – SGA。

（2）膳食摄入调查。

（3）营养状况评估表。

（4）人体成分分析。

（5）生化检查（肝功检查、血常规）。

（6）能量、蛋白质摄入不足知信行评估表。

（三）明确问题

1. 明确指征

（1）连续 3 次 24h 营养摄入调查结果：能量、蛋白质≤推荐摄入量的80%。

（2）《患者主观整体评估 PG – SGA》结果近 1 个月体重下降 4 ~ 5kg，评分大于 2 分。

2. 原因诊断

1）功能因素

（1）治疗因素（手术、放化疗）导致的摄入功能损伤及损伤后的症状反应，如食欲下降、恶心、呕吐等；通过《摄入功能状况调查表》《肠道微生态评估表》。

（2）疾病导致的摄入功能损伤，如进食困难、疼痛等症状通过《患者主观整体评估 PG – SGA》。

（3）疾病发生发展阶段营养需求增加通过《营养状况评估表》。

（4）认知不足通过《能量蛋白质摄入不足知信行评估表》。

2）行为因素

（1）能量蛋白质摄入不足自助诊疗能力不足，《能量蛋白质摄入不足干预知识和技能评估表》。

（2）干预活动行为障碍通过《干预活动行为评分表》。

3）生活因素

（1）患者能量蛋白质定量摄入行为未建立。

（2）习惯、习性、饮食模式非适宜通过《生活方式调查表》。

（3）睡眠质量差。

4）环境因素

非适宜的食物营养素提供；非适宜的家庭饮食营养环境因素。

3. 表现明确

1）直接症状，主体感受

（1）乏力、头晕。

（2）消瘦。

（3）主观非意愿进食。

2）客观记录数值

（1）体重下降。

（2）排便次数减少。

（3）摄入量≤推荐摄入量的80%。

（4）《医学干预活动知识、技能评估》结果<60分。

3）检查

（1）握力下降。

（2）生化指标偏低，例如：血红蛋白<（120）g/L、总蛋白<（65）g/L、白蛋白<（35）g/L。

4）知信行

（1）关注度不足。

（2）不愿意改变。

（四）诊断结果

1. 诊断描述

t=（日/月）至（日/月），（首次诊断）。

P：能量蛋白质摄入不足。

E原因：

Ei：摄入功能损伤、消化吸收能力下降、食欲下降。

Ep：营养失衡的预知和预防态度和信念不足。

Em：能量蛋白质平衡调控的主观能力和客观条件均不足。

S 表现：

Ss 主观：没食欲、不想吃、稍吃多了就不舒服，身体乏力。

Sm：体重下降、体成分异常；握力下降、摄入量≤推荐摄入量的 80%；《医学干预活动知识、技能评估》结果 <60 分。

2. 机理揭示

能量蛋白质摄入不足是营养生活系统失衡问题。食欲和摄入功能是饮食营养生活系统平衡调控的第一关，疾病和治疗损伤导致的摄入功能和食欲异常让这种本能调控失控，从而引发失衡发生。

对于可预知的摄入功能和食欲异常改变，个体可通过与专业人士的咨询来建立弥补营养平衡本能调控机制破坏的新机制，即饮食营养生活摄入需求平衡的健康行为调控机制，然而这种机制的建立和运营有赖于个体科学认知、正向信念、正确的活动行为和方法学行为，当这种知信行不足时，则会导致新的调控机制无法建立，面对能量蛋白质失衡而在主观能力上无能为力，在客观条件上也不支持问题防范。

3. 现象暴露

(1)对问题的重视不足(不以为然)，预防、解决问题的态度和信念不足。

(2)对问题进行自助诊断、自助干预的行为不足，相关知识和能力的素养行为不足。

(3)对问题导致的不良结局和营养风险认识不清。

(4)对问题解决所需的方法学要诀和物资投入认识不清。

第六节　环境诊断示例

CFB 环境因素分类：

Em 成分：工具(含操作系统和任务工具)、产品、技术设施条件、业务平台、物资环境因素。

Eh 成分：专业咨询(含顾问、指导、教练、培训)、服务、可提供互助联系和情感支持的人际关系因素。

Ea 成分：正向态度和文化氛围环境。

Es 成分：体制、政策、市场、科学范式、文化和价值链环境。

En 成分：生态和自然环境。

一、常见的环境因素问题

(一)家庭健康生活的环境问题

对于每一个家庭成员而言，家庭是生活的第一环境。从家庭的环境职能来看，家庭环境功能包括：①房屋、居室、床等自然环境；②家具、日用品、食品、学习工作通信交通用品等物资和经济保障环境；③知识学习和技能发展的素养环境；④生长发育、毕生发展、生育繁殖等人伦环境；⑤生活习惯、行为习性、心智模式和中间信念特征养成的文化环境；⑥情感和精神心理安全环境；⑦人格、核心信念、心灵特质形成的摇篮环境等。

环境因素的正向作用与个体生命活动运行中对此作用的需求之间的不足，即环境因素问题，包括：

(1)家庭生态(宠物/动植物养殖)和自然环境(房屋/居室)问题。

(2)物资用品和经济保障问题。

(3)知识学习和技能发展的素养环境问题。

(4)生长发育、毕生发展、生育繁殖等人伦环境问题。

(5)生活习惯、行为习性、心智模式和中间信念特征养成的文化和生活环境问题。

(6)和谐和睦的情感和精神心理安全环境问题。

(7)人格、核心信念、心灵特质摇篮环境问题。

(二)居家干预活动系统要素环境因素缺陷或不足

在疾病治疗或婴幼儿养育等健康干预活动中，从干预活动系统工程的角度，可观察到如下环境因素：

(1)活动信息和业务运营平台及相关技术设施障碍。

(2)操作系统障碍。

(3)任务工具不足。

(4)产品提供服务缺失。

(5)支持和帮助、技术咨询和劳务服务缺失。

(三)健康问题发生中的环境因素

(1)生态自然损伤因素。

(2)生活压力因素。

(3)人际冲突因素。

(4)家庭生活环境因素。

(5)外伤因素。

(6)干预治疗带来的损伤因素。

(四)健康问题解决中的环境因素

(1)医疗文化(价值观、科学范式)、生产力、生产关系非适宜因素。

(2)医学服务提供和业务品质非适宜因素。

(3)医保政策因素和经济负担非适宜因素。

(4)客户端行动与主体效能支持非适宜因素。

(5)工具、产品和技术非适宜因素。

(五)主动健康和主体效能的环境因素障碍

(1)医学方法的大众化应用技术和工具环境。

（2）线上线下的态度和氛围环境。

（3）服务、咨询、行动支持的业务环境。

（4）产品、用品的市场和价值链环境。

二、常见环境因素诊断

（一）住院期间治疗膳食提供不足

1. 概念

在住院治疗的饮食生活背景下，个体在食材、成品食物，成品食物的采购、储存、加工过程和操作中，对自己在自助营养诊疗行动中达成膳食结构平衡任务，在膳食条件的准备方面存在的局限性情况。

包括：在营养治疗计划（NIP）中，明确说明或要求的平衡膳食具备条件，如：能量结构平衡、七大营养素含量平衡、膳食宝塔推荐的食物种类平衡。

不包括：住院期间量化膳食（Em120）、住院期间家庭治疗膳食（Em124）。

2. 问题发现

在患者食欲异常后的营养失衡问题解决中，缺乏适宜的治疗膳食及时提供来纠正营养失衡。无法及时得到与患者个性化需求（种类、重量、体积、包装量、品质、口味、性价比）相匹配的治疗膳食。

3. 检查

治疗膳食提供状况满意度评分（0~5分）；和/或饮食营养生活系统调适的治疗膳食需求满足评分（0~100分）。

4. 诊断标准和问题明确

治疗膳食提供状况满意度评分＜3分；和/或饮食营养生活系统调适的治疗膳食需求满足评分＜85分。

t＝入院以来到今日的5日里。

P：住院期间治疗膳食提供不足。

5. 原因和表现诊断

原因（E）：

技术因素，在食欲异常的情况下，个性化治疗膳食的制备、保存、提供要求难度加大。

服务因素、商业环节因素、管理体制障碍因素、理念和态度氛围因素。

表现（S）：

医院食堂或家庭技术和能力所限，无法提供所需治疗膳食。

医院管理制度限制治疗膳食的市场提供。

营养平衡调控者巧妇难为无米之炊。

（二）客户端行动支持工具缺失

1. 概念

在疾病治疗或健康干预活动中，对客户端参与健康诊疗工作的任务工具配备不足，导致客户端行动效率低下和医患双方联合诊疗行动效率低下，即客户端行动支持工具缺失，包括：

干预活动参与的客户端健康行动操作系统：能够让个体参与到自己或家人的健康主题活动中，与其他活动参与者进行任务协同、工作事务协调，共享即时行动信息，共享业务平台各类资源的参与工具，如查阅活动方案，阅读并反馈意见，发挥主观能动性和主体效能，优化活动的环境因素，促进环境效能，改善活动的管理因素，促进管理效能等。

数字化任务工具。

家庭自助检测任务工具。

家庭治疗膳食制作工具。

知识学习和技能养成工具等。

2. 发现问题

通过对"客户端行动支持工具"配备情况的问诊即可发现。

3. 检查明确问题、原因、表现

客户端行动支持工具配备情况检查单。

客户端行动支持工具配备问题原因调查。

客户端行动支持工具缺失的相关影响检查、调查、观察。

4. 诊断描述

t＝活动开启至今的1周里。

P：客户端行动支持工具缺失。

原因（E）：

活动参与操作系统配备的认识不足和消费障碍。

活动统筹环节的要素具备咨询缺失。

客户端行动和主体效能发挥的工具条件宣教和咨询不足。

表现（S）：

认为没必要，不想花钱购置。

没有参与活动承担任务并按照标准执行任务的认识、态度和信念。

无法承担并完成客户端任务，任务效能低下，主体效能低下。

（三）知识和能力素养干预产品未具备

1. 概念

在疾病治疗或健康干预活动中，对按照业务方案要求所需具备的知识、态度、信念、行为宣教类产品的具备情况，为降低任务难度、提升任务效率的工具配备情况，以及针对专项能力训练的相关物品和服务型产品的具备情况等，未达要求标准。

包括：

由宣教干预计划（PEIP，含自助行为诊疗计划）指明要求或建议配置的任务和行动工具产品，如：知识读本及教育课程、作业训练和学习辅导、交流互动学习指导、实践性学习指导等。

能够对知识、态度和信念、习惯和行为模式起到正向积极作用的医用产品或非医用健康产品，并能由个人或家庭使用在自助健康诊疗（行为诊疗）方面。

涉及生命科学和基础医学类知识、活动学知识、诊疗学知识、主动健康行动知识、规范化健康主题活动的价值观、健康诊疗价值观、主动健康行动价值观、健康生活与健康生命活动的情怀态度价值观等方面的知识素养干预产品，如书籍、论著、研究论文、教育教学产品等。

由咨询干预计划（CIP，含自助行动计划）指明要求或建议配置的所有客户端任务工具产品，如：健康诊断任务工具产品、营养治疗任务工具产品、知识和技能素养提升任务工具产品、行为养成任务工具产品、环境因素改造任务工具产品、药物及其他医学治疗任务工具产品等。

能够对主体行动或行为情况起到正向积极作用的医用产品或非医用健康产品，并能由个人或家庭使用在主动健康行动方面。

涉及个人健康诊疗行动、健康主题活动开展行动、主动健康能力发展行动、主体效能发展行动等方面的能力增益作用的相关产品。

2. 发现问题

通过对"宣教、咨询"干预产品配备情况的问诊即可发现。

3. 检查明确问题、原因、表现

宣教产品购置情况检查单。

行动工具和技能训练产品购置情况检查单。

宣教和咨询类产品未具备原因调查。

行为干预产品缺失的相关影响检查、调查、观察。

4. 诊断描述

t＝活动开启至今的 1 周里。

P：行为干预产品缺失。

原因（E）：

知识和能力素养干预的认识不足和消费障碍。

活动统筹环节的要素具备咨询缺失。

客户端行动和主体效能的素养基础宣教和咨询不足。

表现（S）：

认为没必要，不想花钱购置。

知识和能力素养的正确认识、正向态度和信念缺乏。

知识学习中断，技能训练中断、主体效能低下，主动健康行动障碍。

（四）家庭交流障碍

诊断说明：家庭成员之间无法进行有效的信息沟通交流。

发现问题：家人之间沟通减少，缺少有效沟通。

检验检查：FACES I－CV，家庭亲密度和适应性量表中文版。

诊断标准：实际感受与理想状况的得分之差的绝对值表示对家庭亲密度和适应性

的不满程度。差异越大，不满的程度越大。

原因（E）：患者患病对原有家庭生活方式造成冲击，例如巨大经济压力。

表现（S）：家庭成员之间经常吵架，或沉默不语。

揭示问题：

患者患病对原有家庭生活方式造成冲击，患者需要时间与精力去适应，无法估计其他。

暴露问题：

家人是患者重要的环境支持，缺乏环境支持的患者心理状态恶化，最终影响病情。

FACES I-CV 量表介绍

指导语：这里共有30个关于家庭关系和活动的问题。该问卷所指的家庭是指与您共同食宿的小家庭。请您按照您家庭目前的实际情况来回答，回答时请在（不是、偶尔、有时、经常、总是）5个不同的答案中选择。请您不要有什么顾虑，认真按您自己的意见回答每一个问题，不要参考家庭其他成员的意见。如果您对某问题不太清楚如何回答的话，请您按照估计回答。请您务必回答每一个问题，不要漏项。

1. 在有难处的时候，家庭成员都会尽最大的努力相互支持。

2. 在我们的家庭中，每个成员都可以随便发表自己的意见。

3. 我们家的成员比较愿意与朋友商讨个人问题而不太愿意与家人商讨。

4. 每个家庭成员都参与做出重大的家庭决策。

5. 所有家庭成员聚集在一起进行活动。

6. 晚辈对长辈的教导可以发表自己的意见。

7. 在家里，有事大家一起做。

8. 家庭成员一起讨论问题，并对问题的解决感到满意。

9. 家庭成员与朋友的关系比家庭成员之间的关系更密切。

10. 在家庭中，我们轮流分担不同的家务。

11. 家庭成员之间都熟悉每个成员的亲密朋友。

12. 家庭状况有变化时，家庭平常的生活规律和家规很容易有相应的改变。

13. 家庭成员自己要做决策时，喜欢与家人一起商量。

14. 当家庭中出现矛盾时，成员间相互谦让取得妥协。

15. 在我们家，娱乐活动都是全家一起去做的。

16. 在解决问题时，孩子们的建议能够被接受。

17. 家庭成员之间的关系是非常密切的。

18. 我们家的家教是合理的。

19. 在家中，每个成员习惯单独活动。

20. 我们家喜欢用新方法去解决遇到的问题。

21. 家庭成员都能按家庭所做的决定去做事。

22. 在我们家，每个成员都分担家庭义务。

23. 家庭成员喜欢在一起度过业余时间。

24. 尽管家里有人有这样的想法，家庭的生活规律和家规还是难以改变。

25. 家庭成员都很主动向家里其他人谈自己的心里话。

26. 在家里，家庭成员可以随便提出自己的要求。

27. 在家庭中，每个家庭成员的朋友都会受到极为热情的接待。

28. 当家庭产生矛盾时，家庭成员会把自己的想法藏在心里。

29. 在家里，我们更愿意分开做事，而不太愿意和全家人一起做。

FACESⅠ- CV 量表中 30 个问题的答案得分为 1 ~ 5 分：不是 = 1，偶尔 = 2，有时 = 3，经常 = 4，总是 = 5。

亲密度和适应性得分分别按如下方法计算：

亲密度得分 = 36 + I1 + I5 + I7 + I11 + I13 + I15 + I17 + I21 + I23 + I25 + I27 + I30 - I3 - I9 - I19 - I29；

适应性得分 = 12 + I2 + I4 + I6 + I8 + I10 + I12 + I14 + I16 + I18 + I20 + I22 + I26 - I24 - I28。

"IX"表示第 X 条项目的得分。

亲密度与适应性的实际感受和理想状况得分是分开计算的。实际感受与理想状况的得分之差的绝对值表示对家庭亲密度和适应性的不满程度。差异越大，不满的程度越大。使用对照组家庭参试实际密度和适应性的均数和标准差可将所有参试家庭区分为"拱极模式"中的 16 种家庭类型。如一个参试适应性得 41 分，亲密度得 65 分，其家庭即为"僵硬—亲密型"；而适应性得 53 分，亲密度得 58 分的参试的家庭类型则为"灵活—自由型"，16 种家庭类型中心的 4 个类型称为"平衡型"，最偏离正常的 4 个类型称为"极端型"，剩下的 8 个类型则称为"中间型"。

表 7 - 3　亲密性与适应性得分表

适应性	松散 （55 分以下）	自由 （55 ~ 63.9 分）	亲密 （63.9 ~ 71.9 分）	缠结 （71.9 分以上）
无规律 （57.1 分以上）	极端型	中间型	中间型	极端型
灵活 （50.9 ~ 57.1 分）	中间型	平衡型	平衡型	中间型
有规律 （44 ~ 50.9 分）	中间型	平衡型	平衡型	中间型
僵硬 （44 分以下）	极端型	中间型	中间型	极端型

（五）父母教养方式非适宜

教养方式是指父母在育儿过程中的实施教育、养育、生活和行为习惯教导等方面的生活习惯和行为模式。

专家分析认为，诸如紧张、焦虑等负面情绪可能抑制了某种专门掌管身体生长发育的激素的正常分泌。而这一研究则发现，这一现象在女孩身上更为常见，对于男孩则影响不大。心理学家认为,这可能与男女之间面对压力的生理反应不同有关。另一些研究显示:面对同样强度的精神压力,男孩能更好地予以"调适",相反女孩却往往处于长期的负面情绪"控制"下难以自拔。

进一步的研究还表明:两种紧张焦虑情绪与身高生长有直接关系。主要来自家庭,被称为"分离紧张",这种情绪在学龄前儿童群体中更为常见,女孩因为分离恐惧而不愿意与父母分离,哪怕是很短的时间。她们可能不愿意与父母分别睡在不同的房间,或者哭闹、装病不愿意去学校。

心理学家派思指出,至少有5%的美国女孩是这些影响身高的焦虑情绪的受害者。他认为,学龄前或学龄后的女孩已有许多足以引起精神压力的事,其中包括父母关系、家庭经济、自己的容貌、学习能力、交际水平以及言谈举止等,如果不能善加处理,可能会形成长期的紧张焦虑情绪。

检验检查:父母教养方式评价量表(EMBU)。

诊断标准:

表7-4 父母教养方式评价量表

因素	意义	被试	条目数	均数	标准差
因子Ⅰ	情感温暖、理解	390	19	51.54	8.89
因子Ⅱ	惩罚、严厉	390	12	5.84	13.98
因子Ⅲ	过分干涉	390	10	20.92	3.66
因子Ⅳ	偏爱被试	390	5	9.82	3.83
因子Ⅴ	拒绝、否认	390	6	8.27	2.40
因子Ⅵ	过度保护	390	6	12.43	3.12

原因(E):家长没有相关知识储备,未能发觉教养方式有问题;家长没有经过相关培训,不会科学育儿;家长缺乏学习的环境以及专业人员的指导。

表现(S):

孩子情绪不稳定食欲缺乏,睡眠不佳,忽惊忽醒,消化道失调,拉稀、便秘、肠胃紊乱抵抗力减弱,小病不断,受到外界影响,心理产生压力,导致孩子生长激素分泌降低,影响身高增长。身高的落后、不理想使孩子又受到心理压力、自卑,陷入恶性循环。

揭示问题:

关于家庭教养方式,家长从没有接受过健康素养教育,无法发现问题,也不知道如何改善自己的教育方式,儿童的心智模式不成熟,也不可能发现问题,更不可能向家长反馈并解决问题。

暴露问题:

孩子情绪不稳定,长期保持这种状态对儿童的身心健康也十分不利。